神经系统疾病
健康手册

S / J / X / T / J / B / J / K / S / C /

李涛　吕洪涛◎主编

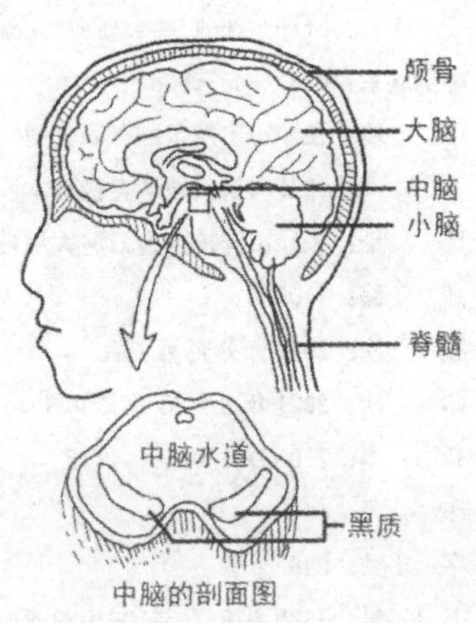

中脑的剖面图

CSTK 湖南科学技术出版社

图书在版编目（CIP）数据

神经系统疾病健康手册 / 李涛，吕洪涛主编. — 长沙：湖南科学技术出版社，2021.8

ISBN 978-7-5710-1089-8

Ⅰ. ①神… Ⅱ. ①李… ②吕… Ⅲ. ①神经系统疾病—防治—手册 Ⅳ. ①R741-62

中国版本图书馆CIP数据核字(2021)第140313号

SHENJING XITONG JIBING JIANKANG SHOUCE

神经系统疾病健康手册

主　　编：李　涛 吕洪涛

责任编辑：王　李

出版发行：湖南科学技术出版社

社　　址：长沙市芙蓉中路一段416号泊富国际金融中心

网　　址：http://www.hnstp.com

湖南科学技术出版社天猫旗舰店网址：

http://hnkjcbs.tmall.com

邮购联系：0731-84375808

印　　刷：长沙市宏发印刷有限公司

（印装质量问题请直接与本厂联系）

厂　　址：长沙市开福区捞刀河大星村343号

邮　　编：410153

版　　次：2021年8月第1版

印　　次：2021年8月第1次印刷

开　　本：710mm×1000mm　1/16

印　　张：15

字　　数：240千字

书　　号：ISBN 978-7-5710-1089-8

定　　价：98.00元

内容简介

本书分别从疾病的发病机制、病因、症状、就医、诊断、预防治疗、日常保养等方面来了解神经系统疾病，具有很强的实用性，本书共分为25章，阐述了脑出血、短暂性脑出血发作、脑梗死、蛛网膜下腔出血、神经衰弱、癫痫、重症肌无力、皮肌炎和多发性肌炎、三叉神经痛、面神经炎、面肌抽搐、腰椎间盘突出症、坐骨神经痛、帕金森病、风湿性舞蹈症、急性脊髓炎、脊髓压迫症、抑郁症、焦虑症、偏头痛、紧张性头痛、神经性头痛、头晕、眩晕、运动神经元病25种神经系统常见疾病。

本书语言简洁明了，通俗易懂，并配以大量清晰直观的图片，使读者能够很容易地了解神经系统疾病的相关知识。本书适合用于广大民众了解和掌握一些典型神经系统疾病基础知识，从而能够预防调养这些神经系统疾病，保障身体健康。

内容简介

前　言

神经系统是人体中起主导作用的功能调节系统，它有着极为精细与复杂的结构和功能，能快速地进行反应。神经系统与其他系统关系密切，它的功能障碍会直接导致其他系统的功能障碍，而其他系统的疾病也可能出现神经系统的并发症。神经系统疾病范围广泛，可以说从头到足部都有神经系统疾病的存在。神经系统疾病的发生，会严重影响我们的工作与生活，也有着较高的致残率。所以对神经系统疾病的认识急需加强。

我们对于疾病的认识往往只停留在疾病的治疗上，而忽视了它的防治，其实疾病的防治同样重要，所以我们要去了解疾病，知道它的发病原因、症状、发病机制，防止它们伤害我们，当然神经系统方面的疾病也不例外，我们要了解它的一切特点，与相似疾病鉴别开来，才能够更有针对性地进行防治。但是如果已经患上了某种神经系统疾病也不要惊慌，一定要积极配合医生的治疗。而在生活中我们也可以从饮食和生活习惯方面最大限度地减轻疾病的伤害，以保护自己的身体健康。为此我们结合相关经验编写了本书。

本书语言简洁明了，通俗易懂，并配以大量清晰直观的图片，使读者能够很容易地了解神经系统疾病的相关知识。本书适合用于广大民众了解和掌握一些典型神经系统疾病基础知识，从而能够预防调养这些神经系统疾病，保障身体健康。

由于编者水平有限，本书不足之处在所难免，希望各位读者及同仁批评指正，同时也希望本书能为广大民众的身体健康做出贡献。

编者

2021 年 7 月

目 录

1 脑出血

脑出血是指原发性非外伤性脑实质内出血，又称自发性脑内出血。以高血压脑出血最常见。该病急性期病死率高，是急性脑血管病中病死率最高的，也是目前中老年人常见致死性疾病之一。

一、脑出血的发病机制

◆脑血管受损出血

血肿周围脑组织的变化除了受机械压迫外，主要还有血浆、血红蛋白及其他血管活性物质等起着重要作用。

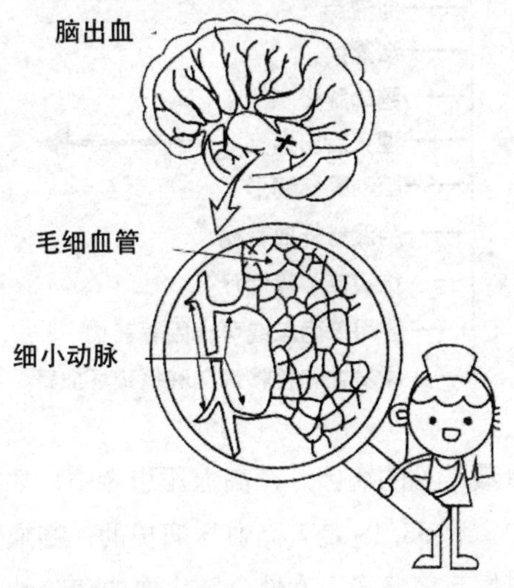

◆微小动脉瘤形成与破裂

高血压脑出血患者中 86% 有微小动脉瘤，而在健康人脑中发现微小动脉瘤的仅为 7%。这些微小动脉瘤主要位于基底节区，在大脑白质也可见，少数出现在脑桥及小脑的血管上。微小动脉瘤的形成是因为高血压使小动脉的张力增大，血管平滑肌纤维改变，导致动脉壁强度和弹性降低，使血管的薄弱部位向外隆起，产生微小动脉瘤或夹层动脉瘤。高血压患者血压进一步升高时，血管无法收缩以增大阻力而丧失了保护作用，微小动脉将破裂出血。

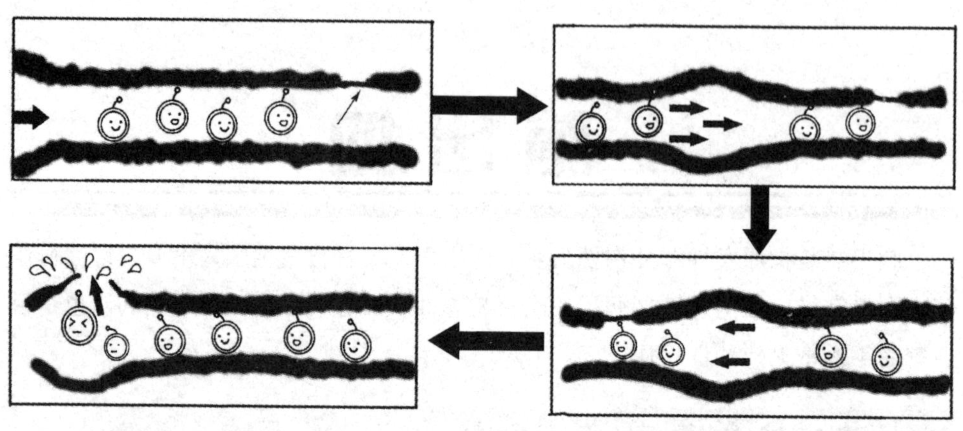

三、脑出血的病因

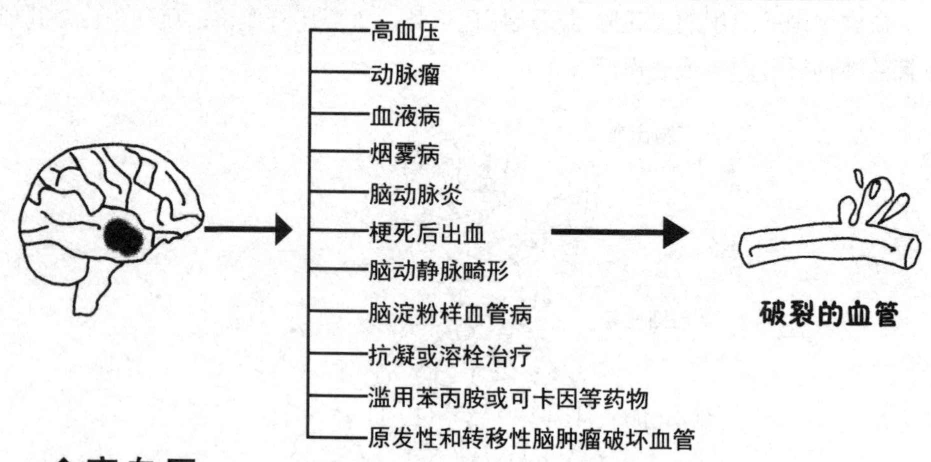

◆高血压

高血压是引起脑出血最常见的病因。在高血压患者中，约有 1/3 可出现脑出血，而在脑出血的患者中，有 93.1% 是有高血压病史的。高血压诱发的脑出血经常发生在 45 ～ 65 岁，男性起病略多于女性。脑出血的危险性随着高舒张压的升

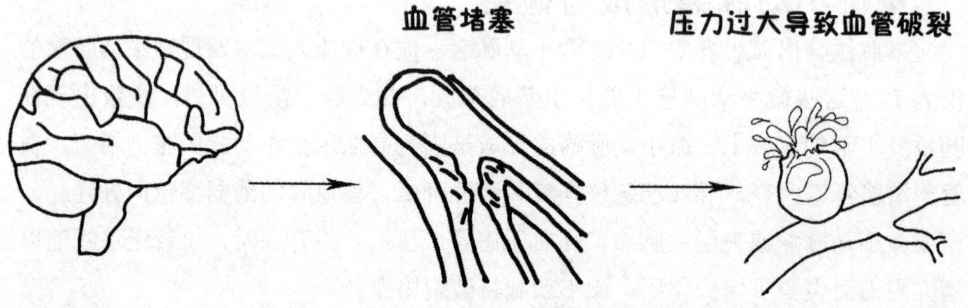

高而增加。如果这时再突然精神激动或体力活动增强，会使血压进一步升高，而当增高的血压超过血管可以承受的阈值，就会造成血管破裂而引发脑出血。

◆其他

例如脑动静脉畸形、动脉瘤、血液病、梗死后出血、脑淀粉样血管病、烟雾病、脑动脉炎、抗凝或溶栓治疗、滥用苯丙胺（安非他明）或可卡因等药物、原发性和转移性脑肿瘤破坏血管等。

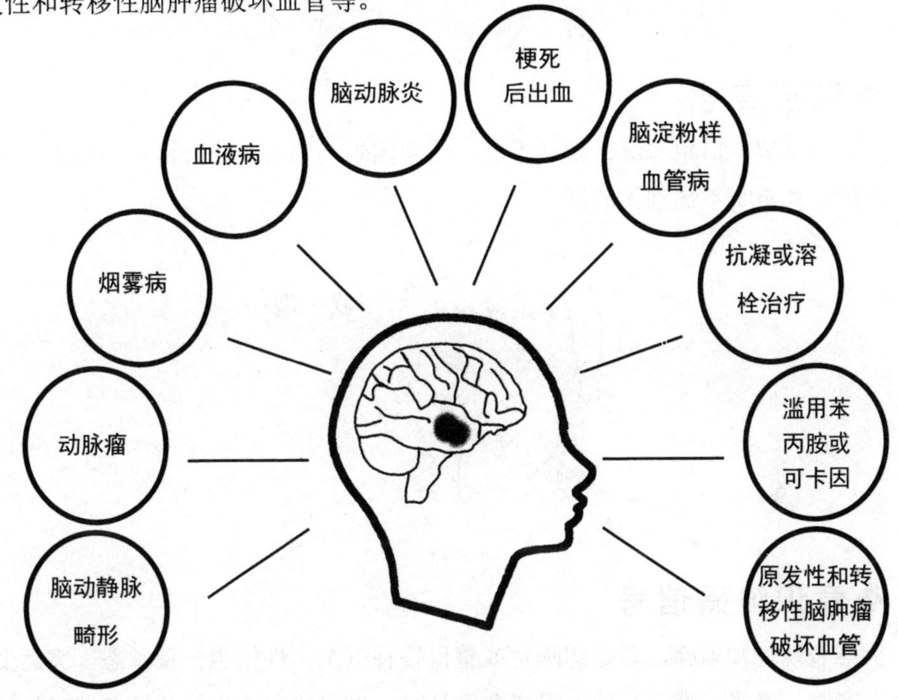

三、脑出血的先兆症状

脑出血虽然一般起病急骤，通常是几分钟或数小时，但脑出血还是有其逐步进展演变的过程的。在起病初期会或多或少表现出一些异常现象，即出现一些有预兆的前驱表现。在发生脑出血的患者中，50% 具有先兆症状。先兆症状出现后的第一年内发生脑出血的危险性很大，特别是在 2 个月内最为危险。

◆头晕信号

突然感到头晕，周围景物发生旋转，甚至晕倒在地。当颅内压增高时，疼痛将发展到整个头部。头晕常与头痛伴发，尤其是在小脑和脑干出血时。这些表现可以短暂地出现一次，也可能反复出现或逐渐加重。

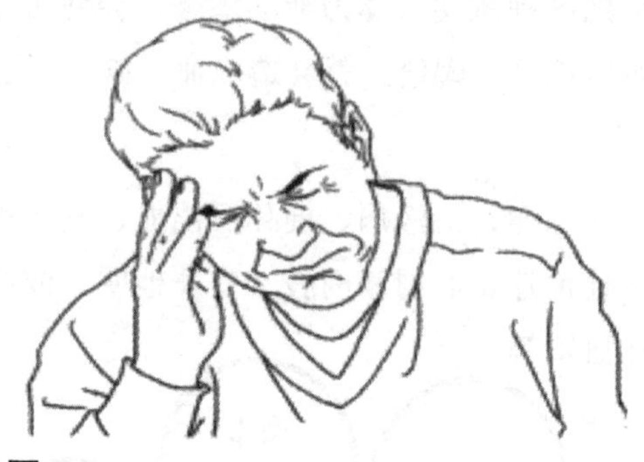

◆口腔信号

突然口㖞斜，口角流涎，说话不清，吐字困难，和人交谈时讲不出话来，或吐字含糊，甚至听不懂别人的话。

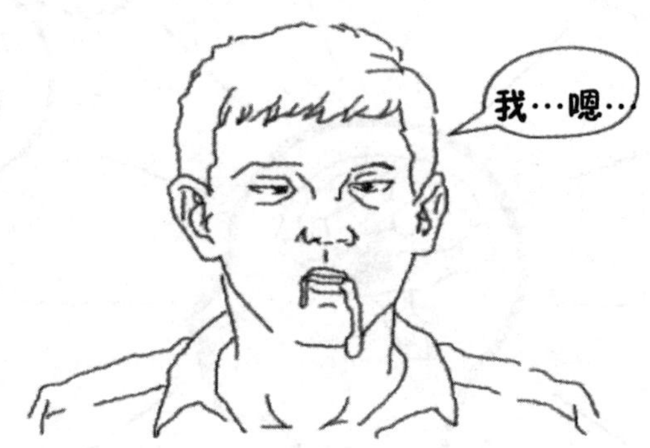

◆意识障碍信号

突然表现精神萎靡，总是想睡觉或整日昏昏沉沉。性格也一反常态，突然变得少言寡语，表情淡漠，行动迟缓或多语易躁，也有的会产生短暂的意识丧失，这也和脑缺血有关。

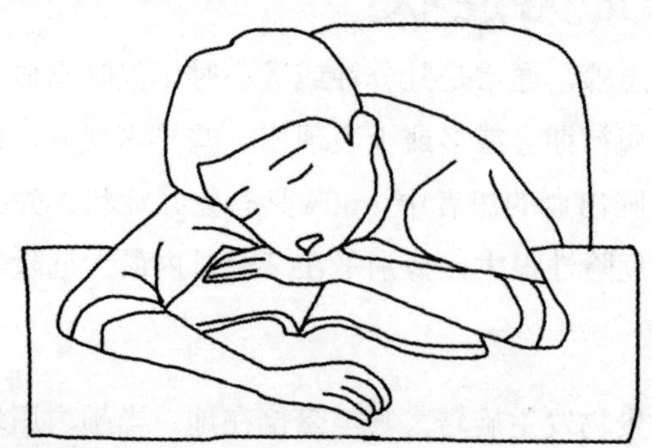

◆其他信号

突然感到全身疲倦、无力、活动不便，出虚汗，低热，胸闷，走路不稳或突然跌倒，心悸或突然打嗝、呕吐等，这是自主神经功能障碍的表征。

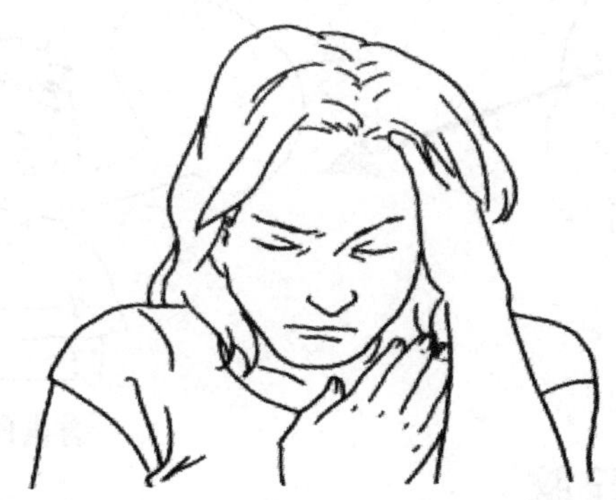

◆眼部信号

突然感到眼部不舒服，瞳孔突然异常，大多由颅内压增高所致，有时还有偏盲和眼球活动障碍，在急性期经常两眼凝视大脑的出血侧。大多是暂时性视物模糊，过后可自行恢复正常。一旦患者出现这些先兆，就预示着脑出血即将产生，或已是脑出血的前驱阶段。这时必须要提高警惕，及时去医院诊治，最大限度地控制疾病发展，避免危及生命。

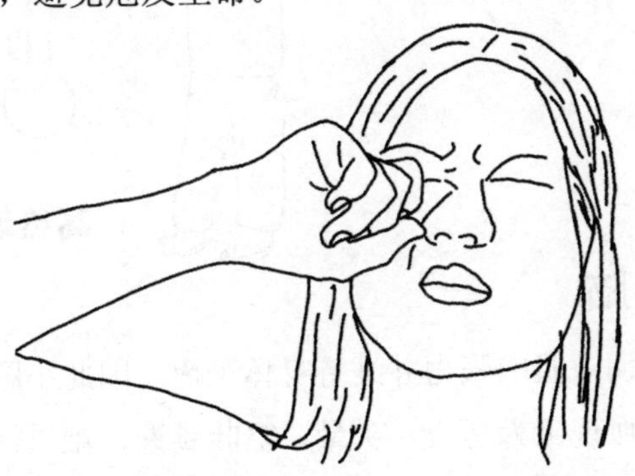

四、脑出血的部位与症状

◆出血部位在大脑

意识障碍。另外，如果出血部位在大脑的右半侧则会导致左半身麻痹，反之，会造成右半身麻痹。

出血部位所掌管的功能会出现障碍。如掌管语言的部位出血就会引起语言障碍。

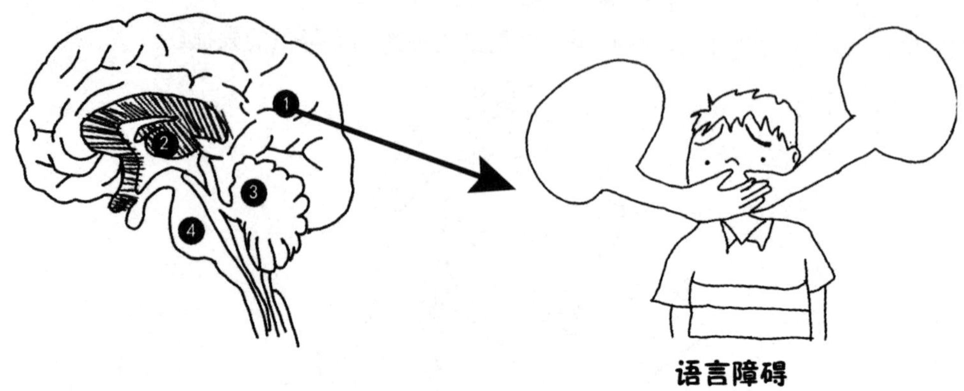

语言障碍

◆出血部位在丘脑

意识障碍的程度强，有高热现象、产生知觉障碍，也会出现运动障碍。

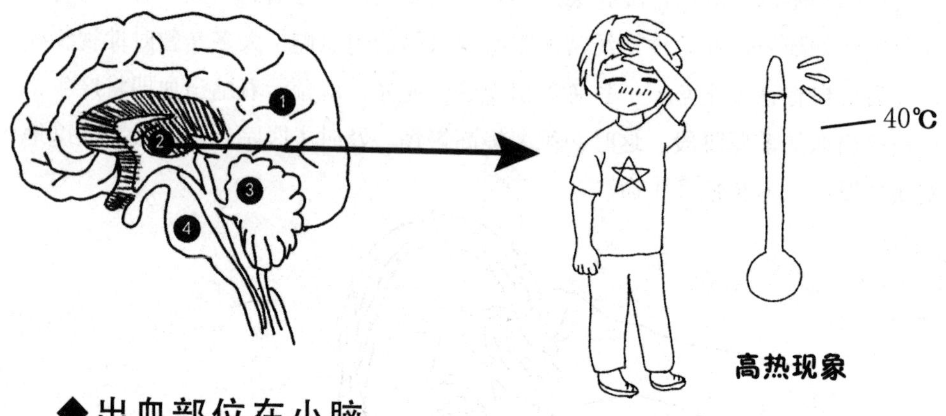

高热现象

◆出血部位在小脑

由于小脑的功能主要是调节肌肉张力并维持身体平衡，因此小脑出血主要表现为共济失调。典型小脑出血现象为恶心、头晕、呕吐频繁、难以站立或坐好。严重会陷入昏睡。

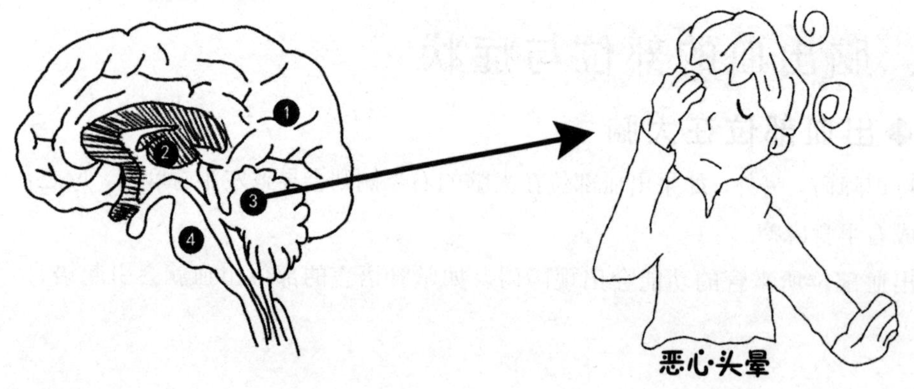

恶心·头晕

◆出血部位在脑桥

脑桥是脑干的一部分，它和大脑皮质、间脑、小脑、中脑和脊髓等结构都有着紧密的联系，参与全部神经系统的重要活动。因此脑桥出血会引起严重的临床后果，如出现突然昏睡的状态。另外还有手脚麻痹，呼吸或深或浅，引起呼吸困难。

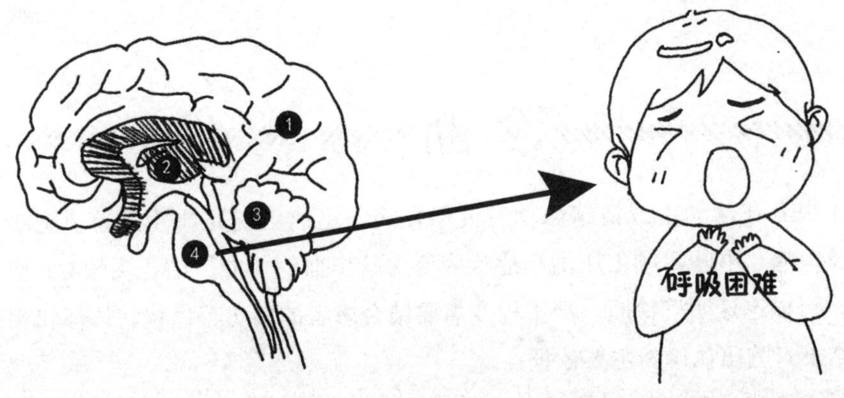

就 医

行走困难
意识抽搐
视物模糊
口眼㖞斜
眩晕呕吐
呼吸困难

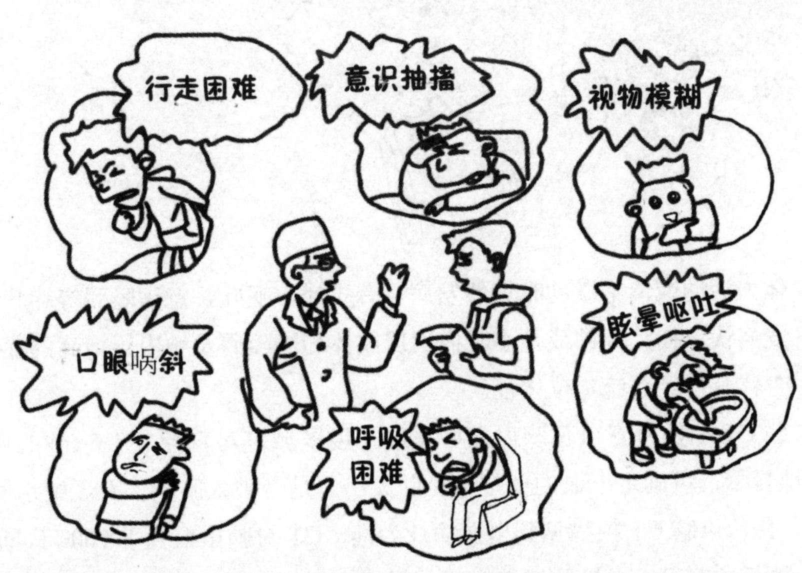

若突然出现以下任一种症状时，建议立即就诊：

1. 单侧肢体（伴或不伴面部）无力或麻木，突然出现行走困难。

2．单侧面部麻木或口角㖞斜。

3．说话不清或理解语言有困难。

4．单眼或双眼视力丧失或视物模糊，双眼向一侧斜视。

5．眩晕伴呕吐，既往少见的严重头痛、呕吐。

6．意识障碍或抽搐。

诊 断

中老年患者在活动中或情绪激动时突然发病，迅速出现局灶性神经功能缺损症状以及头痛、呕吐等颅内压增高症状应考虑脑出血的可能，结合头颅 CT 和 MRI 检查，可以迅速明确诊断。严重程度需要结合患者的病史、症状、体征和实验室检查结果。脑出血诊断主要依据：

1．大多数为 50 岁以上，较长期的高血压动脉硬化病史。

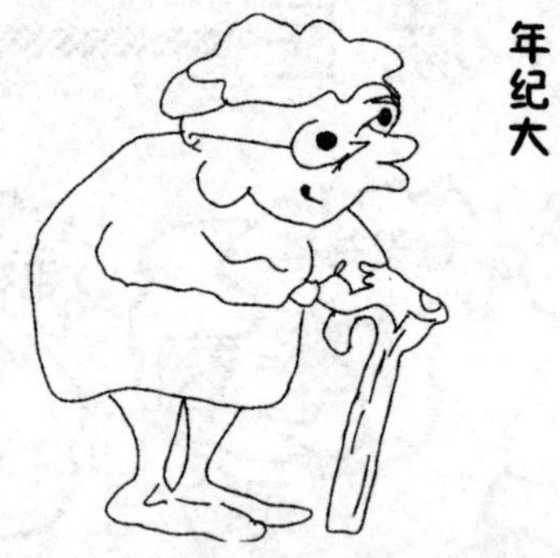

2．体力活动或情绪激动时突然发病，有头痛，呕吐，意识障碍等症状。

3．发病快，在几分钟或几小时内出现肢体功能障碍及颅内压增高的症状。

4．查体有神经系统定位体征。

5．脑 CT 扫描检查可见脑内血肿呈高密度区域，对直径＞ 1.5 cm 的血肿均可精确地显示，可确定出血的部位，血肿大小，是否破入脑室，有无脑水肿和脑疝形成，确诊以脑 CT 扫描见到出血病灶为准，CT 对脑出血几乎 100% 诊断。

6．腰椎穿刺可见血性脑脊液，目前已很少根据脑脊液诊断脑出血。

脑脊液回流障碍导致脑积水和颅内压增高
情绪激动
体力活动

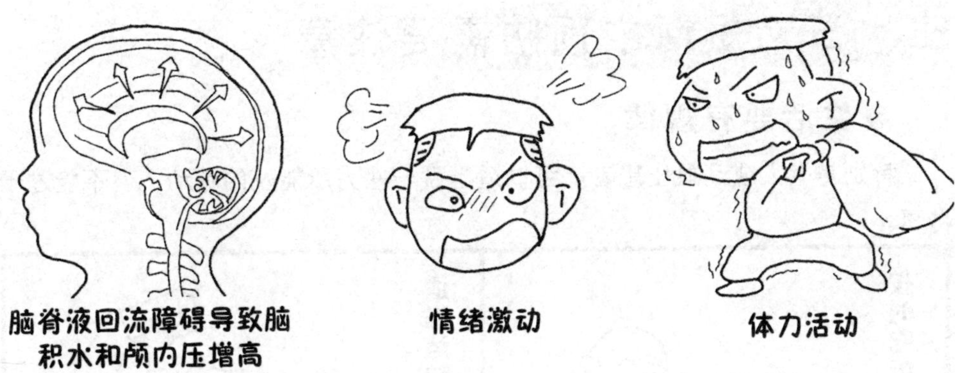

预防治疗

一、内科治疗

血肿小且无明显颅内压增高，基本上以内科基础治疗为主，有时可早期增加改善脑血循环的药物，较多采用有活血祛瘀的中药制剂。伴发脑水肿、颅内压增高的患者，则需积极而合理的脱水疗法。

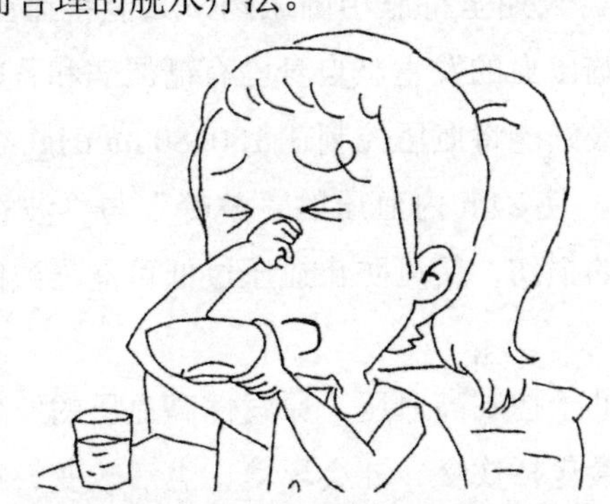

二、外科治疗

对血肿大、中线结构移位明显者，大多须及时手术。有时为了抢救危重症患者，则应紧急手术。有学者认为在病理损害中起启动和关键作用的是血肿，其引起的缺血、水肿体积又可数倍于血肿，故主张尽早手术，甚至在发病6 h内的早期手术，可最大限度地减轻继发性损害，提高抢救成功率，降低致残率，因而获得较好的疗效。

三、日常生活中预防需要注意

◆生活要有规律

特别是老人或高血压患者，可以适当做一些力所能及的劳动，但不能过于劳累。

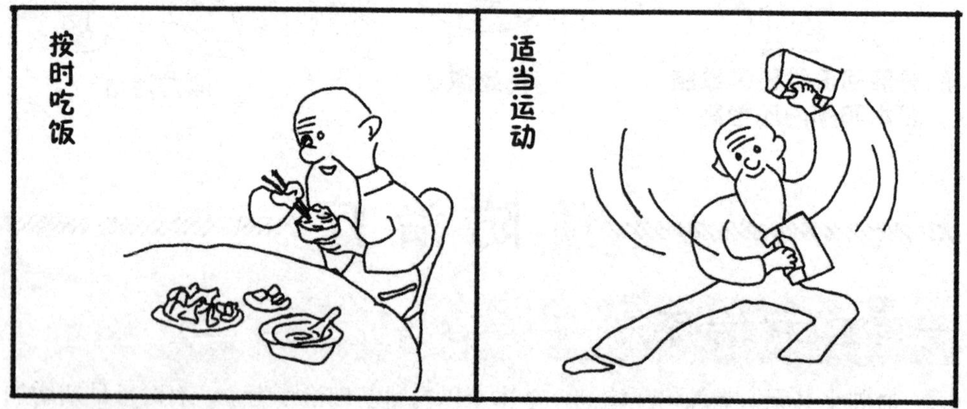

◆控制高血压

控制血压是重点，长期坚持服用降压药，如能将血压控制在 140/90 mmHg 以内，则可大大减少脑出血的发生。自身已有糖尿病和肾病的高血压患者，降压目标应当更低一些，最好能将血压控制在 130/80 mmHg 之内。

血压要控制平稳，使 24 h 内血压的“波峰”与“波谷”接近。这样既可避免血压波动对血管壁的损伤，又可防止血压过低可能导致的脑灌注不足，降压不能过快。

保持心情舒畅有助于控制高血压。原发性高血压的发生与环境及精神状态有明显的关联。环境因素包括饮食、社会环境、生活改变、精神冲突等。高度的应激事件可能引起交感神经介导的血管收缩及其他自主神经反应，对血压产生较大并且持久的影响。精神紧张、自主神经活动及条件作用都能引起高血压。

同时还应注意一些非药物方法来控制高血压，例如限制盐的摄入量、减轻体重、降低血脂、有氧运动、生物反馈疗法等，可以巩固并促进药物的降压作用。

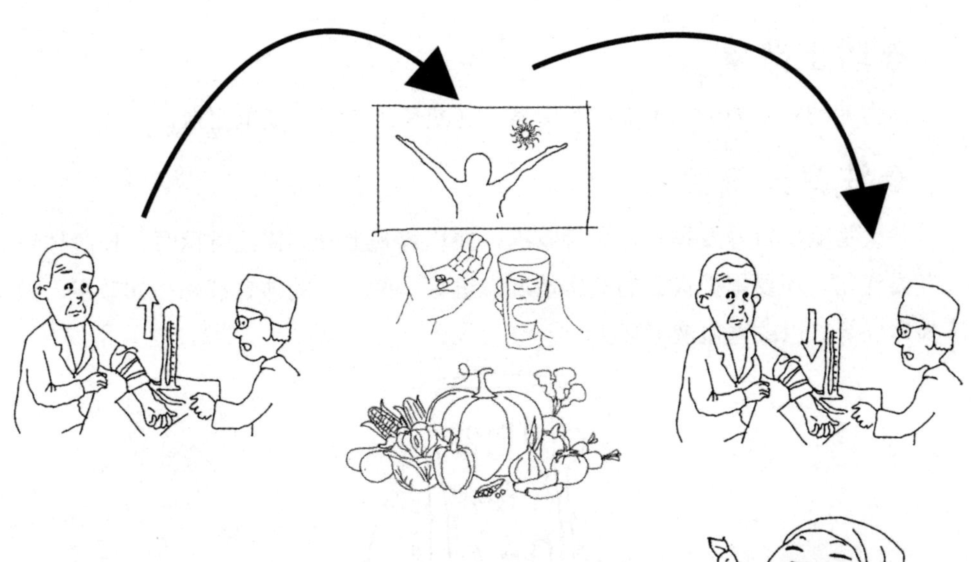

◆保持良好的心态

保持乐观的心态，避免过于激动。做到心平气和，减少烦恼，悲喜勿过，淡泊名利，知足常乐。

◆注意饮食

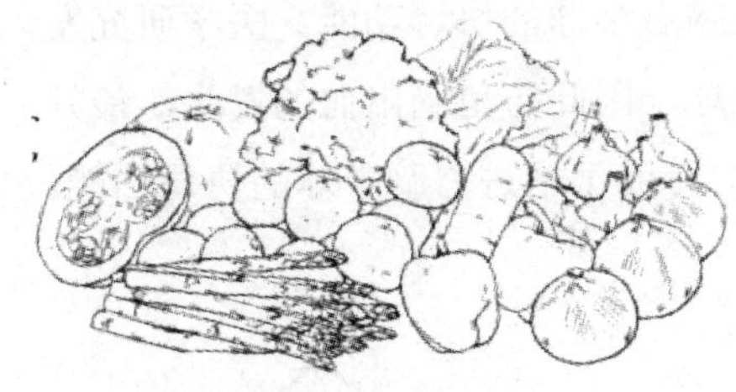

饮食应注意低盐、低脂、低糖，少吃动物的脑、内脏，多进食蔬菜、水果、豆制品，配适量瘦肉、鱼、蛋。

◆预防便秘

大便秘结，排便用力，不仅腹压升高，血压和颅内压也同时上升，很容易使脆弱的小血管破裂而引发脑出血。应预防便秘，多吃一些富含纤维的食物：包括芹菜、韭菜及水果等，适当的运动以及早晨起床前腹部自我保健按摩，或用适当的药物如麻仁丸、蜂蜜口服，开塞露、甘油外用，可有效防治便秘。

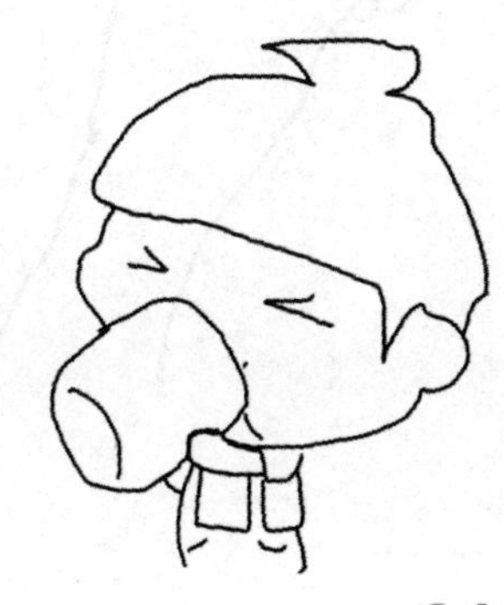

◆防止劳累

体力劳动和脑力劳动不能过于劳累，超负荷工作可诱发脑出血。

◆注意天气变化

冬天是脑出血好发季节，血管收缩，血压容易上升。需注意保暖，使身体适应气候变化。还要根据自己的健康情况，进行一些适宜的体育锻炼：如散步、做广播体操等，以改善血液循环。

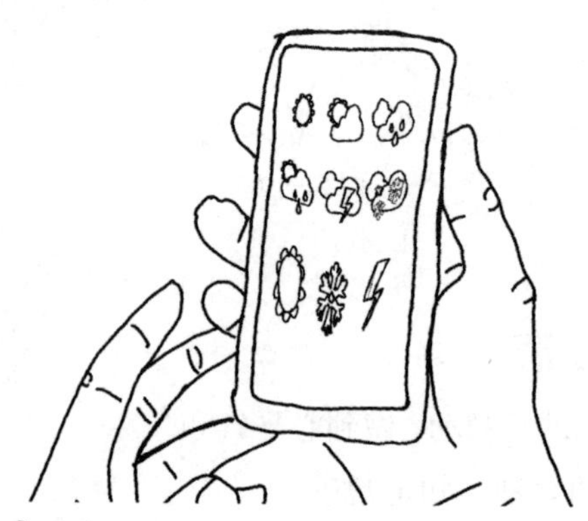

◆经常动左手

日常生活中，尽量用左上肢及左下肢，特别是多用左手，可减轻大脑左半球的负担，又可以锻炼大脑的右半球，以加强大脑右半球的协调功能。医学研究发现脑出血最容易发生在血管比较脆弱的右脑半球，因此防范脑出血的发生，最好的办法是在早晚时分，用左手转动两个健身球，有助于增进右脑半球的协调功能。

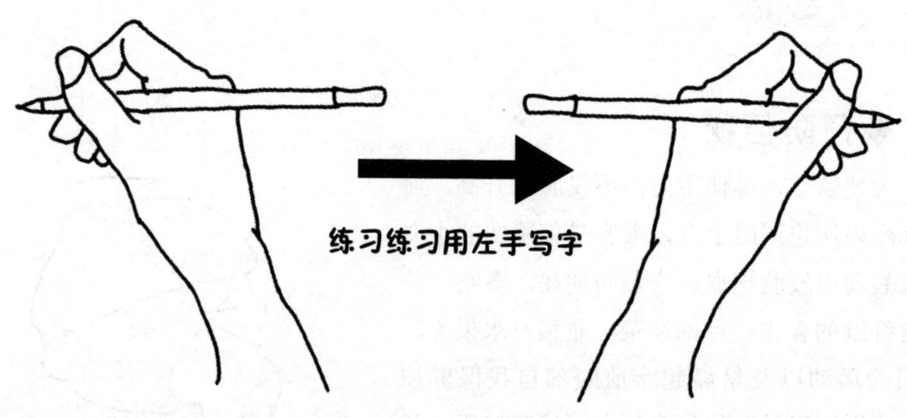

◆密切注意自己身体的变化

注意脑出血的先兆症状，例如无诱因的剧烈头痛、头晕、晕厥，有的突感体麻木、乏力或一过性失明、语言交流困难等，都应及时就医、检查治疗。

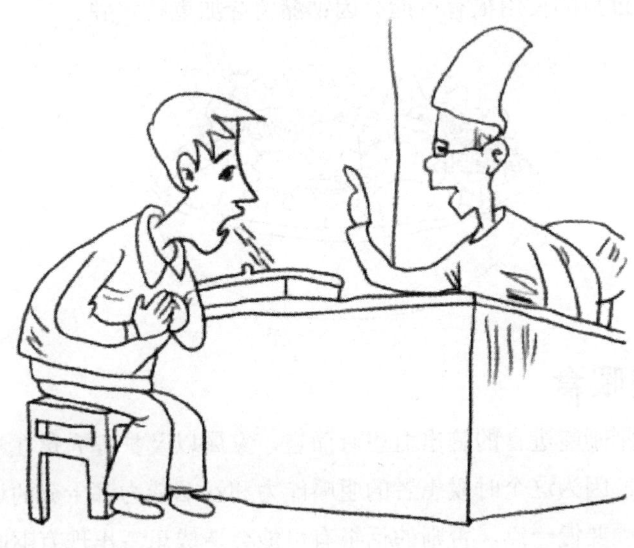

日常保养

一、饮食管理

◆高蛋白

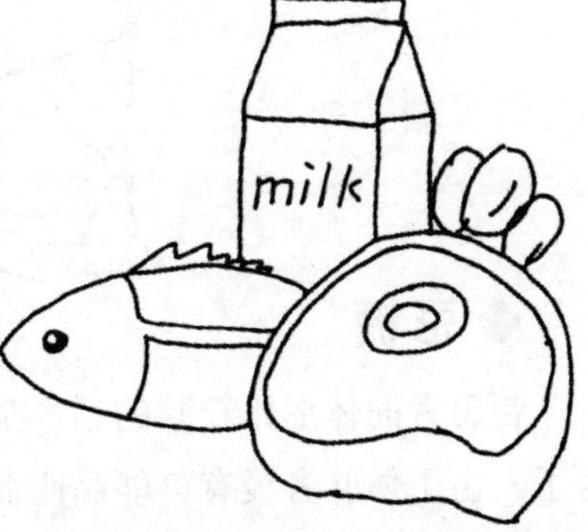

脑出血患者的饮食不应该一成不变，应根据病情去调节日常饮食。处于急性期的患者，饮食应以高蛋白为主，这样才可以帮助患者更好地稳定病情。除了要注意高蛋白之外，还要注意补充大量的维生素和热量，这对患者的病情恢复以及治疗都非常的重要。

◆清淡食物

对于有过脑出血情况的患者而言，无论有没有留下后遗症也不管脑出血的程度，均必须要对日常饮食进行有效的调理，以此来有效的保护血管健康。这部分患者的日常饮食应当尽量以清淡为主，对于一些辛辣、刺激性的食物应该尽可能地少吃，以免不利于血管健康。除此之外还需注意限制食盐的摄入量，食盐中含有大量的钠，过量的使用很有可能会因钠潴留会加重脑水肿。

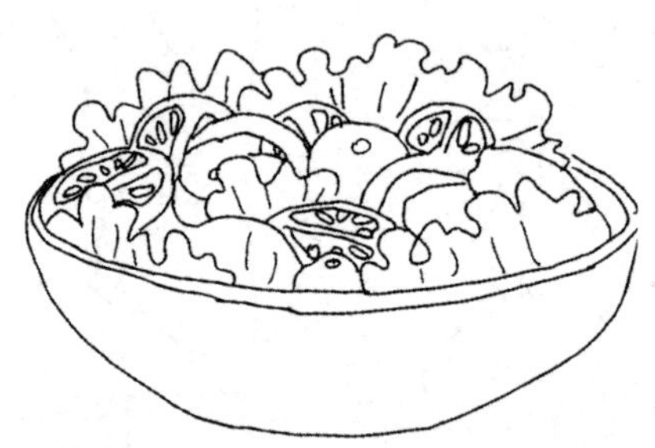

◆缓慢喂食

对于一些刚刚能进食的脑出血患者而言，家属以及护理人员在喂食的时候一定要富有耐心，因为这个时候患者的咀嚼能力和吞咽能力都十分的迟钝，所以在喂食的时候必须要慢一点，否则的话很有可能会造成患者出现有呕吐或反呛等情况。出现有这些情况的时候应当让患者暂停休息，防止食物呛入气管引起窒息或吸入性肺炎。

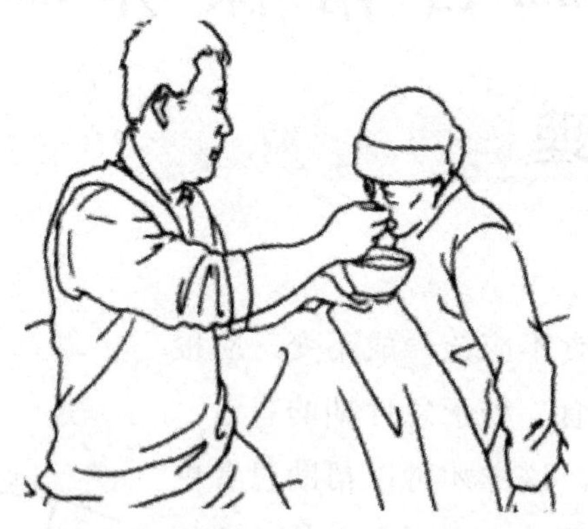

◆忌糖

若患者的体形比较胖的话，那么这个时候患者就必须要让自己适当的减轻体重了。由于体胖者极有可能高脂血症，而高血脂又极易并发高血压，同时还有可能会因此而诱发其他的疾病。而且肥胖的患者还要注意减少热量摄入，特别要注意控制对糖的摄入量，以免导致脑出血。

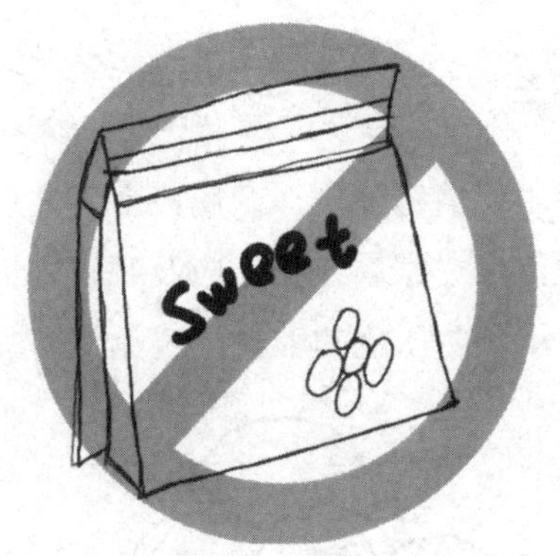

◆戒烟、戒酒

吸烟是缺血性脑卒中和蛛网膜下腔出血的确切地独立危险因素。同时，所有人都应避免被动吸烟。饮酒量和出血性脑卒中的发生风险呈线性关系，应积极戒酒。

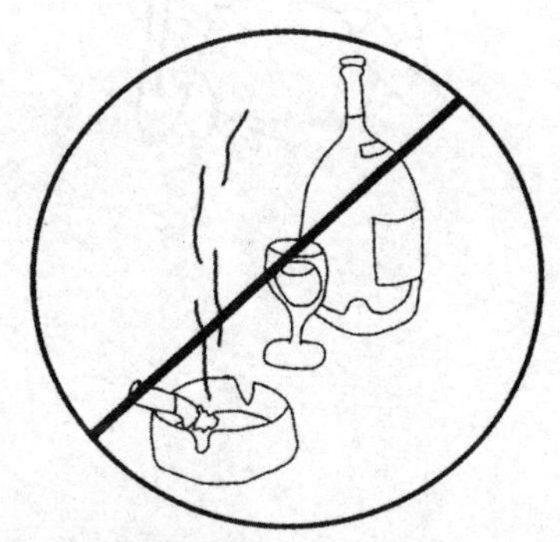

二、运动管理

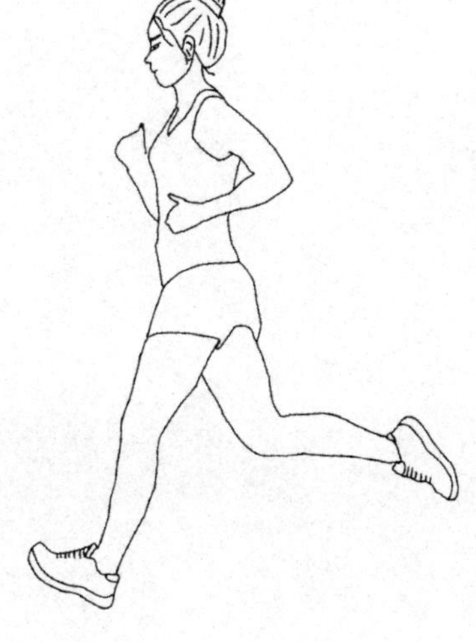

成年人（部分高龄和身体因病不适合运动者除外）每周至少有 5 天，每天 30 ～ 45 min 的体力活动，如快走、慢跑、骑自行车或其他有氧代谢运动等。中老年人和高血压患者进行体力或是之前，应考虑自身运动限度，个体化制订运动方案。适度的体育锻炼可以改善心脏功能，增加脑血流量，改善微循环，还可通过对血压、血糖和体重的控制而起到预防脑出血的作用。

三、情绪管理

部分患者患病后会出现情绪障碍，亲属应多关注患者心理健康，及时予以开导，必要时可进行心理治疗。家属或护工应及时清理大小便，并定时翻身，改善全身营养状况，酌情使用预防压疮的辅料，避免使用圆形气圈，避免发生压疮。

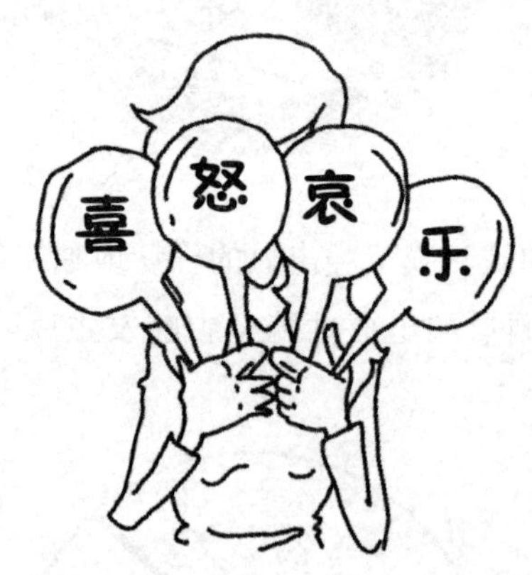

2 短暂性脑缺血发作

短暂性脑缺血发作（TIA）是颈动脉或椎 - 基底动脉系统的短暂性血液供应不足，临床表现为突然发病的、几分钟到几小时的局灶性神经功能缺失，多在24 h 内完全恢复，但可反复发作。

一、短暂性脑缺血发作的病因和发病机制

该病的病因和脑动脉硬化有关。在动脉硬化的基础上发生：

◆微血栓

微血栓即动脉粥样硬化斑脱落，在血流中成为微栓子，随血流流至小动脉而阻塞血管，则出现脑局部供血障碍的脑缺血发作。若微栓子在人体内某些酶的作用下被分解，或因远端血管的扩张，微栓子向末梢移动，使得局部血液循环恢复，脑缺血的症状便可自然缓解或消失。因此短暂性脑缺血发作有时不经治疗可恢复正常。

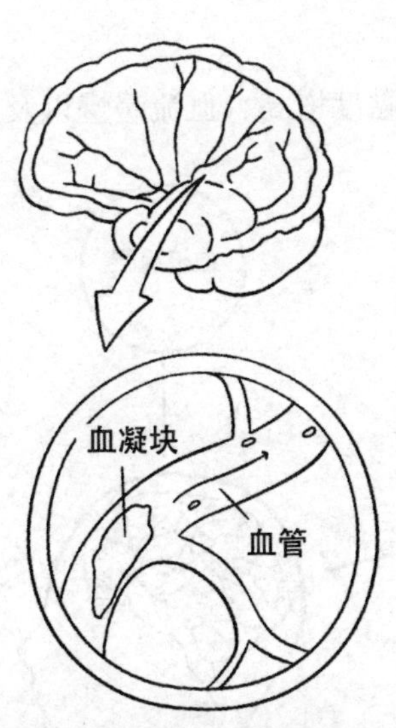

◆某些小动脉管腔狭窄或血管痉挛

通过的血液减少，导致所供应的脑区发生缺血。

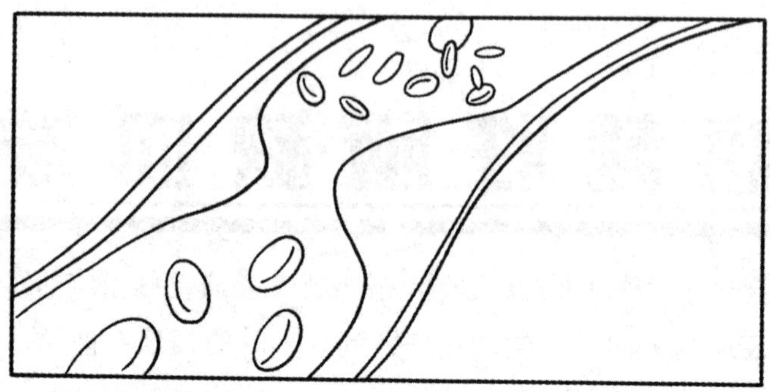

◆血流动力学障碍

当血压降低，心搏输出量减少时，脑组织供血不足。

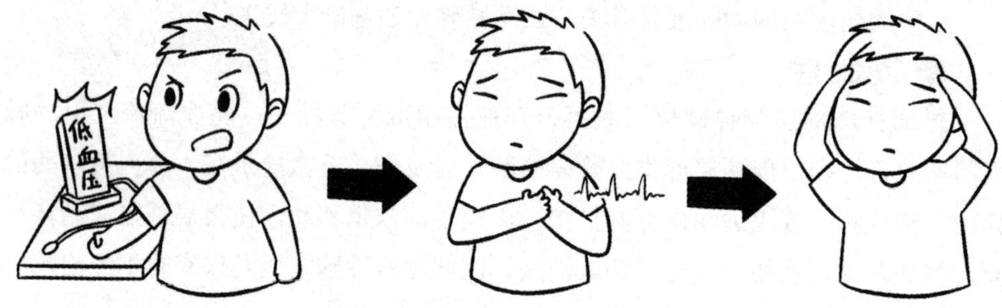

◆其他原因

某种原因造成的血液黏度增高、血流缓慢以及血液成分的改变，也可发生脑缺血。

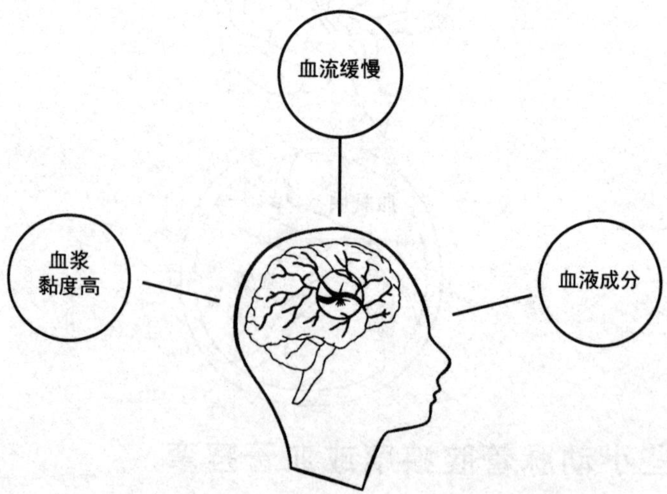

二、短暂性脑缺血发作的部位与症状

（一）颈动脉系统的缺血发作

◆特点

持续时间较短、发作频率低，易进展为完全性卒中。

◆常见症状

对侧单肢无力或轻偏瘫可伴有对侧面部轻瘫为大脑中动脉供血区或大脑中动脉–前动脉皮质支分水岭区缺血表现。

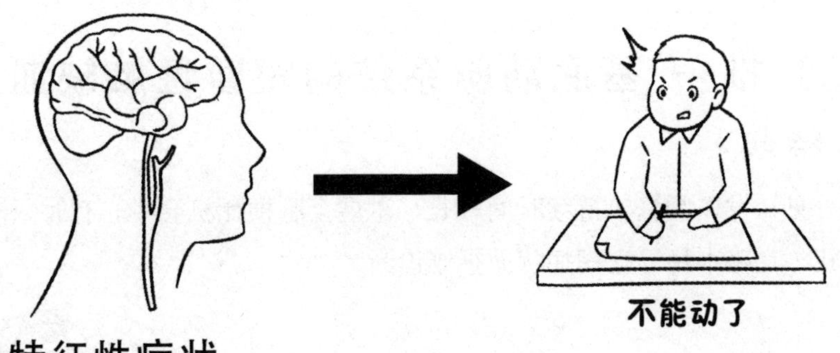

◆特征性症状

眼动脉交叉瘫。病变侧可出现单眼一过性黑矇 + 对侧偏瘫及感觉障碍，Horner 征交叉瘫；或是病变侧 Horner 征 + 对侧偏瘫。

主侧半球受累可出现失语症。呈大脑中动脉皮质支及大脑外侧裂周围区缺血表现，Broca 失语或 Wernicke 失语、传导性失语。

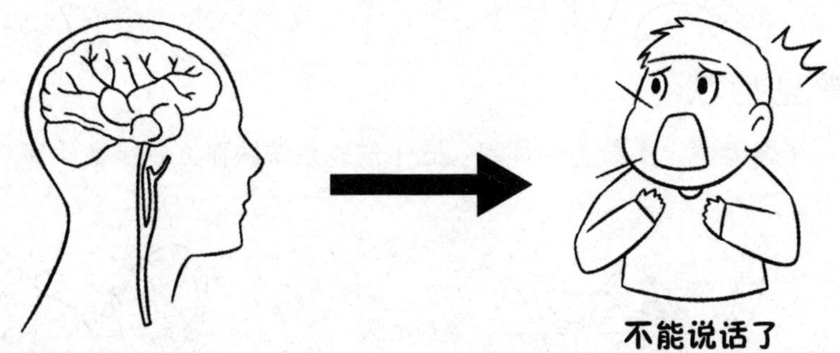

◆可能出现的症状

对侧偏身麻木或感觉减退为大脑中动脉供血区或大脑中–后动脉皮质分水岭区缺血。

对侧同向性偏盲。为大脑中－后动脉皮质支或大脑前－中－后动脉皮质分水岭区缺血而使顶、枕、颞交界区受累所致。

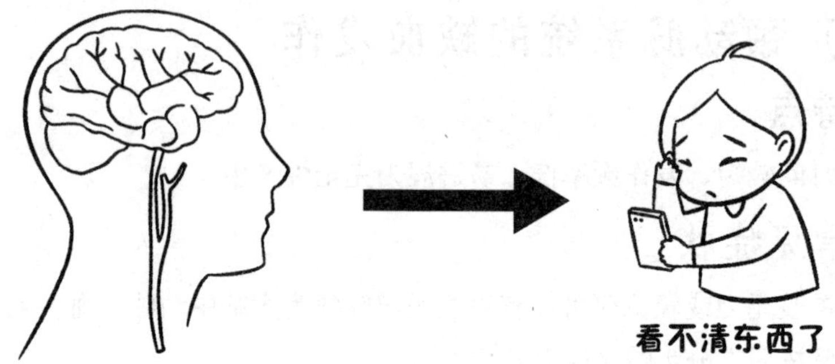

（二）椎－基底动脉系统的短暂性脑缺血发作

◆特点

较少见、发作频繁、持续时间较长，进展至脑梗死机会少。有时只表现为头昏、眼花、走路不稳等含糊症状而很难诊断。

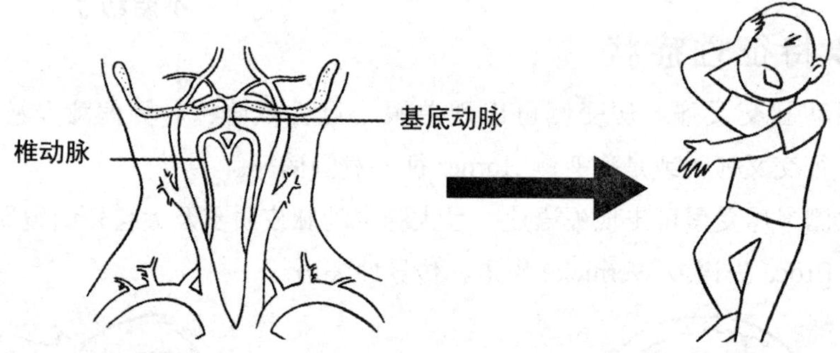

◆常见症状

眩晕、平衡障碍、多数不伴耳鸣（脑干前庭系统缺血）、少数伴耳鸣（内听动脉缺血）。

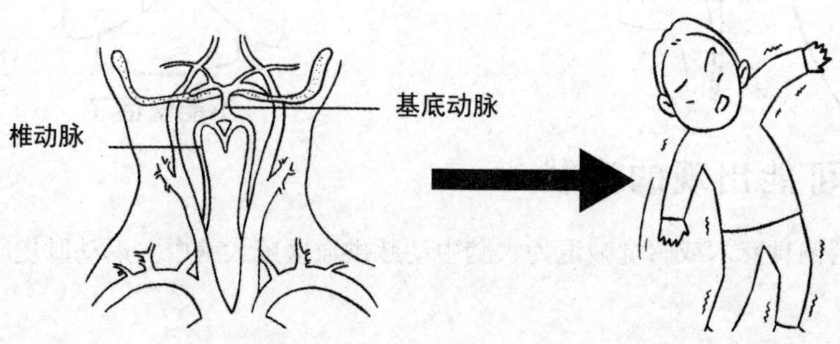

◆特征性症状

跌倒发作：为脑干网状结构缺血。

短暂性全面性遗忘症：为大脑后动脉颞支缺血而累及颞叶内侧、海马引起；双眼视力障碍为双侧大脑后动脉距状支缺血累及枕叶导致。

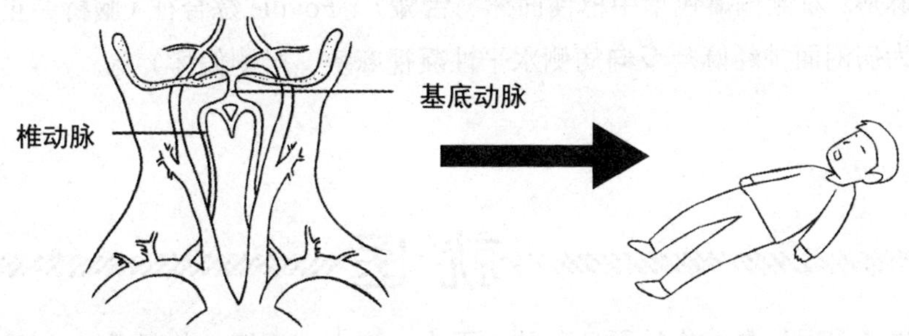

◆可能出现的症状

急性发生的吞咽困难、饮水呛咳、构音障碍是椎动脉或小脑后下动脉缺血而引起短暂的真性球麻痹。

小脑共济失调：为椎基底动脉小脑分支缺血或小脑-脑干联系纤维受损导致。

意识障碍伴或不伴瞳孔缩小：是高位脑干网状结构缺血而累及网状激活系统和交感神经下行纤维造成。

一侧或双侧面、口周麻木，交叉性感觉障碍，因小脑后下动脉或椎动脉缺血造成病侧三叉神经脊束核和对侧已交叉的脊髓丘脑受损而造成延髓背外侧综征。

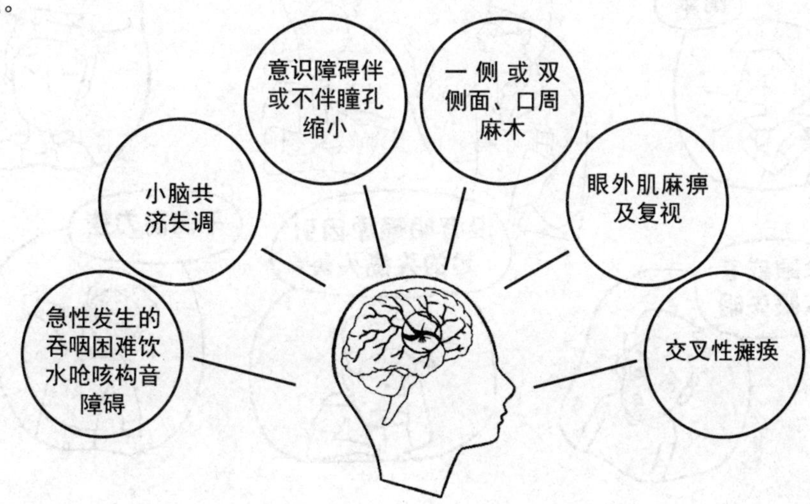

眼外肌麻痹及复视：是脑干旁中线动脉缺血而侵及动眼、滑车及外展神经核所致。

交叉性瘫痪：为一侧脑干缺血典型表现，如 Weber 综合征（动眼神经交叉瘫综合征或大脑脚综合征，病变位于中脑的基底部大脑脚的髓内，表现为同侧动眼神经麻痹。对侧偏瘫包括中枢性面瘫与舌瘫）、Foville 综合征（脑桥旁正中征群：表现为病侧面神经麻痹及向病侧水平性凝视麻痹、对侧偏瘫）等。

就 医

患者出现反复发作的面瘫、肢体无力、麻木、语笨、单眼或者双眼失明、头晕、平衡能力差，以及没有明确原因导致的头痛、头晕等神经功能缺损症状，立即就诊医院，进一步检查。

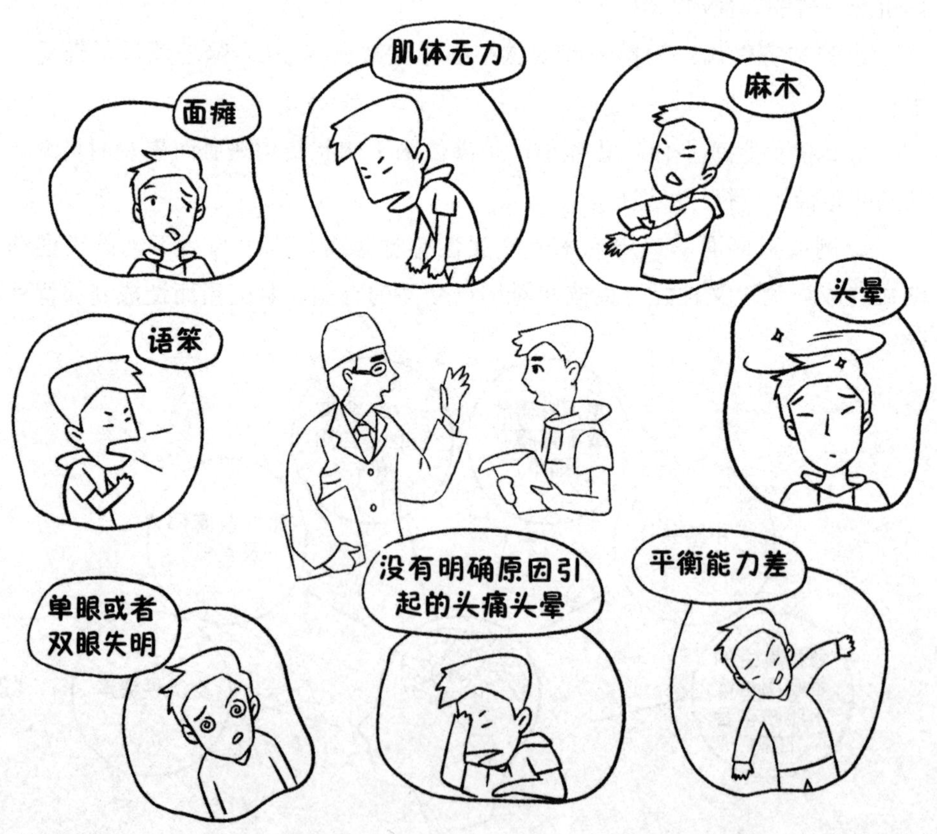

诊 断

短暂性脑缺血发作诊断要点：

1．多数于 50 岁以上发病。

2．有高血压、高脂血症、糖尿病、脑动脉粥样硬化症、心脏病史及吸烟史等。

3．突然局灶性神经功能缺失发作，持续数分钟，或是数小时，24 h 内完全恢复。

4．不同患者的局灶性神经功能缺失症状常按照一定的血管支配区刻板地反复出现。

5．发作间歇期无神经系统定位体征。

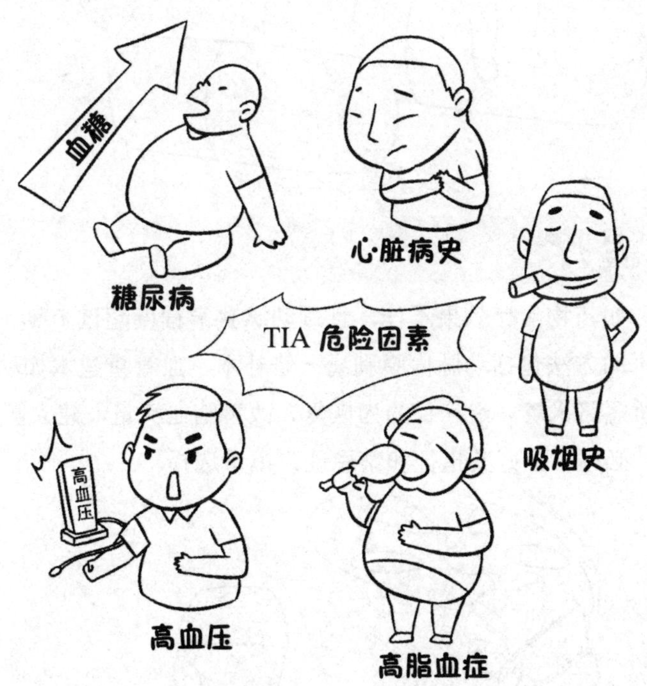

预 防 治 疗

一、内科治疗

1．使用抗血小板制剂可以预防动脉粥样硬化所致的血栓性 TIA 进一步发展为脑卒中。首选环氧化酶抑制药——阿司匹林。

2. 不主张常规抗凝治疗 TIA。

3. 早期使用血管扩张药物，可使微栓子向远端移动，从而缩小缺血范围，同时血管扩张药物可促进侧支循环的建立。低分子右旋糖酐可扩充血容量，稀释血液，降低其黏度，抑制血小板第Ⅲ因子释放，产生抗凝作用。

4. 脑保护治疗临床适用于频繁发作的 TIA。

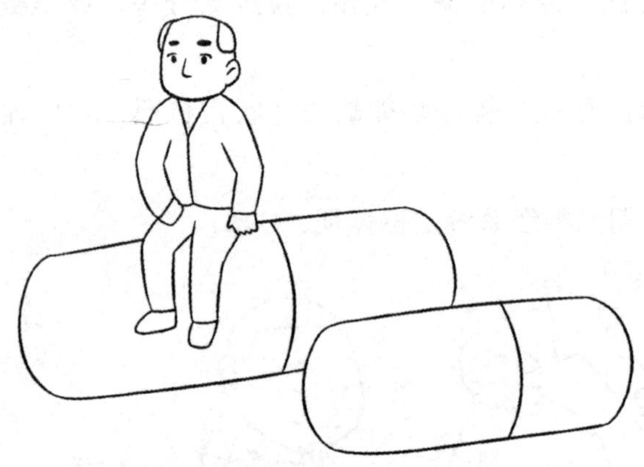

二、外科治疗

频繁发作者，如药物治疗效果不佳，且颈动脉狭窄程度超过 70%，可进行手术治疗。采用手术的方法包括动脉内膜剥离－修补术、血管重建术如动脉切除－移植术、动脉搭桥短路术等。治疗目的为恢复、改善脑血流量，建立侧支循环和消除微栓子来源。必须掌握好其指征和禁忌证，慎重选择。

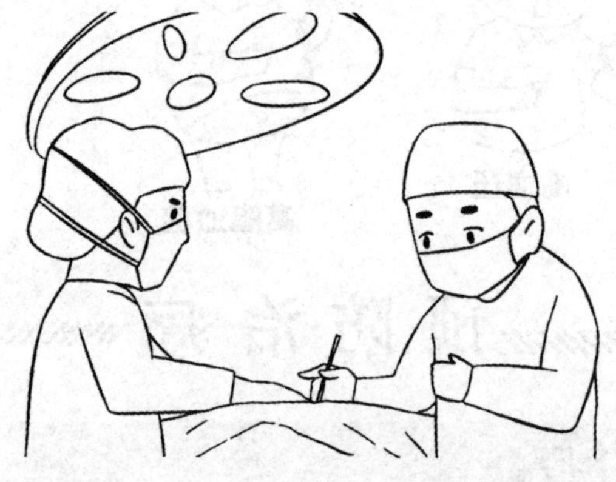

三、日常生活中预防需要注意

积极控制引起 TIA 的病因：

1. 控制高血压患者的血压在一个合理的水平。
2. 控制糖尿病患者的血糖。
3. 控制心脏病发作及心律失常。
4. 降低全血黏度、血细胞比容、血浆黏度和血小板的凝集性。
5. 其他：如解除血管痉挛，及时治疗颈椎病等。

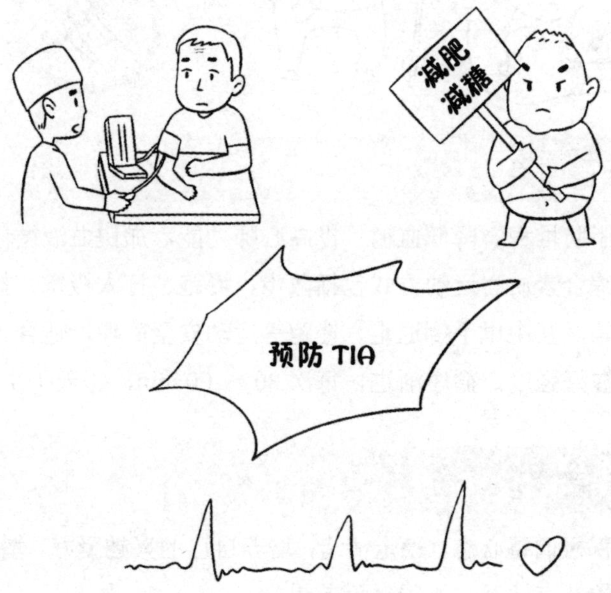

日常保养

一、饮食管理

1. 忌烟酒，禁止食用太过油腻、辛辣刺激类的食物。
2. 尽可能少食或忌食动物内脏，忌食过咸的食物，建议以清淡饮食为主。
3. 多食用新鲜蔬菜，无糖尿病的患者建议多食用水果或高纤维类的食物等。
4. 多进食对患者血管有保护作用，或易吸收、营养比较丰富的食物。

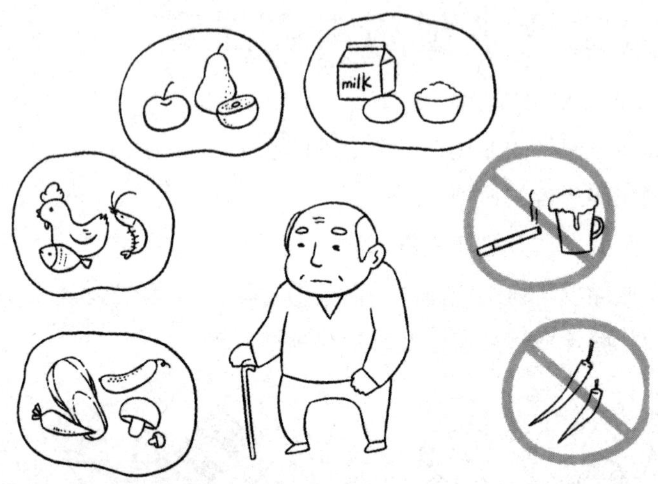

二、运动管理

运动可减少脂肪堆积、降低血糖，提高心肺功能，加快血液循环，促进新陈代谢，提高身体综合素质。运动方式包括散步、慢跑、打太极拳、打乒乓球、游泳、划船、球类等。其中甩手倒退走、慢跑等运动安全简便，适合中老年人。患者在运动时要掌握好强度，循序渐进，每次 30 ～ 60 min，每天 1 次。

三、情绪管理

应鼓励患者积极调整心态、稳定情绪，培养自己的兴趣爱好，增加社交机会，多参加有益身心的社交活动，不得过度劳累。

3 脑梗死

脑梗死又称缺血性脑卒中，是指由于脑部血液供应障碍，导致局限性脑组织的缺血、缺氧性坏死，约占全部脑卒中的80%。

一、脑梗死的发病机制

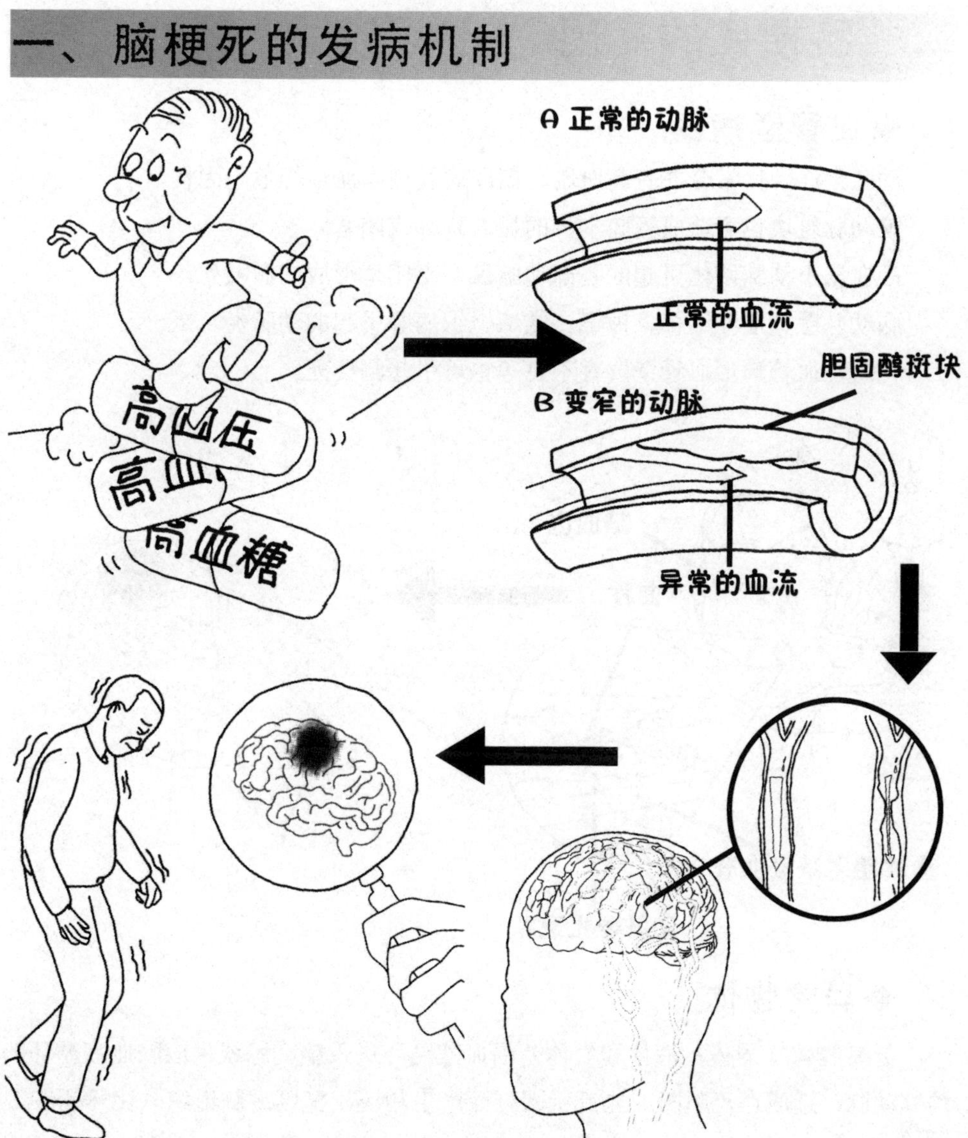

在长期高血压或糖尿病等易患因素的基础上，发生了脑动脉的硬化、动脉斑块形成，进而造成血管的狭窄，狭窄的血管发生管腔闭塞；或不稳定斑块的栓子脱落引起动脉至动脉的栓塞；或斑块破裂出血在狭窄的血管局部形成血栓。上述机制最终导致动脉血管支配区域的脑组织缺血、缺氧性坏死，发生神经功能缺损而导致脑梗死的发生。

二、脑梗死的病因

◆血管壁病变

动脉粥样硬化常合并有高血压、糖尿病及高脂血症等危险因素。

脑动脉斑块也可造成管腔本身的显著狭窄或闭塞。

高血压小动脉硬化引起的脑部动脉深穿支闭塞形成的微梗死。

脑动脉壁炎症如结核、梅毒、结缔组织病等引起的动脉炎。

先天性血管畸形血管壁发育不良等也可引起脑梗死。

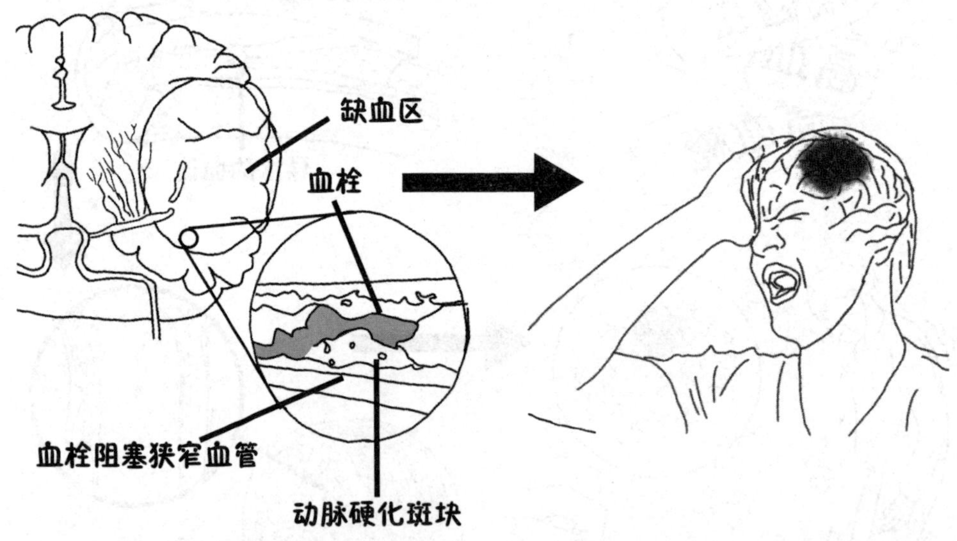

◆异常物体

异常物体（固体、液体和气体）沿血液循环进入脑动脉或供应脑血液循环的颈部动脉，造成血流阻断或血流量骤减而产生相应支配区域脑组织软化坏死者。

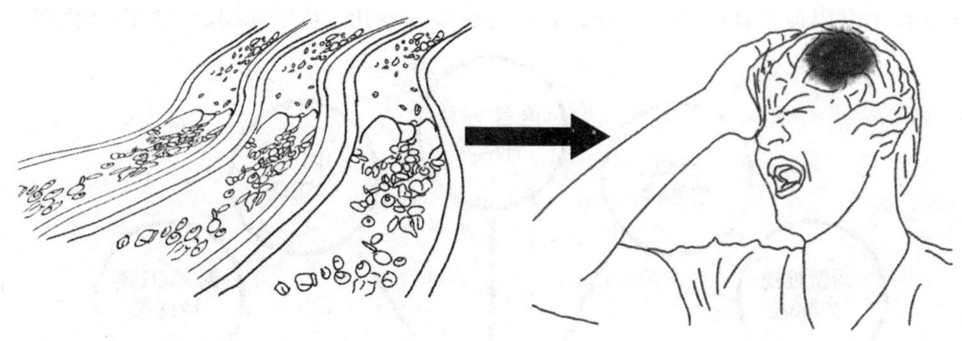

◆血液成分改变

真性红细胞增多症、血液黏稠、高纤维蛋白原血症、血小板增多症、口服避孕药等均可导致血栓形成。

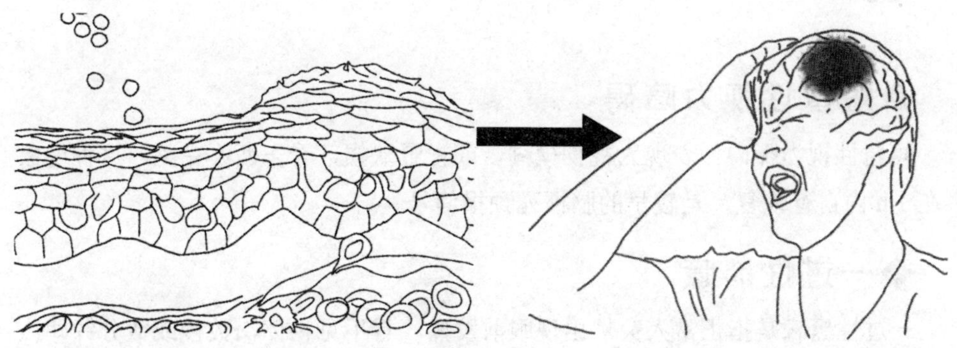

◆其他

药源性、外伤所致脑动脉夹层和极少数不明原因者。

三、脑梗死的先兆症状

脑梗死有很多先兆，提示近期可能出现脑梗死。虽然这些症状不是脑梗死的特异性症状，也有可能是其他原因导致的，但是也值得我们提高警惕。一旦发现这些先兆症状，及时去医院就诊，不可等闲视之。

◆头晕、头痛

头晕、头痛突然加重或由间断性头痛变为持续性剧烈头痛。一般认为头痛，头晕多为脑梗死的先兆。脑梗死（缺血性脑卒中）与脑出血（出血性脑卒中）的区别在于脑出血多在动态下发病，并伴有头痛、呕吐、意识障碍、血性脑脊液等。

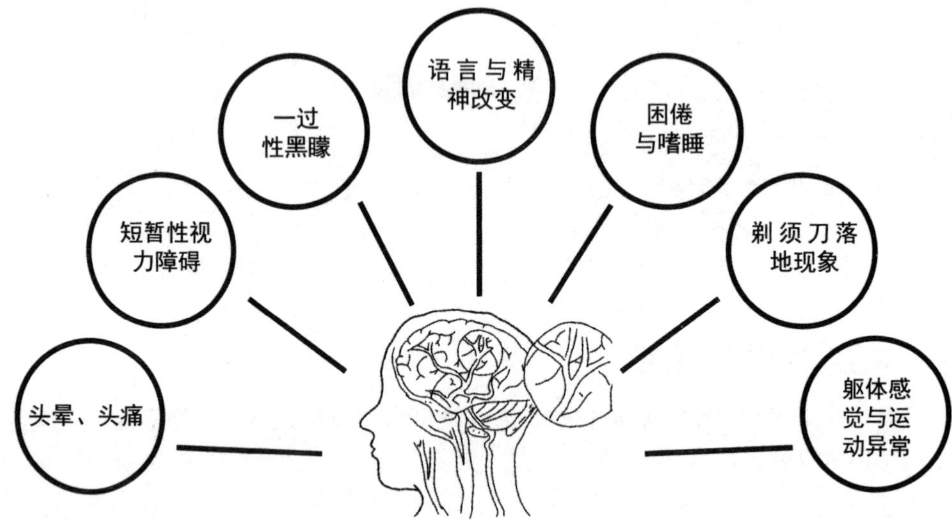

◆短暂性视力障碍

短暂性视力障碍，表现为视物模糊，或视野缺损，看东西不完整，这种现象多在 1 h 内自行恢复，是较早的脑梗死预报信号。

◆一过性黑矇

一过性黑矇是指正常人突然出现眼前发黑，看不见物体，数秒或数分钟即恢复常态，既没有恶心、头晕，也无任何意识障碍。这是因视网膜短暂性缺血所致，提示颅内血液动力学改变或微小血栓暂时性堵塞视网膜动脉，为脑血管疾病的最早报警信号。

◆语言与精神改变

语言与精神改变，指发音困难，失语，写字困难；个性突然改变，沉默寡言，表情淡漠或急躁多语，烦躁不安，或出现短暂的判断或智力障碍，嗜睡。

◆困倦与嗜睡

困倦与嗜睡，表现为哈欠连连，是脑缺氧，特别是呼吸中枢缺氧的反应。随着脑动脉硬化加重，动脉管腔愈来愈窄，脑缺血严重恶化。80% 左右的人在缺血性脑梗死发作 5 ～ 10 天前，频频打哈欠。所以，千万不要忽略了这一重要的报警信号。

◆躯体感觉与运动异常

如发作性单侧肢体麻木或无力，手握物体失落，原因不明的晕倒或跌倒，单侧面瘫，持续时间花 24 h 以内。追访观察，此类现象发生后 3 ～ 5 年，有半数以上的人发生缺血性脑梗死。

◆剃须刀落地现象

在刮脸过程中，当头转向一侧时，突然感到持剃须刀的手臂无力，剃须刀落地，可同时伴有说话不清，但在 1 ～ 2 min 完全恢复正常。这是由于颈部转动时，加重了已经硬化的颈动脉狭窄程度，导致颅脑供血不足，发生一过性脑缺血。提示缺血性脑梗死随时可能发生。

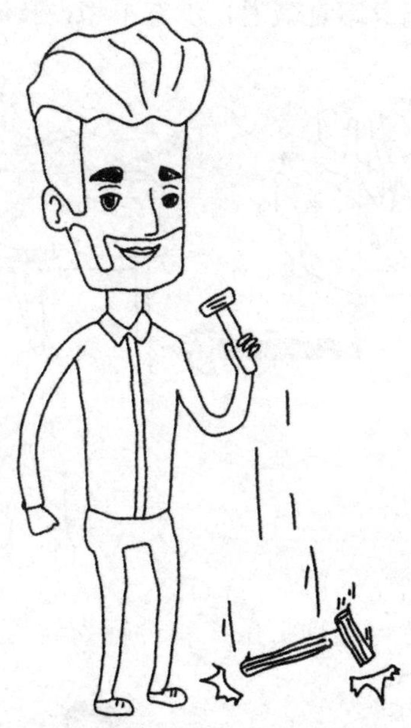

四、脑梗死的症状

◆脑神经症状

双眼向病灶侧凝视，中枢性面瘫和舌瘫，假性延髓性麻痹如饮水呛咳和吞咽困难。

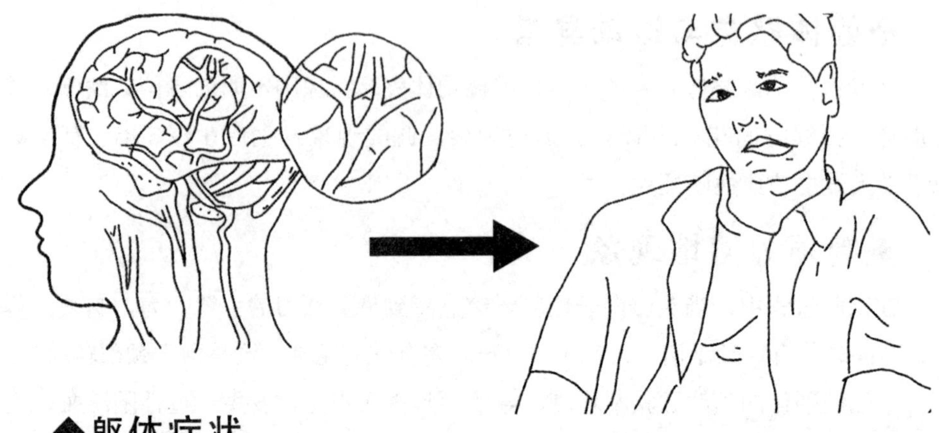

◆躯体症状

肢体偏瘫或轻度偏瘫，偏身感觉减退，步态不稳，肢体无力，大小便失禁等。

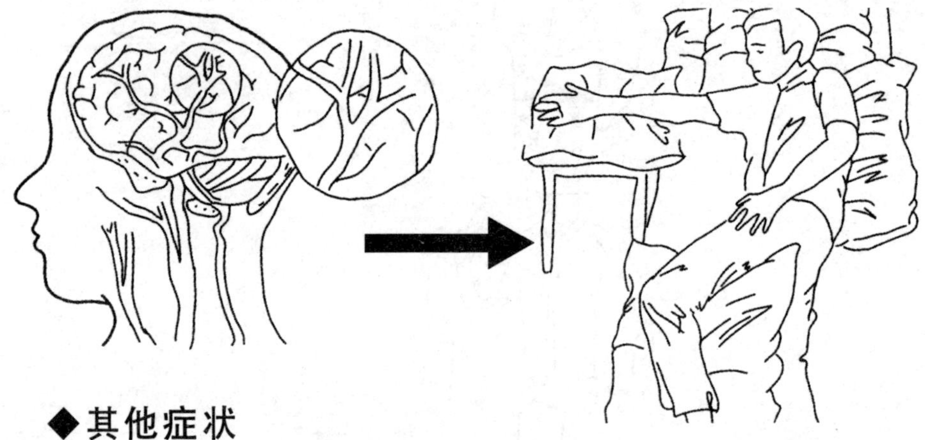

◆其他症状

反复脑梗死或慢性期患者可出现痴呆，精神行为异常及步态异常等症状。

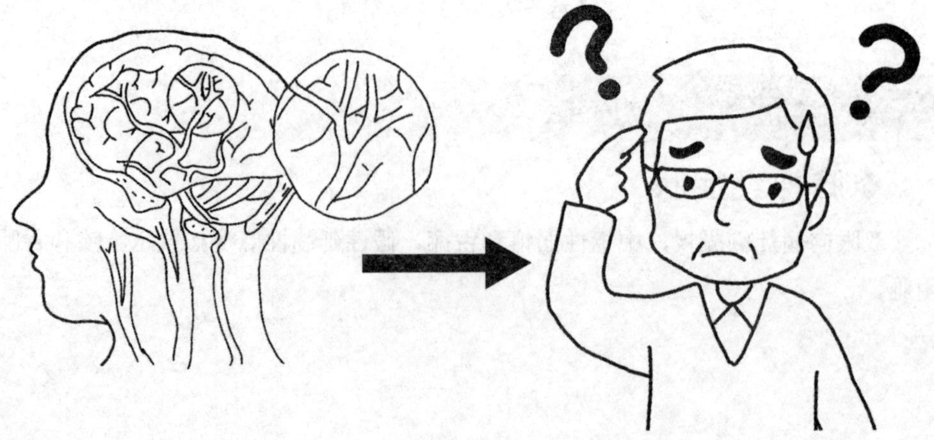

就医

1．出现反复头晕、突然摔倒反复发作应注意，并及时就医。

2．骤然出现失语、偏瘫、喷射性呕吐应立即由家属拨打“120”送医。

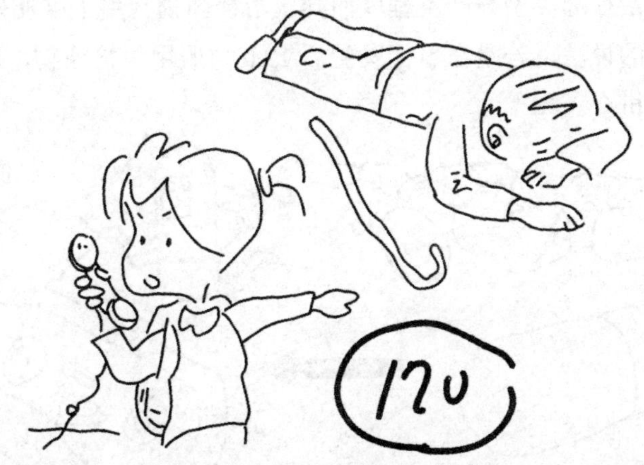

诊断

短暂性脑缺血发作诊断要点：

1．可有前驱的短暂性脑缺血发作史。

2．安静休息时发病者较多，常在晨间睡醒后发现症状。

3．症状常在几小时或较长时间内逐渐加重，呈恶化型脑卒中。

4．意识常保持清晰，而偏瘫、失语等局灶性神经功能缺失则较为明显。

5．发病年龄较高。

6．常有脑动脉粥样硬化及其他器官的动脉硬化。

7．常伴有高血压、糖尿病等。

8．脑脊液清晰，压力不高。

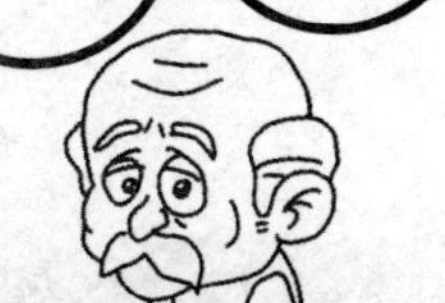

预防治疗

一、内科治疗

脑梗死的治疗因类型与严重程度而异。溶栓药物常用于脑梗死的治疗。根据中国心脏学会的说法，若是在事件发生后 12 h 内服用溶栓药物，患者有更好的生存和恢复的机会。

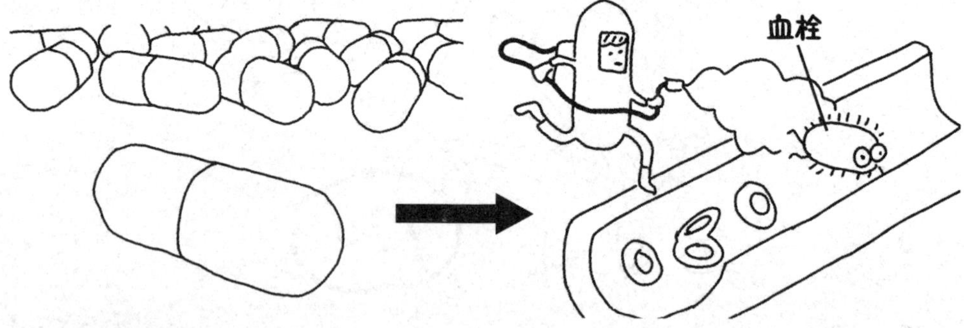

二、外科治疗

例如颈动脉内膜切除术及血管成形术，常见的方法包括经皮颅外颈动脉、椎动脉扩张，同时安放支架以保持血管通畅。颅内血管成形术可用于治疗蛛网膜下腔出血后的血管痉挛。

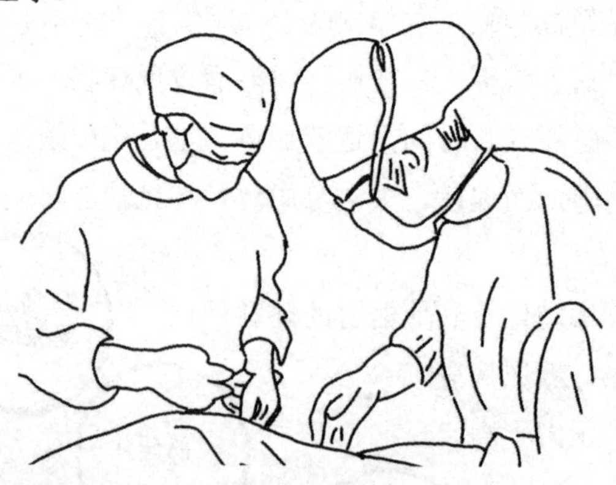

三、日常生活中预防需要注意

脑梗死的一级预防是指在未发生脑梗死的人群中，对可干预的脑血管疾病危险因素进行合理预防、控制和治疗，其目的是降低无症状患者的脑卒中风险。

◆控制高血压

应该定期测量血压。高血压患者应改善生活方式，进行个体化药物治疗，控制血压在正常水平。高血压前期（120 ～ 139/80 ～ 90 mmHg）并伴有充血性心力衰竭、心肌梗死、糖尿病或慢性肾衰竭时，应该给予抗高血压药。

◆控制糖尿病

应正规监测血糖，并将改善生活方式和个体化药物治疗相结合，合理控制血糖水平。糖尿病患者更应严格控制血压，目标为 130/80 mmHg 以下。

◆抗血小板

对于有脑梗死危险因素的高危人群可咨询医生，定时服用阿司匹林进行一级预防。

◆测量血脂

应该定期测量血脂，特别是血胆固醇水平。根据危险分层选用控制饮食、进行体育锻炼和 / 或给予不同降血脂药等方法控制血脂。

◆体育锻炼

体育锻炼可以增强体质，提高抗病能力，改善新功能，促进血液循环，增强脑部血液灌注，同时能降低血液黏度，减少血栓的形成。但是要注意，剧烈和过度的运动并不适合老年人，因为此类运动可以使血压升高，从而诱发脑卒中。老年人可进行轻松平缓的运动，如慢走、慢跑、打太极拳等。

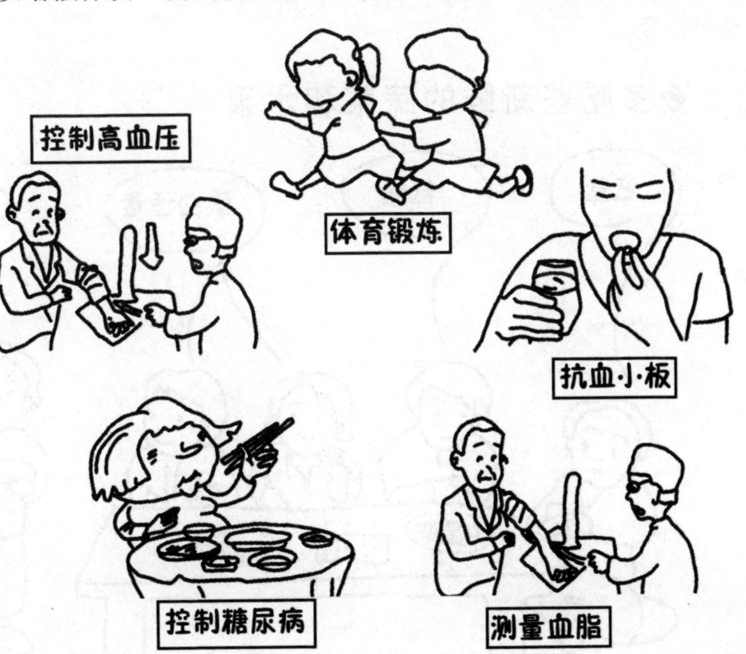

日常保养

一、饮食管理

◆低盐

食盐摄入过多，所含的钠离子可使血容量增加，加重心脏负担，使血压升高。所以每天的食盐摄入量应在 6 g 以下。

◆低脂

应限制动物性脂肪的摄入，如猪油、牛油、羊油、奶油、动物内脏、鱼子、肥肉等，其所含的饱和脂肪酸可使血液中的胆固醇浓度升高，加速动脉硬化产生。应食用植物油，如花生油、芝麻油、豆油等，它们中的不饱和脂肪酸含量较高，可以延缓动脉硬化发生。

◆蛋白适量

每天摄入一定量的蛋白质，如瘦肉、鱼类、各种豆制品，以满足身体对氨基酸的需要。

◆多吃些新鲜的蔬菜和水果

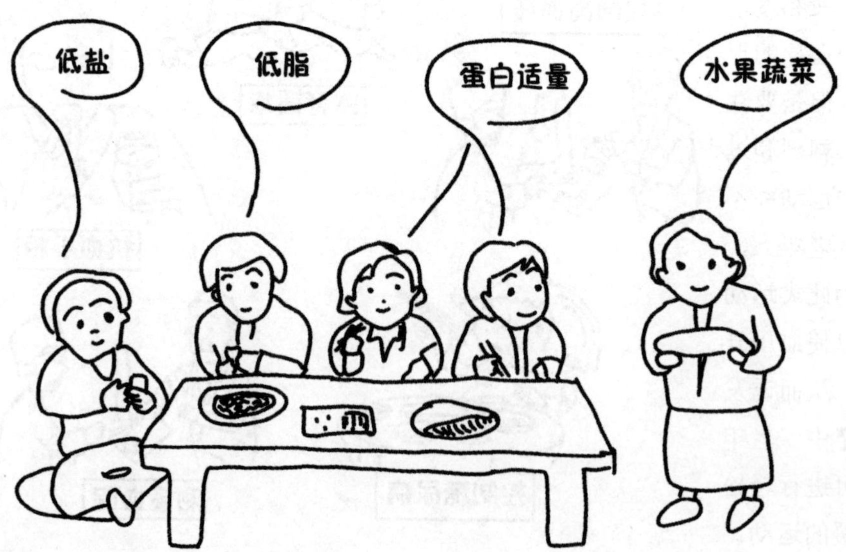

二、运动管理

不完全性瘫痪或完全性偏瘫患者，随着病情的稳定和肌力的进步，便应主动做肢体功能锻炼，以达到恢复肌力，增加关节活动范围，改善肢体和肌肉的协调能力。主动运动应根据患者的肌力情况，采取不同的方法。

总的原则是训练动作由简到繁，活动范围逐步扩大。由单一关节到整体活动，时间由短到长，强度由弱到强，循序渐进，不可操之过急。并应做好防护，以免造成关节和肌肉损伤。

不能下床的患者，自己要外展肩关节，同时还要做向后的运动，屈曲和伸展肘关节、腕关节，并做握拳和伸掌运动。下肢要坚持外展和内旋运动，屈曲下肢，以锻炼下肢的肌力和关节的功能。患者上肢的锻炼，除进行必要的伸、屈等动作外，还应锻炼患手推、拉和抓持物体。肘关节有屈曲改变时，可用患者的上肢抱圆形物体，拉、伸上肢，或经常耸肩，旋转肩关节及用患手拍打物体等。

偏瘫患者一般下肢功能的恢复较上肢快，所以更应及早进行下肢功能锻炼。练习行走时可先让患者原地踏步，再练习迈步。若患者抬脚有困难时，可在患者的脚上系一条绳子，由扶持者协助提脚迈步，逐渐过渡到自己扶持物体行走。随着病情的改善和肌力的进步，让患者在家属的搀扶下先站立，患者的双臂钩住两家属的头颈，再由家属帮助搬动患腿。跨步时膝关节要伸直，身体挺直。在锻炼过程中，对患者的微小进步要加以表扬鼓励，以增强患者的信心，取得患者的配合。锻炼时间一般每天 3 次，安排在补液前、补液后、睡觉前。活动量要逐日增加，从 3 人协助活动到 1 人协助活动，最后独立行走。

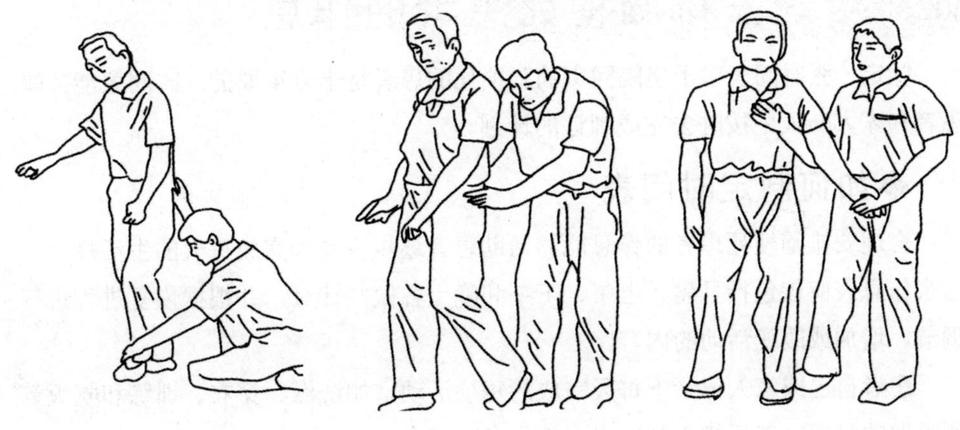

三、情绪管理

脑梗死患者往往存在一些不健康的心理状态，如抑郁或具有攻击行为。这是因为患者对疾病没有正确的认识，往往表示出对疾病没有充分的准备，对自己患病不能理解。由于脑梗死导致的不仅仅是躯体结构的破坏，还会产生残疾，因此几乎所有患者都会出现悲伤和忧郁的情绪；而有些患者却很快由否认疾病的态度转到“为什么瘫痪的人是我”的愤怒心理，这会使患者对于治疗产生抵触情绪，甚至表现急躁、愤怒、不配合治疗，延误康复进程。

因此，患者要对疾病有清晰的认识，保持情绪乐观，并积极配合治疗。主动了解一些康复实例，增强战胜疾病的信心。

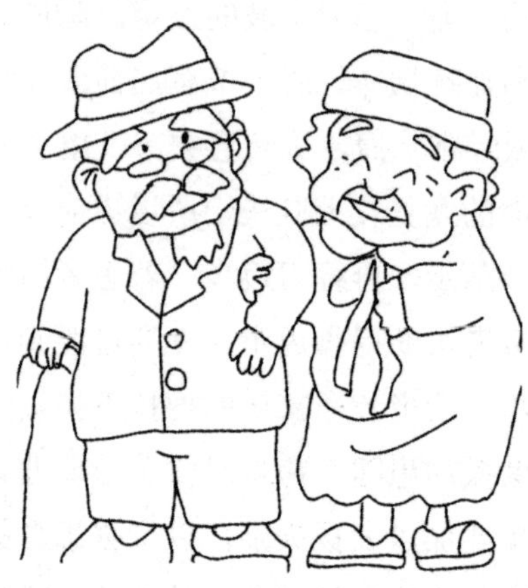

四、合理安排脑梗死患者的作息

制定一张时间表对于出院回家的脑梗死的患者是十分重要的。时间表能提醒患者和家人一天中按时去完成制订的计划。

◆如何制定时间表

合理安排脑梗死患者的作息能够帮助患者逐步恢复和完成每天的生活规律。这张作息表应该包括早晨、上午、下午和晚上各做些什么，并根据恢复进程进行调节，增加或改变活动的内容。

患者自己或家人记录下每天完成的每项活动，如洗澡、穿衣、训练和吃饭等所需要的时间，然后初步制定出一份作息时间表。

时间表的安排要尽量宽松，只需要对患者每天生活内容进行集中概括即可。

◆制定时间表的意义

当患者出现疼痛或过分疲劳以及其他不正常现象时，一份完整的作息时间表有助于医生找到造成患者疼痛或者疲劳的原因，并进行“对症下药”的治疗或采取相应措施。

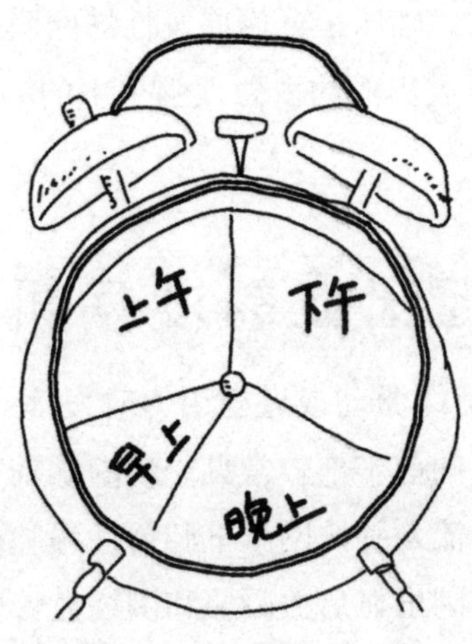

4 蛛网膜下腔出血

蛛网膜下腔出血是指脑底部或脑表面血管破裂后，血液流入蛛网膜下腔引起相应临床症状的一种脑卒中。临床上分为原发性蛛网膜下腔出血与继发性蛛网膜下腔出血，原发性蛛网膜下腔出血约占急性脑卒中的10%，是一种十分严重的常见疾病。

一、蛛网膜下腔出血的发病机制

蛛网膜下腔出血多在情绪激动或过度用力时发病。动脉瘤好发于脑底动脉环的大动脉分支处，以该环的前半部较常见。动静脉畸形多位于大脑半球大脑中动脉分布区。当血管破裂血流入脑蛛网膜下腔后，颅腔内容物增加，压力增高，并继发脑血管痉挛。后者是因出血后血凝块和围绕血管壁的纤维索牵引（机械因素），血管壁平滑肌细胞间形成的神经肌肉接头产生广泛缺血性损害及水肿。另外大量积血或凝血块沉积于颅底，部分凝集的红细胞还可堵塞蛛网膜绒毛间的小沟，使脑脊液的回吸收被阻，因此可发生急性交通性脑积水，使颅内压急骤升高，进一步减少脑血流量，使脑水肿加重，甚至导致脑疝形成。上述均可使患者病情稳定好转后，再次出现意识障碍或出现局限性神经症状。

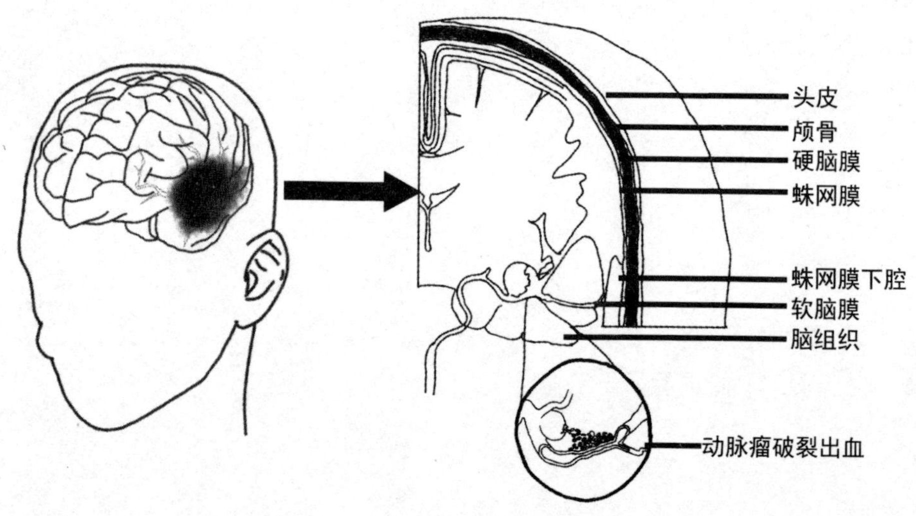

二、蛛网膜下腔出血的病因

◆颅内动脉瘤

最常见，可占 50% ～ 85%。

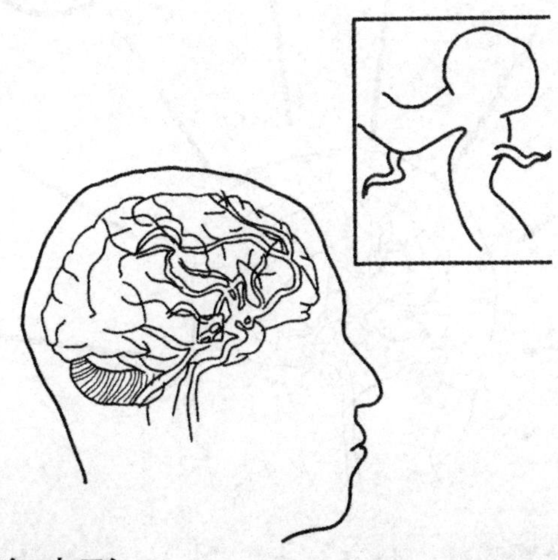

◆脑血管畸形

主要为动静脉畸形，青少年多见，占 2% 左右。

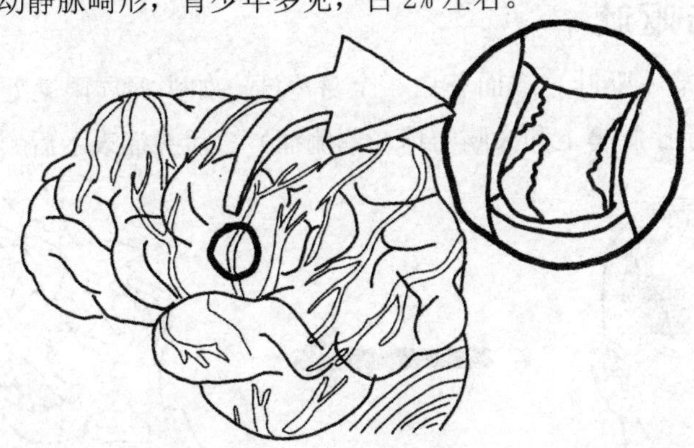

◆脑底异常血管网病（烟雾病）

◆其他

夹层动脉瘤、血管炎、颅内静脉系统血栓形成、结缔组织病、血液病、颅内肿瘤、凝血障碍性疾病、抗凝治疗并发症等。

部分患者出血原因不清，如原发性中脑周围出血。

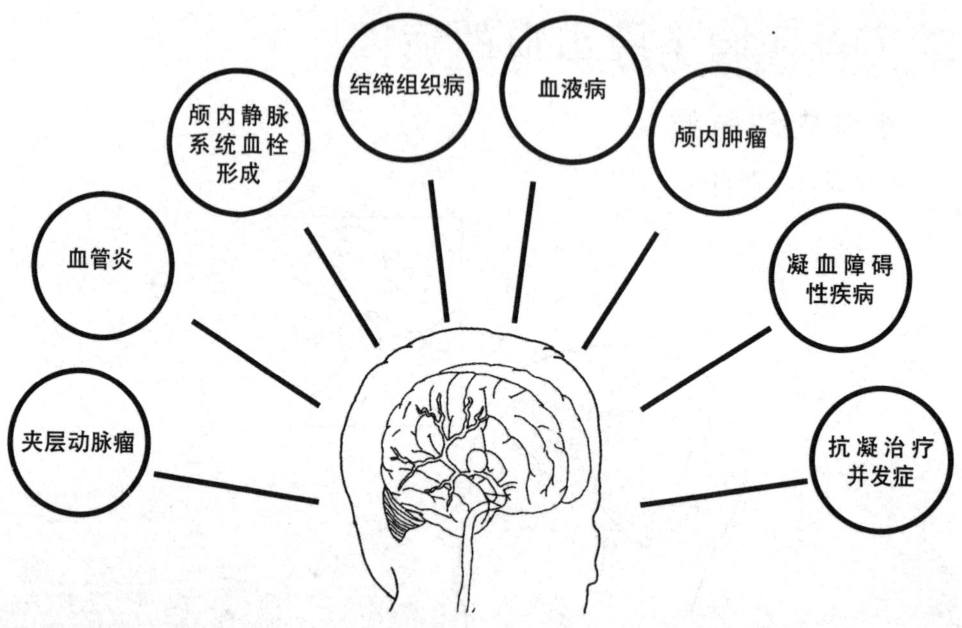

三、蛛网膜下腔出血的部位与症状

◆头痛与呕吐

突发剧烈头痛、呕吐、颜面苍白、全身冷汗。如头痛局限某处具有定位意义，如前头痛提示小脑幕上和大脑半球（单侧痛）、后头痛表示后颅凹病变。

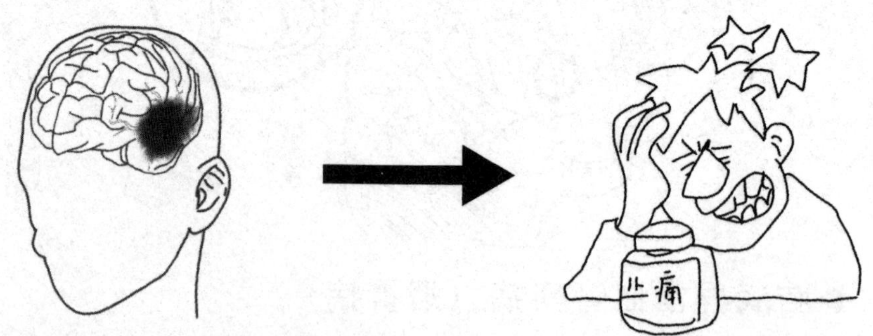

◆意识障碍和精神症状

多数患者无意识障碍，但可有烦躁不安。危重者可有谵妄，不同程度的意识不清甚至昏迷，少数可出现癫痫发作及精神症状。

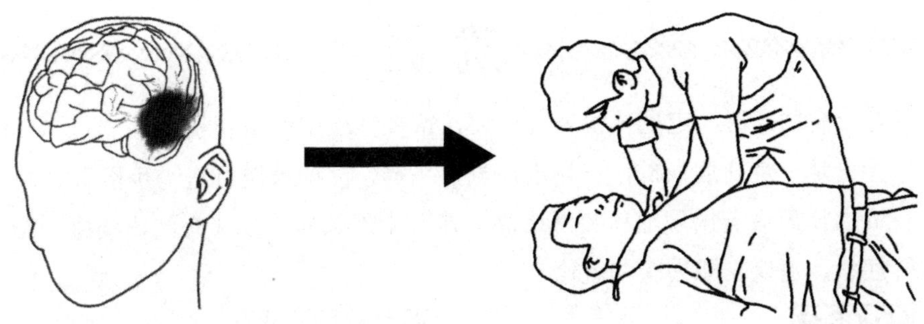

◆脑膜刺激征

青壮年患者多见且明显，伴有颈背部痛。老年患者、出血早期或深昏迷者可无脑膜刺激征。

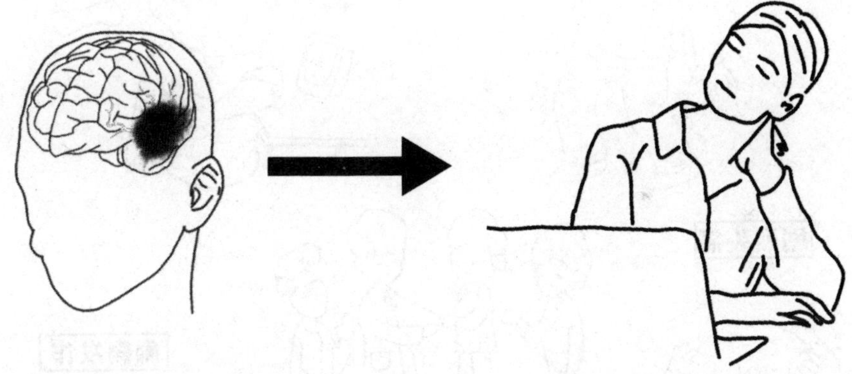

◆其他临床症状

如低热、腰背腿痛等。也可见轻偏瘫，视力障碍，第Ⅲ、Ⅴ、Ⅵ、Ⅶ等脑神经麻痹，视网膜片状出血和视盘水肿等。另外还可并发上消化道出血和呼吸道感染等。

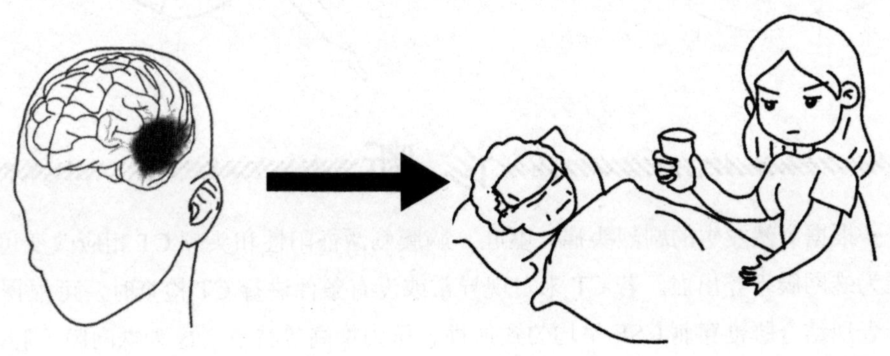

就 医

对于高危人群，定期体检非常重要，重视体检中的血管检查。

无论是不是高危人群，一旦出现剧烈头痛，立即就医行进一步检查。

高血压患者若出现血压突然增高，伴有剧烈头痛，或伴有肢体偏瘫、癫痫发作等症状，建议立即去医院就诊。

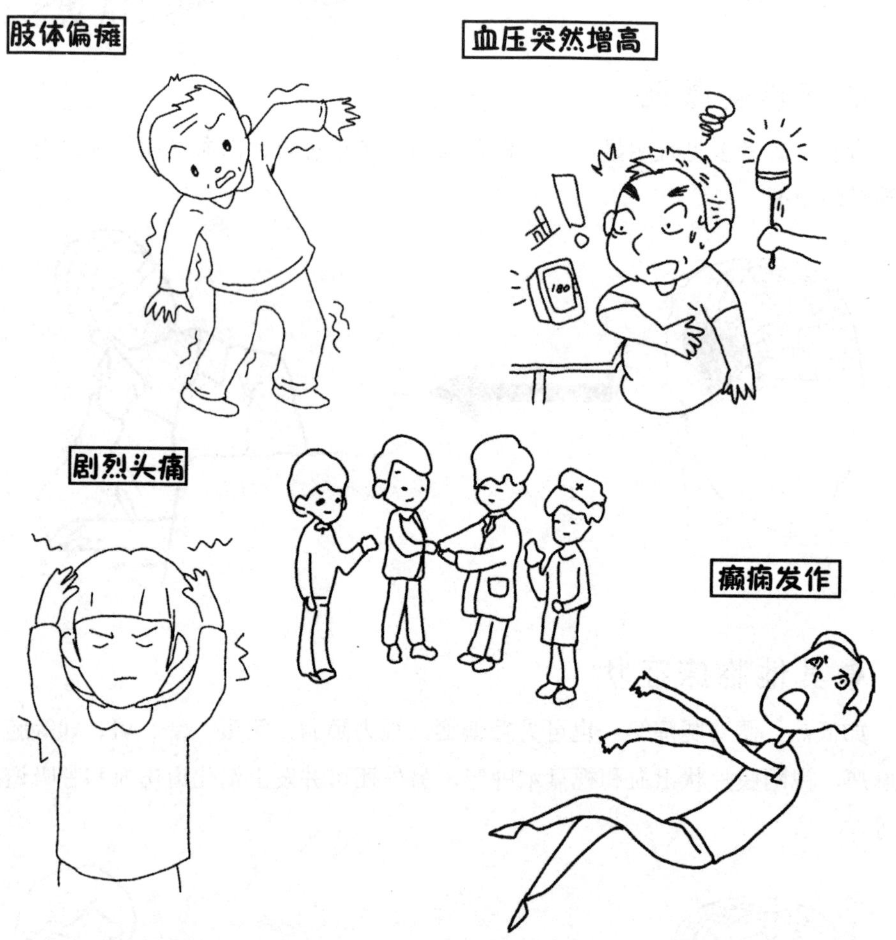

诊 断

根据突然发生的剧烈头痛、呕吐、脑膜刺激征阳性和头颅 CT 相应改变可诊断为蛛网膜下腔出血。若 CT 未发现异常或没有条件进行 CT 检查时，可根据临床表现结合腰椎穿刺 CSF 呈均匀致血性、压力增高等特点考虑为蛛网膜下腔出血的诊断。

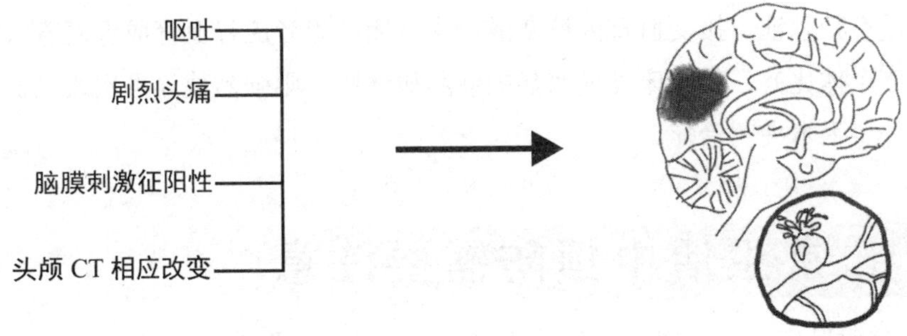

预防治疗

一、内科治疗

头痛、烦躁不安、有精神症状者可给予合适的镇静镇痛药物，避免使用影响呼吸与意识观察的药物。有痫性发作者可予以抗癫痫药如苯妥英钠、卡马西平、丙戊酸钠、地西泮（安定）等。有低钠血症时，给予等渗液体，血容量不足时立即补液纠正，避免使用低渗液体。

二、外科治疗

对于大多数蛛网膜下腔出血患者，都应及早对破裂动脉瘤行手术夹闭或血管内栓塞，以降低再出血发生率。而对于同时适合行血管内栓塞和手术夹闭的患者，

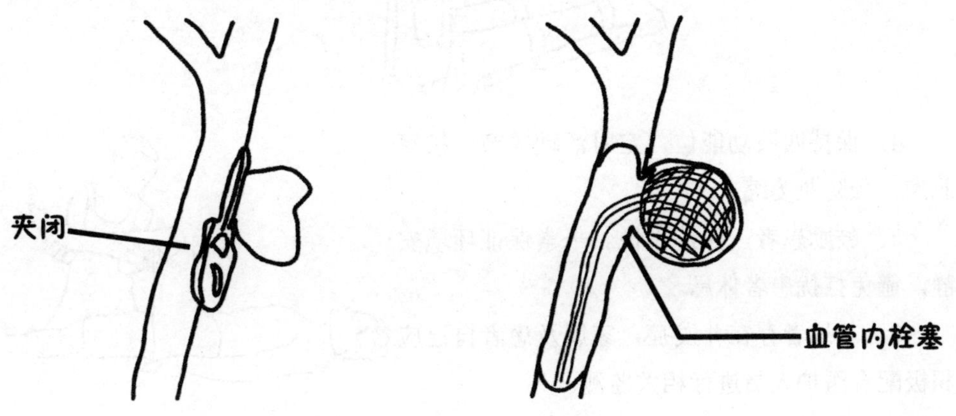

应考虑采取血管内栓塞。

若没有禁忌证，接受血管内栓塞或手术夹闭的患者应行血管成像复查（时机和方法应个体化），如临床发现明显的动脉瘤残留，则强烈建议再次通过血管内栓塞或外科手术夹闭治疗。

三、日常生活中预防需要注意

1．绝对卧床 4 ～ 6 周，避免激动和用力，保持大便通畅。

2．保持口腔清洁，促进食欲，避免因为长期卧床出现食欲缺乏。

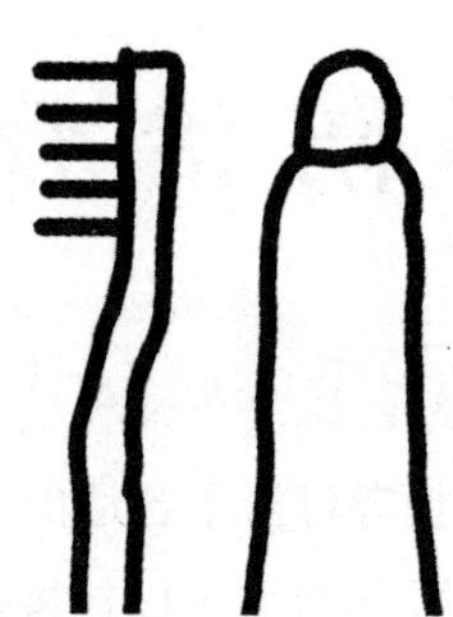

3．卧床期间，保持床铺平整、干燥，可用气垫床，时常翻身、拍背以及按摩受压皮肤，预防肺部感染及压疮。

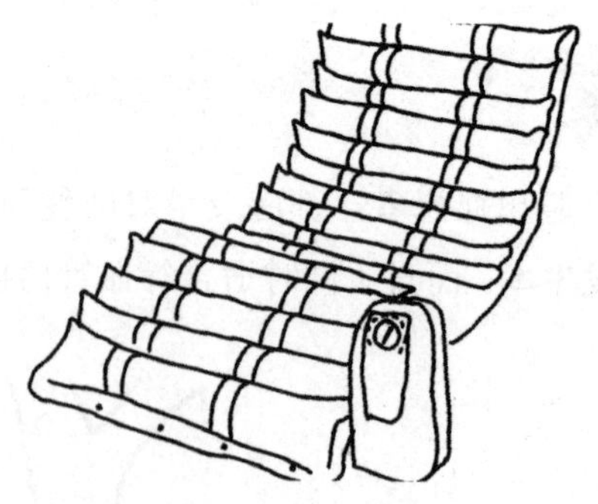

4．保持四肢功能位，定时活动关节、按摩肌肉，预防肌萎缩。

5．鼓励患者，保持愉悦。平素保证环境安静，避免打扰患者休息。

6．若患者存在并发症，家属及患者自己应积极配合医护人员进行相关监测。

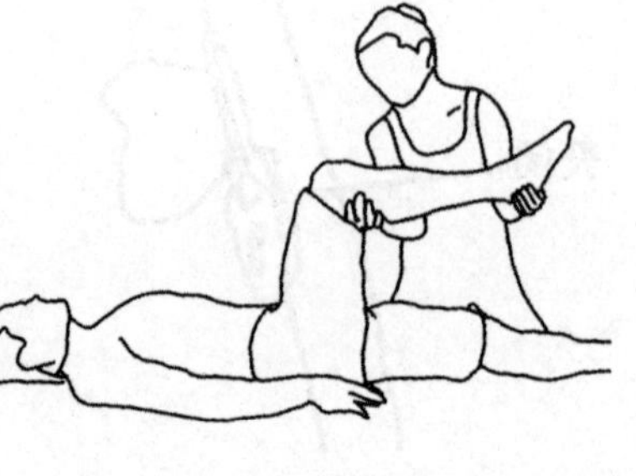

日常保养

一、饮食管理

多饮水，进食富含维生素、粗纤维的食物。

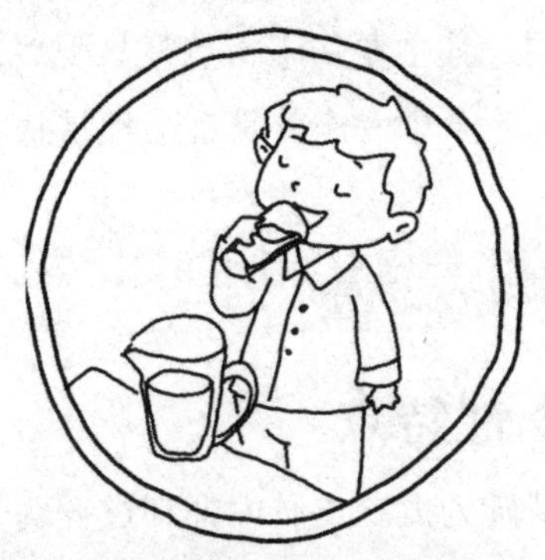

二、情绪管理

为了使蛛网膜下腔出血患者安全度过急性期，将患者安置在单人房间，室内应保持安静、避光；应避免一切精神刺激，禁止同患者讲述容易引起激动、忧伤、恐惧内容的事情；还应稳定家属的情绪，切忌因家属的突然疏远或过分紧张、关怀而引起患者情绪的波动。病愈出院前应早做思想准备，不可突然通知，避免过度的兴奋、激动而致复发。

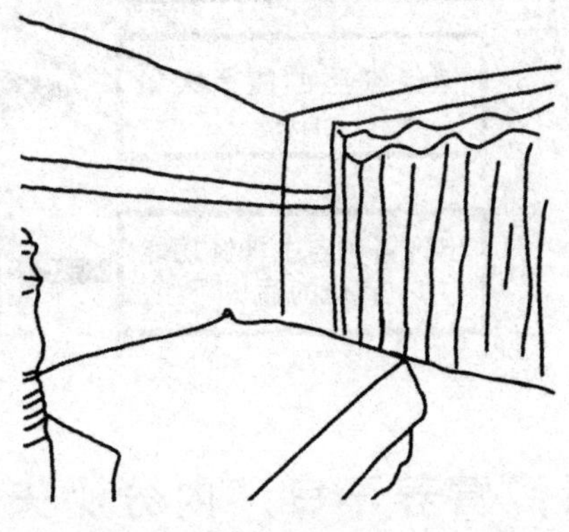

5 神经衰弱

神经衰弱是指因为某些长期存在的精神因素引起脑功能活动过度紧张，进而产生了精神活动能力的减弱。其主要临床特点是易于兴奋又易于疲惫。常伴有各种躯体不适感和睡眠障碍，不少患者病前具有某种易感因素或不良个性。

一、神经衰弱的发病机制

◆生理素质和个性特点

本病的主要病理生理基础为大脑皮质内抑制过程弱化，内抑制过程减弱时，神经细胞的兴奋性相对增强，对外界刺激可产生强而快速的反应，从而使神经细胞的能量大量消耗，临床上，此类患者常表现为容易兴奋，又易于疲劳，另一方面，大脑皮质功能减弱，其调节和控制皮质下自主神经系统的功能也减弱，进而出现各种自主神经功能亢进的症状。

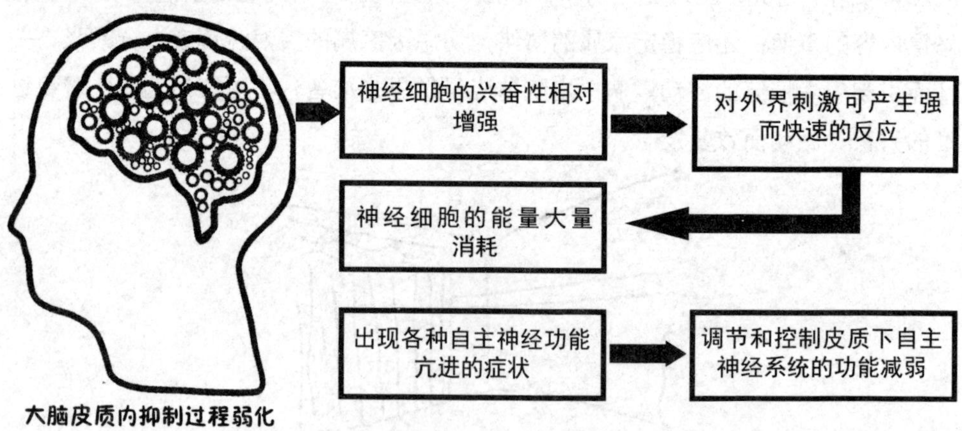

◆感染，中毒，营养不良，内分泌失调等

感染，中毒，营养不良，内分泌失调等对神经系统会形成不良影响，由中枢神经细胞去磷酸化作用导致神经衰弱的发病。

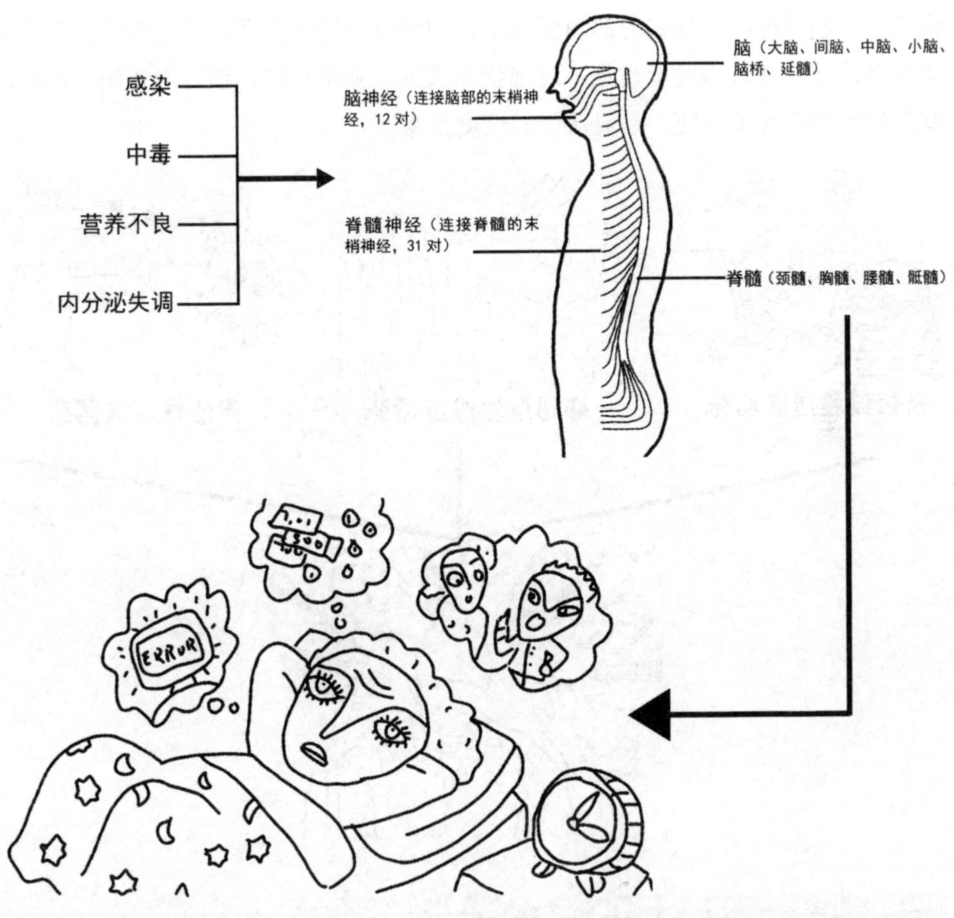

◆心理因素

没有人格缺陷的人在强烈而持久的精神因素作用下同样可以起病，Dejerine 和 Gauckler（1913）认为是由心理因素引起的，过度紧张，尤其是过度紧张引起的不愉快情绪，是神经衰弱的原因，Laughlin（1967）则主张神经衰弱是一种疲劳状态，由过多的心理冲突引发，精神分析学派则认为神经衰弱起因于性本能的受挫，攻击性受抑制，与无意识依存需要进行斗争，阻抑受到强化，以及没有得到解决的其他婴儿期冲突等。

二、神经衰弱的病因

目前大多数学者认为，精神因素是导致神经衰弱的主要原因。凡是能引起持续紧张心情以及长期内心矛盾的一些因素，使神经活动过程强烈而持久地处在紧张状态，超过神经系统张力的耐受限度，即可引发神经衰弱。如过度疲劳而又不能休息，使兴奋过程过度紧张；对现状不满意，则是抑制过程过度紧张；经常改变生活环境且又不适应，是灵活性的过度紧张。

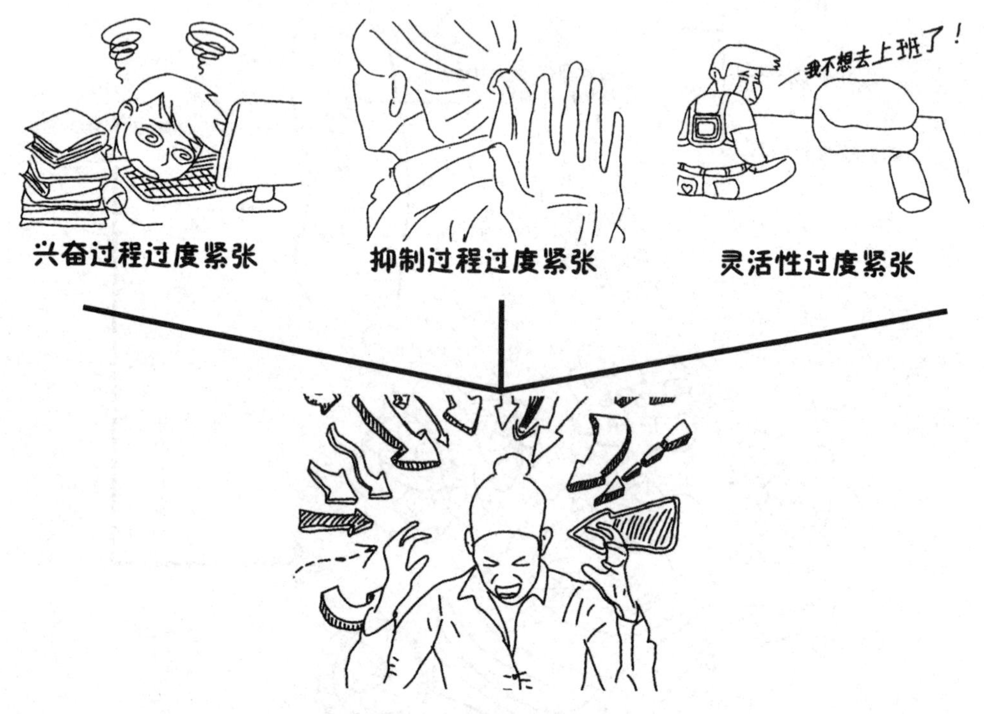

三、神经衰弱的先兆症状

1．每天无精打采，上班上学昏昏欲睡，到了睡觉的点就精神。

2．爱哭，凡事总爱往坏处想，而且一想就得哭，哭完了才觉得痛快。

3．干什么都提不起劲来，觉得做什么都累，就想在一个地方坐着或躺着。

4．在记忆的黄金时期却总忘东忘西，出门忘记带钥匙，上学上班忘记带手机等，刚做过的事情转眼就忘。

5．情绪波动大，为一点小事就会郁闷，别人一句无心之语就能被激怒，引发一顿怒吼，但事后就后悔不已。

6．入睡变难或睡觉变轻，一点动静或光线就会惊醒，如鼾声、脚步声、窗外路灯等，且翻来覆去难以入睡。

7．一点小事，就觉得是天大的事，总觉得无法解决，以至于唉声叹气，整日愁眉苦脸。

8. 喜欢和别人吵架，稍不顺心就跟人吵，听到好消息，立刻大喜过望，不能自已。

9. 胃口变差，没有食欲，检查没有胃部疾病。长期便秘或习惯性腹泻。

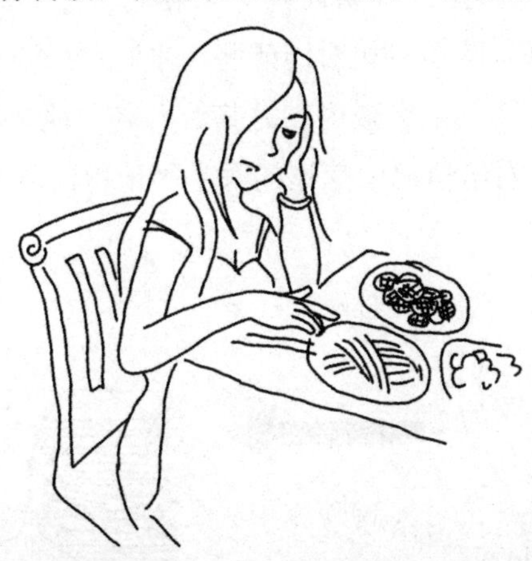

10. 将正常心跳误认为是心慌，有的人甚至还觉得肠子在腹中跳动。

11. 头痛、头胀、头部有紧压感、颈项坚硬，有时还表现为四肢酸痛。但这几种疼痛并不是因为过度劳累造成的，而是无缘无故地发生。

12. 安静时或临睡前经常耳鸣，觉得耳内有流水声、有风吹声、机器轰鸣声等各种怪声音。

13. 反应变迟钝，对人和事都非常冷漠，更严重的男性还可能出现阳痿，女性会月经不调。

14. 伴发其他精神疾病，如抑郁、焦虑等。

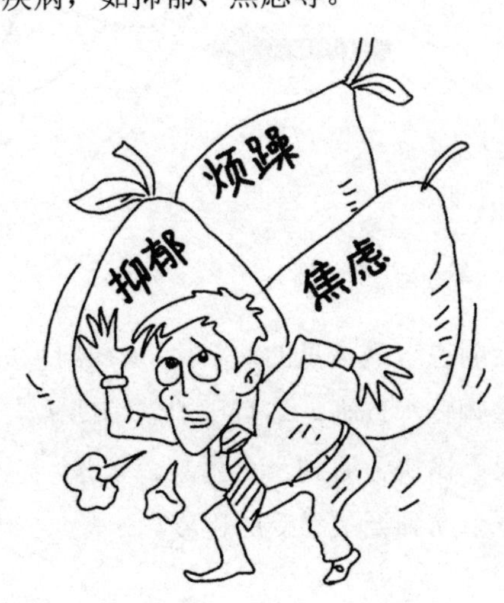

四、神经衰弱的症状

◆精神疲劳

这类患者感到精神不足并容易疲倦。早晨起床后即感到精神不佳而勉强工作，晚上反觉精神良好，脑子也相对清醒些，平时稍做点脑力或体力劳动就觉疲劳不堪。自觉注意力下降，记忆减退。尤其对人名、地名、数字更难记住，但对自己的疾病发展经过、对给自己治疗过的医生则记得清清楚楚。

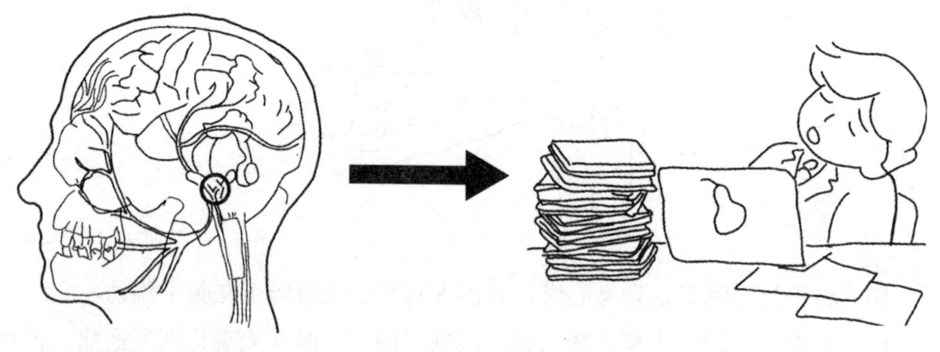

◆神经过敏

外界一点小刺激就导致患者的烦躁和不安，他们怕吵、怕光、怕气味等。情绪不定，易发脾气，遇到小事就兴奋激动起来，但马上就疲劳乏力。

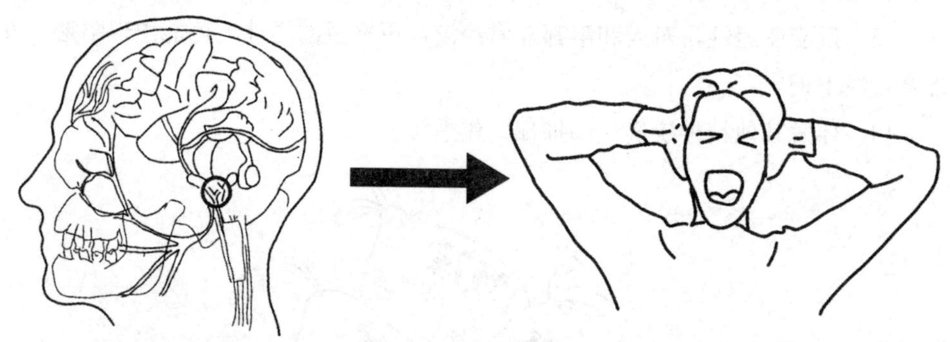

◆头部不适

头部不适是神经衰弱患者最常见的症状之一，超过 80% 的患者有以上症状。自觉头脑不清楚，头重脚轻，昏胀，头有压迫紧缩感等，头痛通常在工作、脑力劳动、开会、阅读以及不愉快、遇到一点困难、紧张、心烦焦急时加重，但尚能坚持必要的工作，也不会痛到无法忍受的程度。

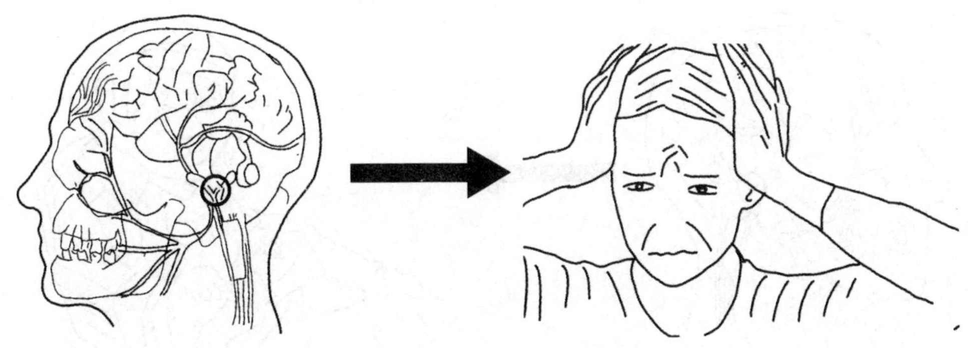

◆睡眠障碍

失眠较多见，导致患者为此而痛苦和焦虑。他们睡到床上就恐惧紧张，怕睡不好，最终越想越睡不着。每当夜深人静时，患者躺在床上胡思乱想，焦躁不安，如此反复，形成了恶性循环。入睡困难单单是失眠的一种表现形式，常见的还有多梦、易惊醒、早醒及夜间不眠。部分患者自述整夜未眠，但与其同室的人却听他一夜鼾声如雷，这可能是因为患者睡眠时多梦，自觉睡得不沉而产生精神性失眠。

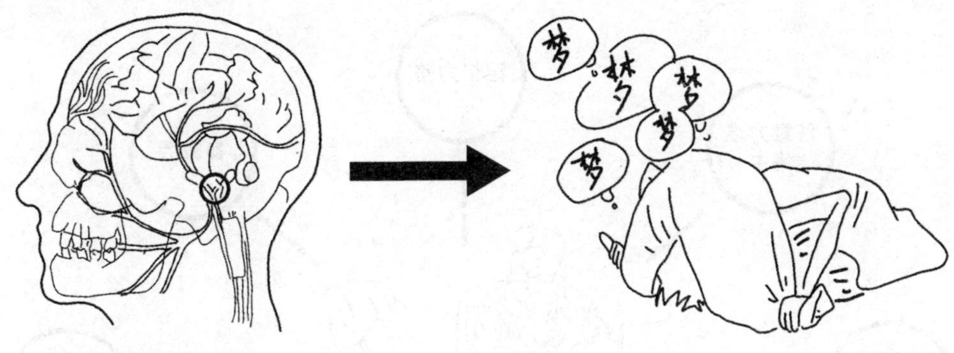

◆自疑有病

神经衰弱的症状表现于各个系统，有的心慌，就会认为是患了心脏病；有的脸色发红、发热感，就会认为是患了肺结核；胃部不适，不愿吃饭，就会认为是患了胃病或胃癌；表现在泌尿系统、生殖系统方面的症状有小便次数增加、遗精、早泄，女性患者常有月经不调等。

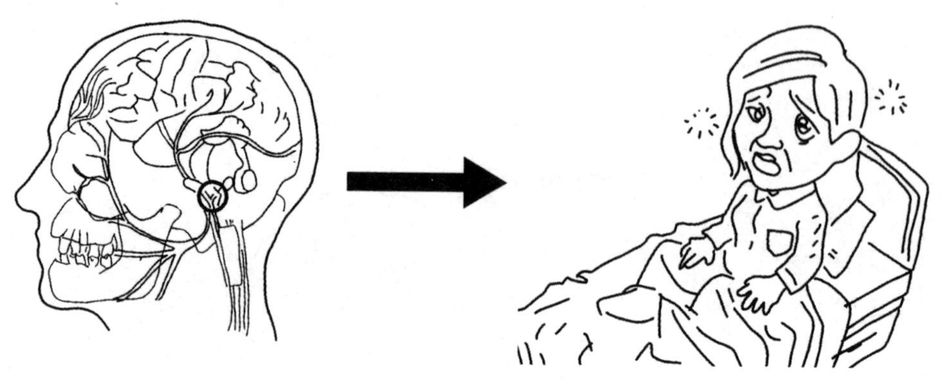

就医

1. 若长时间精力和脑力迟钝、注意力难集中或不能持久、记忆力差、易疲劳等，应注意及时就诊。

2. 若长时间处于情绪紧张和巨大压力之下，导致夜间睡眠障碍，如睡不着、多梦、醒后不解乏，出现夜间不眠、白天打瞌睡情况，应注意及时就诊。

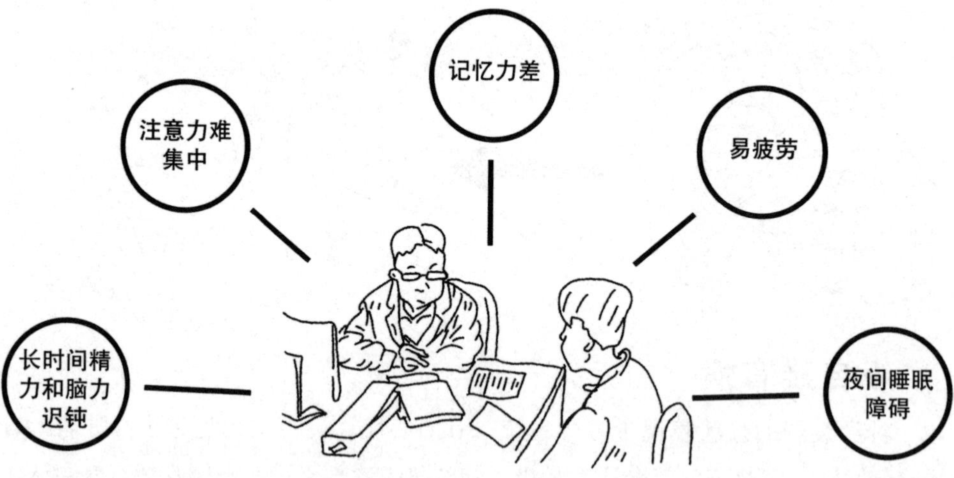

诊断

神经衰弱的诊断依据：

1. 存在造成脑功能活动过度紧张的社会心理因素。

2．具有易感素质或性格特点。

3．临床症状以易兴奋，精神易疲乏，头痛，睡眠障碍，继发焦虑等。

4．病程最少 3 个月，具有反复波动或迁延的特点，病情每次波动多与精神因素相关。

5．全面体格检查，包括神经精神检查或其他必要的各项检查，确能排除其他躯体疾病或早期精神病者。

预防治疗

一、内科治疗

1．抗抑郁焦虑药物，可帮助患者改善焦虑、紧张和睡眠障碍。

2．镇静催眠药物：可用于睡眠障碍显著者，但为了避免产生药物依赖，这类药物不宜使用时间太长；或几种药物交替或间断使用。

3．β受体阻滞药：交感神经功能亢进，如紧张、心悸、震颤、多汗等症状明显者，可试用普萘洛尔（心得安），具有一定的效果。

4．其他：对自主神经功能紊乱者，可试用谷维素。

二、日常生活中预防需要注意

◆正确认识自己

对自己的身体素质，知识才能，社会适应力等要有自知之明，尽可能避免做一些力所不及的事情，或避免从事不适合自己的体力或精神的活动，好高骛远，想入非非，杞人忧天，为了名利与地位而费尽心机都是不可取的。

◆培养豁达开朗的性格

◆顾全大局

遇事要从大事着想，明辨是非，包括处理人际关系时，提倡严于律己，宽以待人，相互理解，体谅，是避免人际关系紧张的有效方法之一，在处理家庭关系，同事关系，邻里关系以及上下级关系时，尤应如此。

◆善于自我调节，有张有弛

对于工作太过紧张，或学生学习负担过重以及生活压力很大的人，均有必要自我调节，合理安排好工作，学习以及生活的关系，做到有张有弛，劳逸结合，这样做还可以提高工作效率。

◆求助于医务人员

若自我调节不好，出现一些不能解决的心理问题或疾病先兆时，应立刻求医，进行心理咨询，心理治疗或药物治疗，切莫讳疾忌医，但也不要有病乱投医。

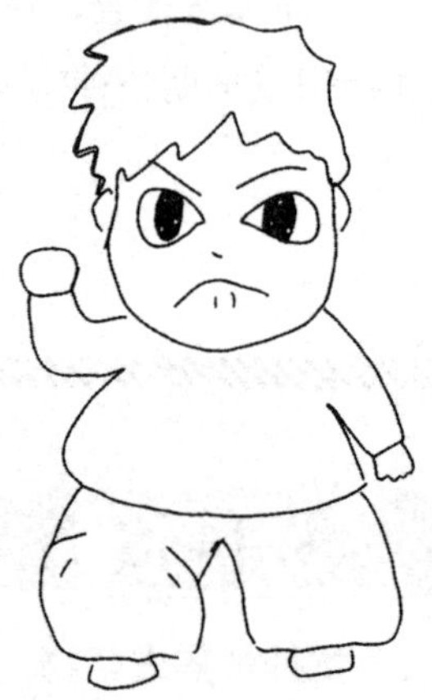

日常保养

一、饮食管理

可多进食红枣、龙眼、天麻、核桃、五味子等。常吃新鲜葡萄，数量不限，对神经衰弱及过度疲劳有较好的辅助治疗作用。睡前不能抽烟、饮浓茶、咖啡等，它们会使神经兴奋，更加难以入睡。

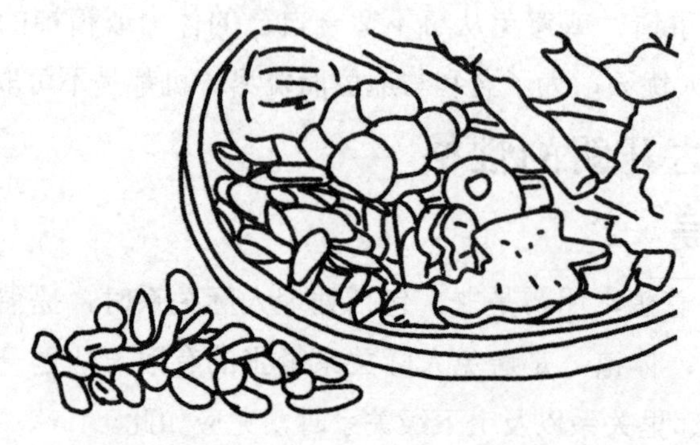

二、运动管理

定期运动可改善精力，有利于对抗神经衰弱。即使在街上散步，也有助于摆脱工作上的压力。第一，它可以消耗一些紧张时所分泌的化学物质。第二，它可以让肌肉放松。

三、情绪管理

神经衰弱患者病前多有心理症状，精神刺激虽不算严重，但可能因患者的过度引申、极端思考或任意推断等形成错误认知，从而导致明显的内心冲突。矫正患者的认知，可有釜底抽薪的效果。

6 癫痫

癫痫是一种常见疾病，是由多种病因引起的慢性脑部疾病，以不由任何明确原因激发引起脑部神经元异常过度放电所致的突然、反复（2 次或更多）和短暂的中枢神经系统功能失常即痫性发作为特征。痫性发作是指脑部神经元异常过度放电引起的一次临床症状，为临床出现的突然短暂表现，包括：运动、感觉、意识、行为、自主神经功能或精神活动的改变，这些改变能够被患者及旁观者察觉到。痫性发作是癫痫的特征性表现，但并不是所有痫性发作都属于癫痫。

全世界范围内，癫痫每年发病率约为 35/10 万，患病率约为 5‰。全世界 60 亿人口中，每年新发癫痫患者约 210 万，平均每天近 6000 例新的癫痫患者产生，总癫痫患者人数估计达到 3000 万。我国每年癫痫新发患者人数超过 45 万，总患者数达到 650 万。

一、癫痫的发病机制

◆神经元传递电信号

兴奋在神经元上的传导是一种电信号。

神经元起着既像电池又像电线的作用，因为它们可以自主充电。神经元能够接受从其他神经元、肌肉或腺体传来的电信号，或将信号传递给它们。

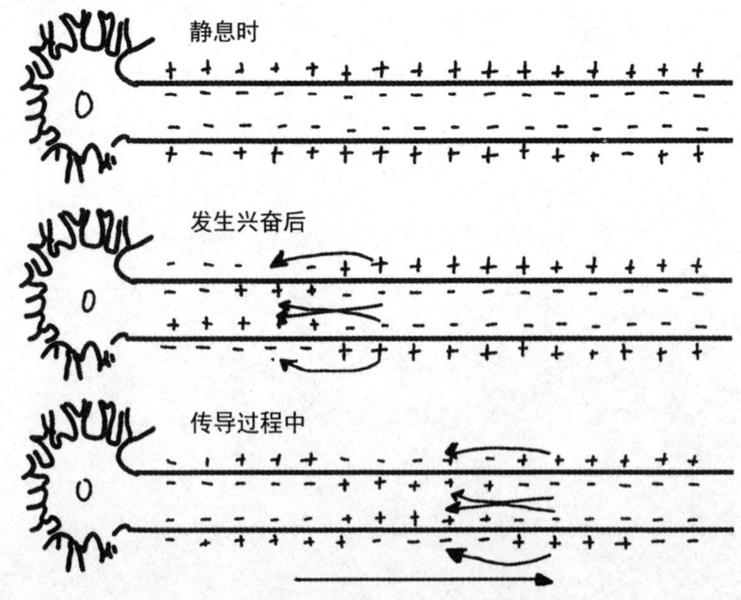

◆电信号的传递过程

在未受刺激时，膜外是正电位；而膜内是负电位。当某部位受刺激生兴奋时，该部位膜外由“正”→“负”膜内由“负”→“正”，就产生：电位差→电荷移动→局部电流→局部电流回路。兴奋以电流的方式沿着神经纤维迅速向前传导。

二、癫痫的病因

癫痫的病因很多，实际上任何形式的脑损害，包括代谢或分子生物学的异常作用到大脑皮质都可以引起痫性发作，而其病因往往是多重的。癫痫的病因常可分为四大类。

◆特发性癫痫及癫痫综合征

特发性癫痫及癫痫综合征除可疑遗传倾向外，无其他明显病因。

◆症状性癫痫及癫痫综合征

症状性癫痫及癫痫综合征是各种明确或可能的中枢神经系统病变所致，如染色体异常、先天畸形、颅脑外伤、肿瘤、脑血管疾病、颅内感染。

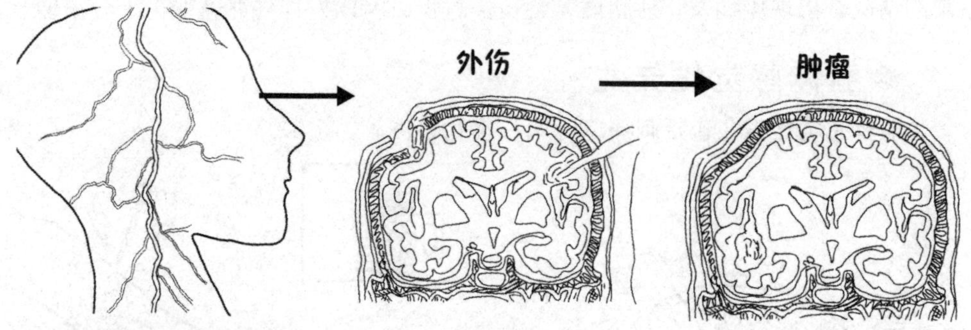

◆隐源性癫痫

隐源性癫痫临床表现提示症状性癫痫，但已有的检查手段未能发现明确病因。

◆症状相关性癫痫发作

患者的发作与特殊状态相关，如发热、缺氧、内分泌改变、电解质失调、药物过量、药物滥用、饮酒戒断、睡眠剥夺等。

在癫痫的病因中，通过详细询问病史及体格检查以及目前所能进行的各种实验室检查均未发现脑部有引起癫痫发作的器质性病变或存在全身性疾病继发的癫痫，即特发性或隐源性癫痫约占全部癫痫的2/3，但随着医学科学水平的不断进步，脑部病变的检出率将逐渐提高，特发性癫痫的诊断将会逐渐减少。

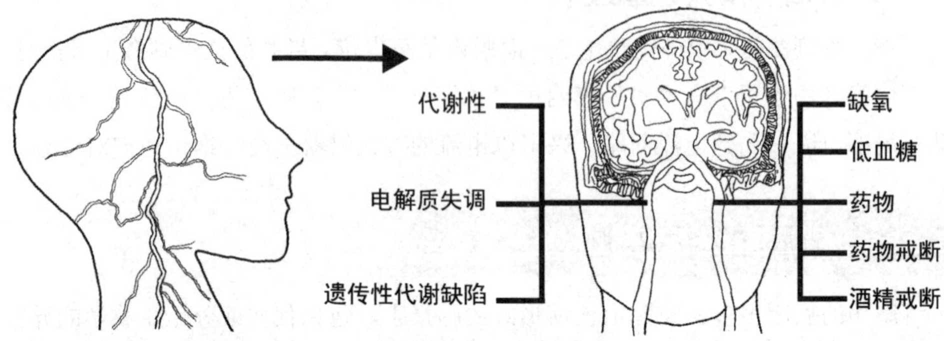

三、癫痫的先兆症状

先兆是指发作的最先感觉，它是发作最开始的部分，发作先兆发生于意识丧失之前，记忆仍完整的时候，此时从外表观察不出任何异常情况，患者是清醒的，是有记忆力的，出现癫痫发作症状后，此时意识完全丧失。发作先兆主要是患者的感觉，年幼儿和智力低下者往往表达不出。

发作先兆发生于意识丧失之前，此时记忆仍完整，外表上观察不出有什么异常的情况。出现癫痫发作症状后，会丧失意识，所以发作先兆就变得十分重要。

◆躯体感觉性先兆

躯体感觉性先兆包括刺痛、麻木、感觉缺失等。

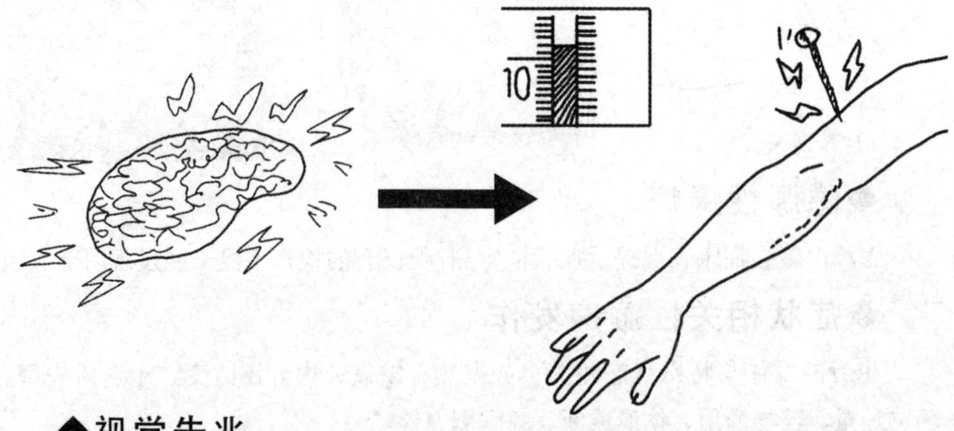

◆视觉先兆

视觉先兆包括看见运动或静止的光点、光圈、火星、黑点、一团单色或彩色的东西等。

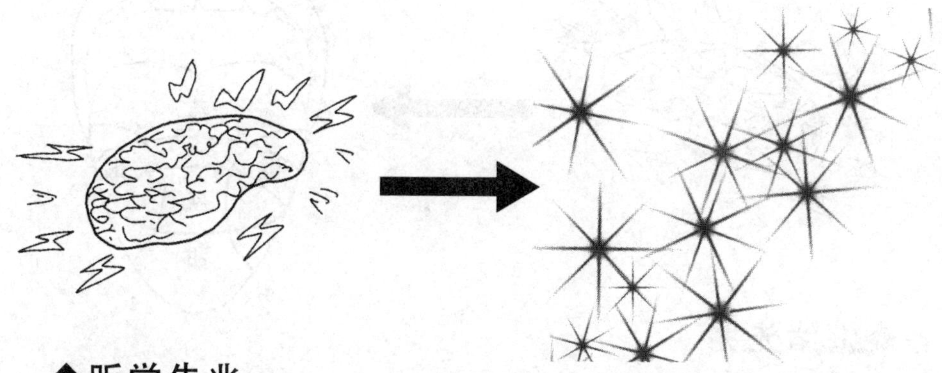

◆听觉先兆

听觉先兆包括听见铃声、鸟叫、虫叫、机器声等。

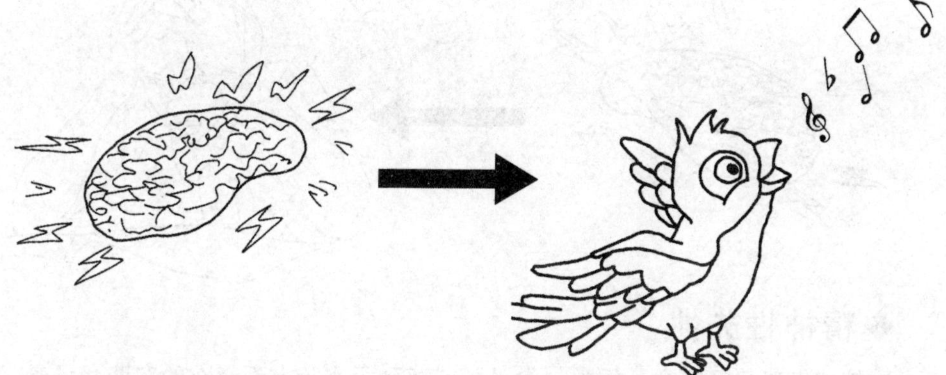

◆嗅觉先兆

嗅觉先兆包括闻到烧焦了的橡胶味、腥味、硫酸等刺鼻难闻的气味。

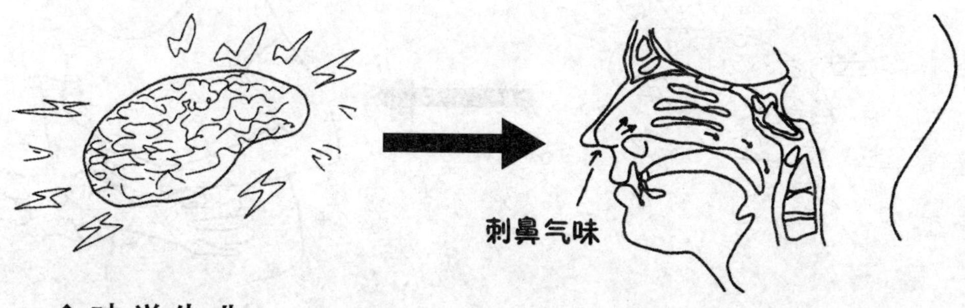

◆味觉先兆

味觉先兆包括口中有苦、酸、咸、甜、腻等不舒适味道。

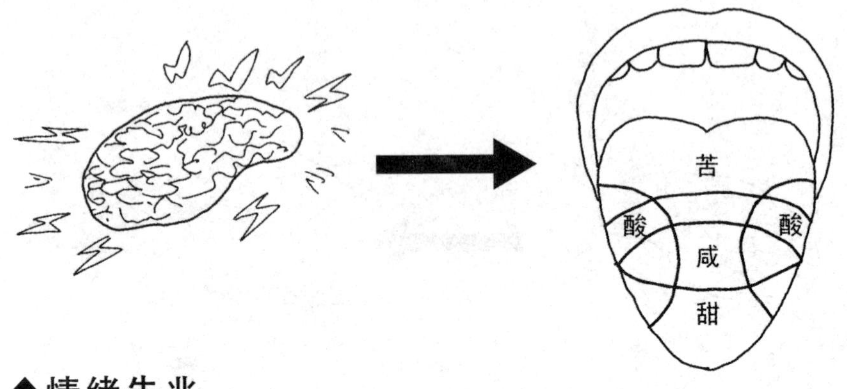

◆情绪先兆

情绪先兆包括焦虑、不安、压抑、惊恐等，恐惧是最常见的一种。

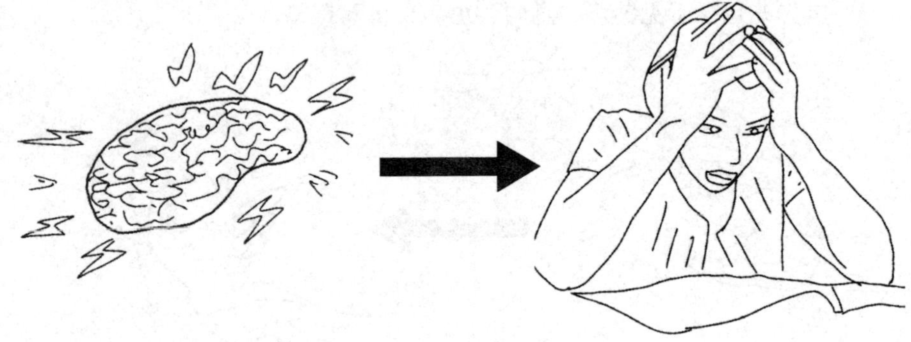

◆精神性先兆

精神性先兆包括错觉、幻觉、看见了或感到了实际上不存在的东西和场景等。另外，还有眩晕、上腹部不适、头部不适等。

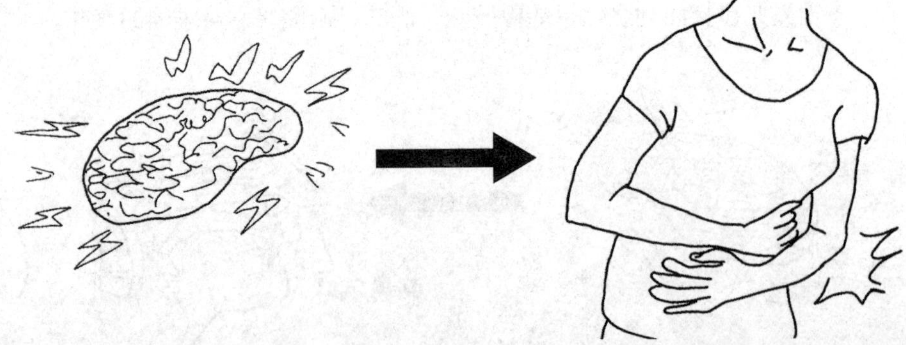

先兆有极其重要的临床意义。首先它能帮助对癫痫病灶的定侧定位。因为先兆是反映了部分发作的一个皮质功能区的活化放电，因此先兆往往代表发生异常放电的脑区。如能准确说出发作先兆，就是给医生判断致痫灶提供了重要依据。

颞叶癫痫多有听觉、情绪及上腹不适先兆。

顶叶癫痫多有躯体感觉先兆。

枕叶癫痫多有视觉先兆。

额叶癫痫多无先兆，但有时可迅速波及相邻区域。

若传播至中央后回可引起躯体感觉症状；若传播至枕叶可致幻视。

结合临床发作先兆、发作及脑电图进行全面分析则定位更趋完善。凡有发作先兆出现，都是一个警告信号，一般预示着马上就要发作，患者可充分利用这种现象采取积极的预防和保护措施，如就地躺下或服用快速抗癫痫药等，以防事故发生。

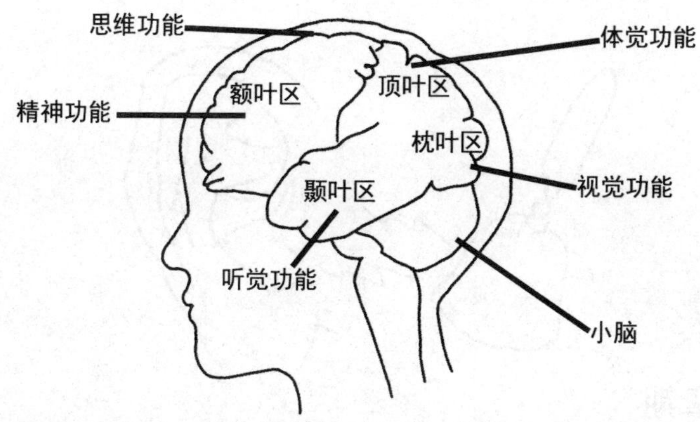

四、不同类型癫痫发作症状

（一）痉挛性全身性发作的临床表现

发作时突发意识丧失，全身痉挛性抽搐多持续数分钟。可间隔数周或数月一次。也可一周或一天数次。发作过程分 4 期：

◆前驱期

发作前1～2天内可表现精神不振，兴奋易激惹，头痛，头晕，全身不适。

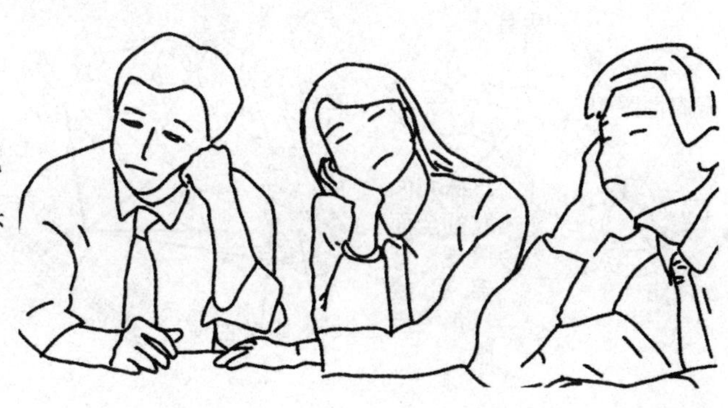

◆先兆期

一般多为数秒到 1～2 min 。

运动性先兆：手脚或面部出现抽动，头、颈向一侧扭转式痉挛。

感觉性先兆：肢体或躯干某部位麻木感、蚁走感或电击样感觉，偶有疼痛先兆。

听觉、视觉先兆：视物模糊，闪光或彩色幻觉，眼前火球飞过感觉，听觉声响、言语、歌曲声等。

内脏性先兆：腹部不适，疼痛或恶心。

神性先兆：兴奋、愤怒、恐惧。

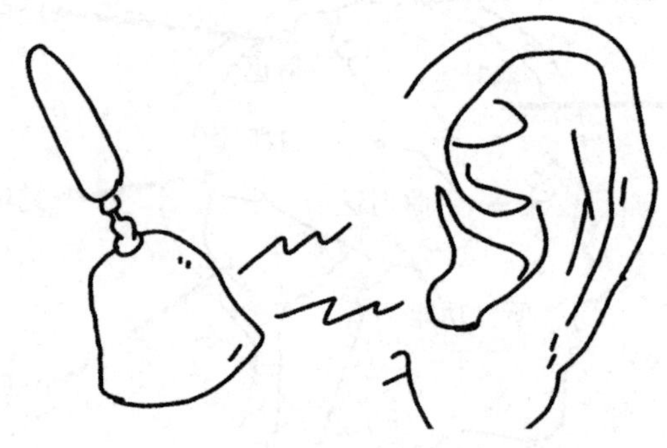

◆痉挛期

患者可尖叫一声，即刻昏倒。双侧瞳孔散大，光反应消失。全身肌肉呈强直性痉挛性抽搐，双上肢多呈内收位，两下肢伸直位。由于喉肌及呼吸肌痉挛而引起呼吸困难或呼吸暂停，全身缺氧，口唇面部青紫。经数秒进入阵挛期，表现为全身肌肉呈节律性抽搐。由于膀胱肌痉挛引起小便失禁，每次发作约持续数分钟。

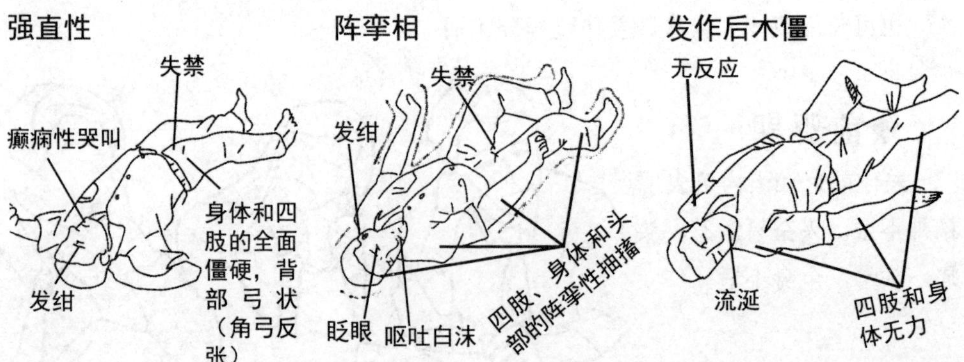

◆痉挛后期

全身肌肉痉挛停止后，呼吸逐渐恢复。约 10 min 后患者由昏迷转为清醒，对发作过程无记忆。有时可出现偏瘫或单瘫。可有多种类型。

（二）失神性全身性发作的临床表现

发作只几秒，即惊颤 - 点头 - 迎客式痉挛。

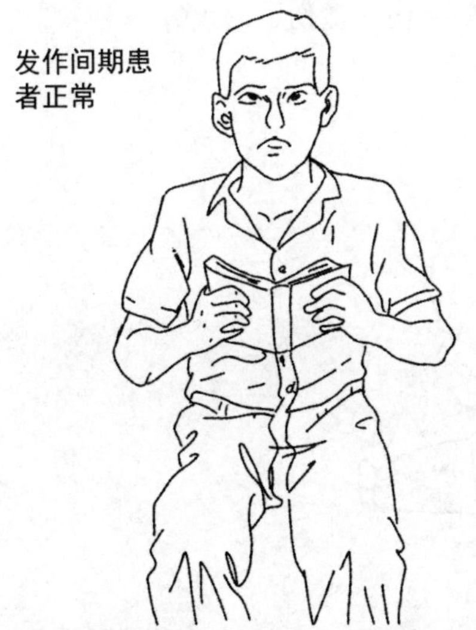

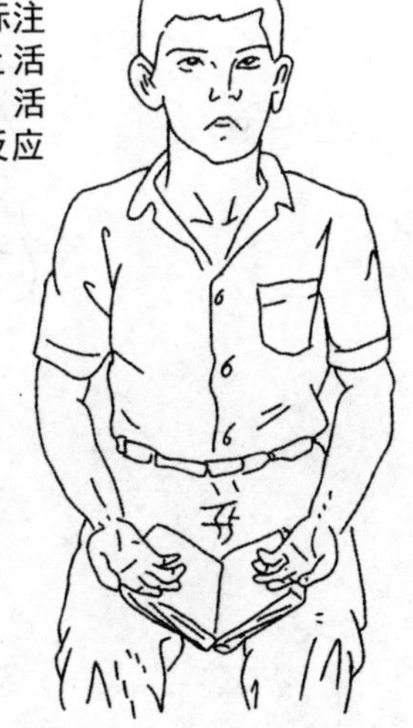

◆局限性发作的临床表现

局限性发作的临床表现有 3 种类型：Jackson（感觉）性发作，旋转性发作，一侧痉挛性发作。肌肉抽搐多在上肢和下肢，扩散方向从远端到近端。

◆精神运动性发作

精神运动性发作即复杂性部分发作，这种发作又称朦胧发作。其特征是发作前有预感。表现为幻嗅、胃肠不适、头部胀痛、精神异常、不自主活动等。发作时有意识障碍。发作一般在 30 s ～ 2 min，患者意识逐渐清楚。

就 医

出现意识丧失或意识模糊、肢体抽动、不自主运动等发作性症状时，家属或目击者应仔细观察患者的发作状态。患者发作停止后，应及时就诊。

出现下列情况，需拨打“120”，立即就诊：

1．癫痫发作超过 5 min 仍不能缓解。

2．发作停止后患者的呼吸和意识没有恢复。

3．孕妇出现癫痫发作。

4．发热同时伴有抽搐。

5．发作停止，随后又出现第二次发作。

6．发作时出现严重的意外伤害的情况，如摔伤、烫伤、溺水等。

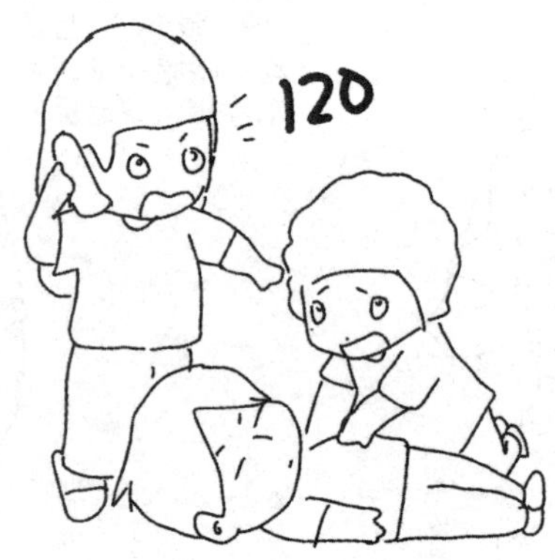

诊断

通过有明确的癫痫发作病史，这次出现抽搐、痉挛、昏厥、两眼发直、凝视、意识障碍等典型表现，结合相关辅助检查，如果在癫痫发作时用脑电图记录到发作或发作间期放电、CT 或 MRI 检查确定脑结构异常或病变等结果，通常可做出诊断。

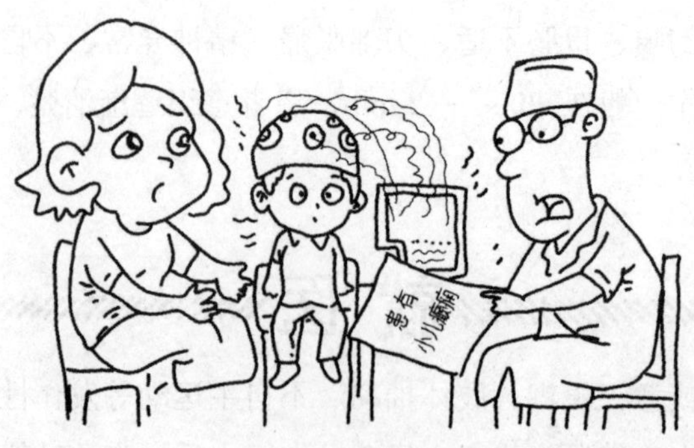

预防治疗

一、内科治疗

早期治疗，正确用药，控制癫痫发作，减少意外发生，提高其生活质量。约80%癫痫患者单药治疗有效，不良反应较轻，故应提倡单药治疗，切勿滥用多种药物。如果单用一种药物出现严重不良反应或剂量已经足量但仍无法控制发作，则需换用第二种化学结构相同的药物。如果仍控制不了癫痫发作，则需联合治疗方可较好地控制发作。

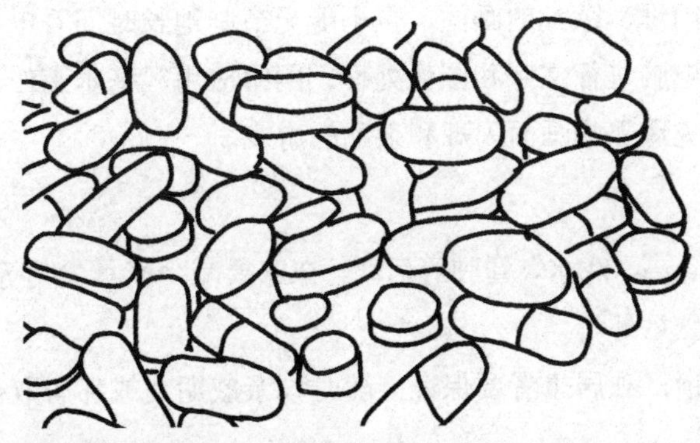

二、外科治疗

手术治疗的目的是切除引起发作的癫痫灶，可根除癫痫、控制发作。如癫痫灶位于重要的脑功能区，不能实施完全的癫痫灶切除，通过手术方法阻断癫痫异常放电向其他脑区的扩散，也可达到控制癫痫发作的目的。对于全面性发作，通过手术可阻断两侧半球之间的联结，减少半球之间的相互影响，能够在一定程度上减少、减轻癫痫发作。在一些原发性癫痫，双侧大脑半球的异常同步放电受脑深部结构异常起搏点的调控，这种情况无法进行癫痫灶的切除，也不能通过阻断双侧半球的联结而获益，可以通过多种手术方法的干预调整和改变大脑皮质的兴奋性从而间接控制癫痫发作。

三、日常生活中预防需要注意

◆生活有规律

按时作息，避免过度疲劳以及睡眠不足，睡眠剥夺是癫痫发作的主要诱因之一。

◆避免精神压力

要正确处理工作和学习中的压力，不能使之成为精神负担。

◆避免光声刺激

不去舞厅或游戏机房等光线闪烁、声音嘈杂的地方。癫痫患者可以看电视，但是要避免看到闪烁、杂乱的画面，也不能无节制地长时间看电视而影响休息。癫痫患者可以用电脑进行文字和图像处理、网络应用等基本工作，也可以玩一些游戏，但是要避免玩那些画面闪烁和杂乱的游戏。

◆其他

在外要避免登高、戏水、驾驶等活动，在家要减少家具尖角等环境中的利器，以免在发作时发生意外。

不要把门反锁，独居患者要保证能随时与亲戚朋友或邻居取得联系，以便及时就医。

离家外出应带上足够的药物。

日常保养

一、饮食管理

◆饮食要有规律性

保证每天三餐定时定量。

◆饮食多样化

癫痫患者饮食原则上与常人无别。尽可能做到食品多样化，多吃富有营养、易于消化的食物，如面食、瘦肉、鸡蛋、鱼、牛奶等，尤其应多食用豆类、新鲜蔬菜、水果、乳制品，这些含高蛋白质和含磷脂丰富的食品，有助于脑功能的恢复和减少发作次数。少吃一些膏粱肥厚的食品，鹅肉、羊肉更应少吃；对一些刺激性很大的食物，如辣椒、葱、蒜，也以少吃为好，否则不利于疾病的康复。

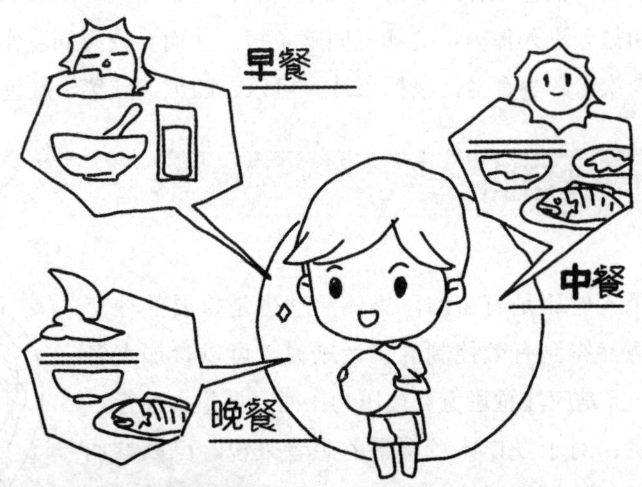

◆平时可多吃酸性食物

研究表明，食物对原发性癫痫有一定的影响，碱性食物能诱发癫痫，酸性食物则能抑制癫痫发作（指原发性癫痫）。因此，患者平时宜吃酸性食物，如花生、核桃、猪肉、牛肉、鱼、虾、蛋等。

◆切勿暴饮暴食

要注意饮食有节，克服偏食、异食、暴饮暴食与饥饿不均等习惯，尤其是儿童，饮食过量往往可以诱发癫痫发作。过度饥饿使血糖水平降低。而低血糖往往诱发癫痫发作；而过饱后血糖水平会快速升高，体内胰岛素分泌增加，加速葡萄糖代谢，血糖水平先高后低，波动很大，也会诱发癫痫；暴饮暴食，过度饮水使胃部过度扩张，也容易诱发癫痫发作。当患者腹泻、呕吐，大量失液后，应及时补充水分和电解质以维持水、电解质平衡，避免诱发癫痫。

◆控制烟、酒及饮料

香烟中的尼古丁对脑、血管的舒缩有明显的影响，同样可诱发癫痫，故癫痫患者不能吸烟。饮酒可使神经系统高度兴奋，并使癫痫灶阈值降低，容易诱发发作。饮料中如茶、咖啡、可乐等或多或少地含有中枢兴奋性

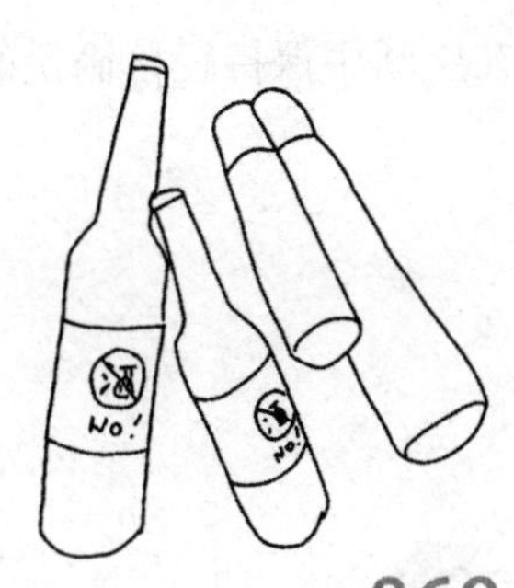

物质，使抗发作能力降低诱发癫痫，所以注意刺激性饮料应淡一些，而且要适量。

◆要控制水和盐的摄入

癫痫易在体内积蓄水分过多的情况下发病。间脑是人体水液调节中枢，大量的液体食物和盐分进入体内，会加重间脑负担，从而导致癫痫发作。所以，癫痫患者应尽量少饮水和少食盐，包括果汁、可乐、西瓜、咸菜、咸鱼、咸肉等。

二、运动管理

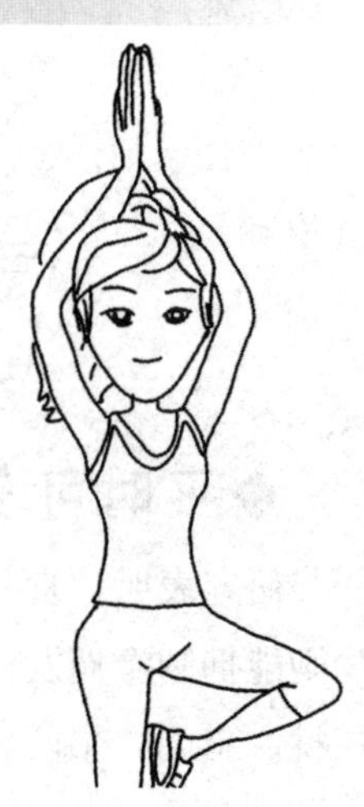

运动对个人健康是有益的，集体活动也是重要的社交方式。对于癫痫得到有效控制的患者来说，可以参加大多数体育活动，但是应注意避免竞技压力，而且要量力而行，不可过度疲劳；对于发作比较频繁的患者来说，可以参加慢跑、有氧操、瑜伽等活动，患者家属需要加强监护，防止意外。

三、情绪管理

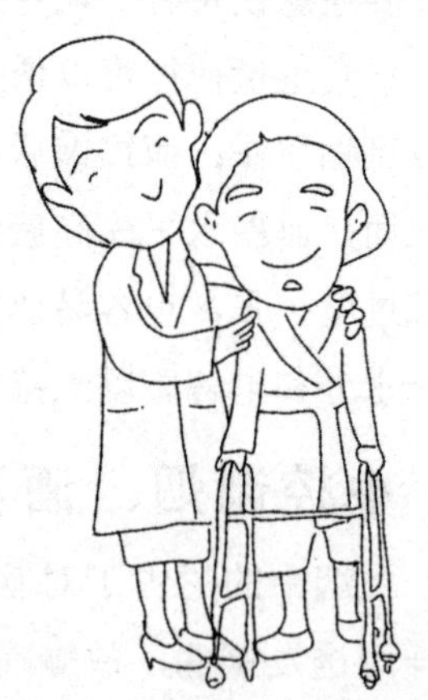

由于患者发病时可能丧失意识，且症状比较怪异，引来多人注目，患者可能因此产生尴尬、自卑的心理，家属应主动和患者交流，安慰患者，鼓励患者积极面对疾病，患者在治疗过程中，应相信医生，正视疾病，在生活中保持轻松愉悦的心态，抛弃思想负担。

四、癫痫的常见误区

◆“全面性发作的癫痫较严重，而部分性发作的癫痫较轻”

这种说法是不对的。

尽管部分性发作的癫痫症状看上去要比全面发作的“轻松”，这不能说明二者的病情孰轻孰重。这是因为全面性发作和部分性发作仅仅是癫痫的两种类型，并不完全能反应癫痫的严重程度。癫痫的严重程度应该从病因上综合分析。

从发作“短时效应”上讲，全面性发作危险性较大，因为它较部分性发作更容易造成意外伤害，如跌伤、撞伤、舌咬伤等。从“长时效应”来讲，也就是从癫痫预后角度来讲，全面性发作并不一定比部分性发作预后差。这还是取决于癫痫的原因。全面性发作的患者如果没有明显的脑部病变，预后较好，甚至可以痊愈。例如，属于全面性发作范畴中的儿童失神癫痫预后就非常好，大多能够自愈。而部分性发作的患者，如有明确的脑部病变的，例如颞叶海马硬化导致的复杂部分性发作、脑炎导致的部分性发作持续状态大多容易转变成为难治性癫痫而预后不良。

所以，不能单凭癫痫发作类型判断癫痫的预后和严重程度，还要结合癫痫的原因即有无脑部器质性病变的基础来综合判断。

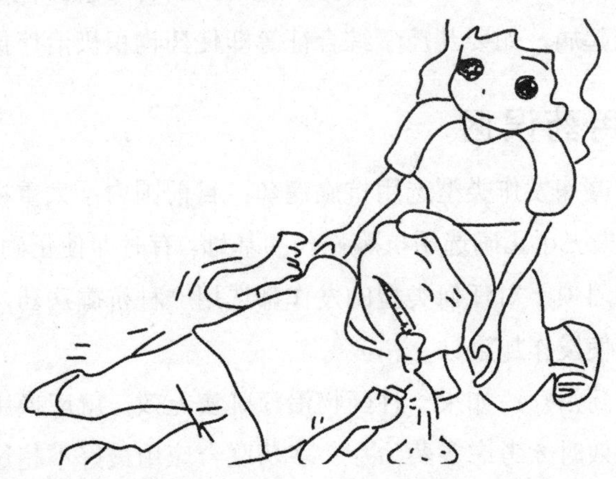

◆“儿童癫痫预后好，成人发生癫痫多不能痊愈”

这种说法是非常武断的。癫痫的预后和很多因素有关，如起病年龄、发作类型、发作频率、原发性或继发性、病程等。

起病年龄：通常，10 岁以前发病缓解率高，但 1 岁以前发病的癫痫患者其缓解率明显低于 1 ～ 9 岁发病者；20 岁以后发病者自发缓解率低。

发作类型：全身性强直－阵挛发作和失神发作缓解率高。

发作频率：发作频率越低预后越好，缓解率越高。

原发性或继发性：通常，原发性癫痫的缓解率优于继发性癫痫，良性脑肿瘤引起的继发性癫痫若能及时祛除病因，亦可缓解；癫痫综合征的缓解率因不同病因而不定。

病程：病程越短，预后越好。

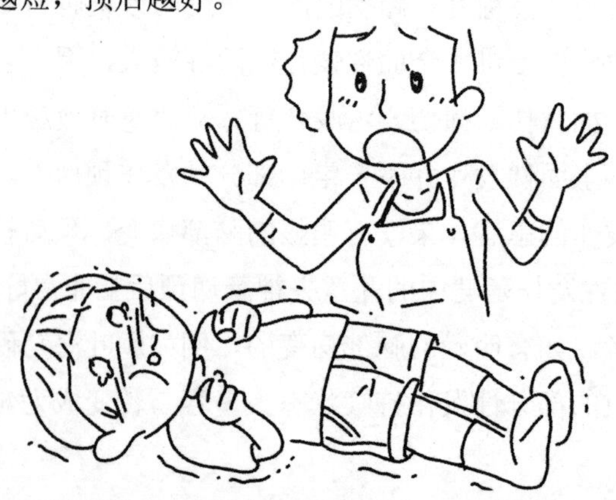

另外儿童期起病的某些癫痫类型，如良性枕叶癫痫、良性中央区癫痫、良性婴儿肌阵挛性癫痫等即使不用药物治疗，也可以自行缓解。但是另有一些癫痫在婴幼儿或儿童期起病，如婴儿痉挛综合征等即使药物积极治疗预后也不好。

◆癫痫用药误区

不重视根据癫痫发作类型选用抗癫痫药：目前国内不太重视发作类型及综合征的判断，这就失去了正确选用抗癫痫药的基础。有时即使正确判断了发作类型，但有的医生时常习惯于对任何类型的发作都选用一种抗癫痫药，这不但不能提高疗效，有时还会使发作加重。

不合理的多药治疗：如果一种药物治疗确实无效，就应换用另一种抗癫痫药单药治疗，仍无效时才考虑多药治疗。多药联合应用最好不超过 3 种，而且应采用合理的多药联合治疗。

频繁换药、不正规服药：这是癫痫治疗非常避讳的。到目前为止对癫痫还没有治本的药物，只有长期规则用药才能保持稳态有效浓度控制发作。

突然停药：这种行为非常危险，突然停药的后果往往不单单是导致癫痫复发，还会导致癫痫呈持续状态，甚至威胁生命。

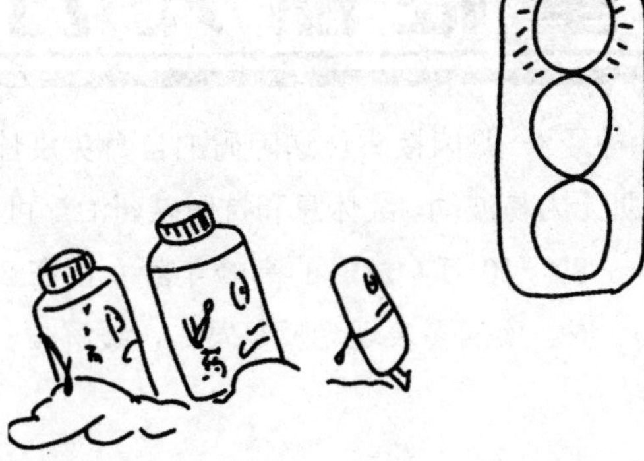

7 重症肌无力

重症肌无力是一种神经 - 肌肉接头传递障碍的自身免疫性疾病，临床上表现为骨骼肌极易疲劳，肌无力易波动，经休息和抗胆碱药治疗可使肌力显著改善。本病发病率估计为（4 ～ 8）/10 万，发病的高峰年龄女性在 20 ～ 30 岁，男性在 50 ～ 60 岁或 60 ～ 70 岁。疾病多表现为反复发作，缓解与复发交替，严重者累及呼吸肌有生命危险。

一、重症肌无力的发病机制

神经在神经肌肉接头处与肌肉发生联系。当神经在神经肌肉接头处刺激肌肉时，肌肉发生收缩，产生动作。重症肌无力是一种神经肌肉接头功能异常导致的肌肉无力，它是一种自身免疫性疾病。

在重症肌无力中，免疫系统产生许多抗体，这些抗体作用于位于神经肌肉接头肌肉侧的受体。这些特殊的受损坏的受体就是接受通过乙酰胆碱传导神经信号的受体。乙酰胆碱是传递神经冲动的化学物质（神经递质）。

正常的神经肌肉接头

神经冲动传递后，神经末梢中含有乙酰胆碱的突触囊泡就释放乙酰胆碱进入突出间隙。乙酰胆碱与肌膜上受体结合后引起肌肉收缩，随后乙酰胆碱酯水解酶水解乙酰胆碱，以此控制肌肉收缩的强度与持续时间

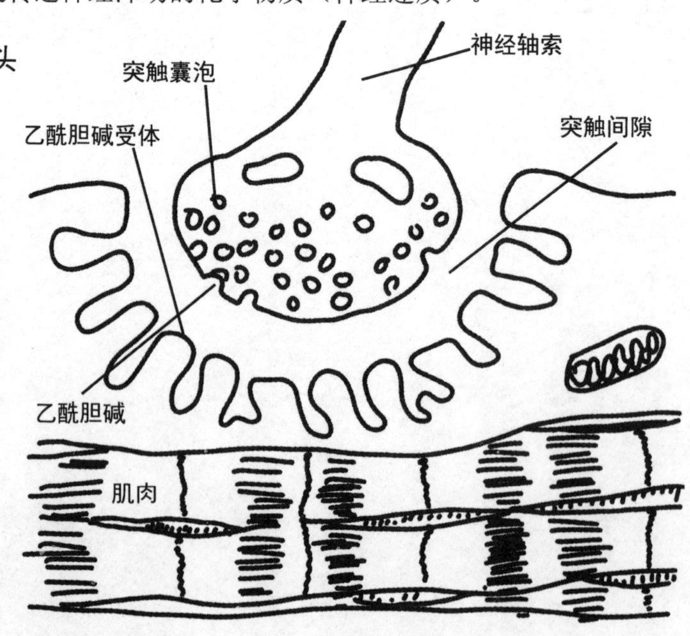

什么原因造成身体去攻击它自己的乙酰胆碱受体还不清楚，但遗传素质致免疫异常起了重要作用，抗体在血液中循环，患有重症肌无力的母亲可以通过胎盘将这些抗体传递给未出生的胎儿，产生新生儿肌无力，婴儿出现的肌无力，将在出生后几天到几周内消失。

二、重症肌无力的病因

◆自身免疫功能障碍

本病是一种体液免疫反应介导、细胞免疫反应调节，以及有补体参与的自身免疫性疾病。

重症肌无力患者多合并甲状腺功能亢进症、甲状腺炎、系统性红斑狼疮、类风湿关节炎及天疱疮等其他免疫系统疾病。

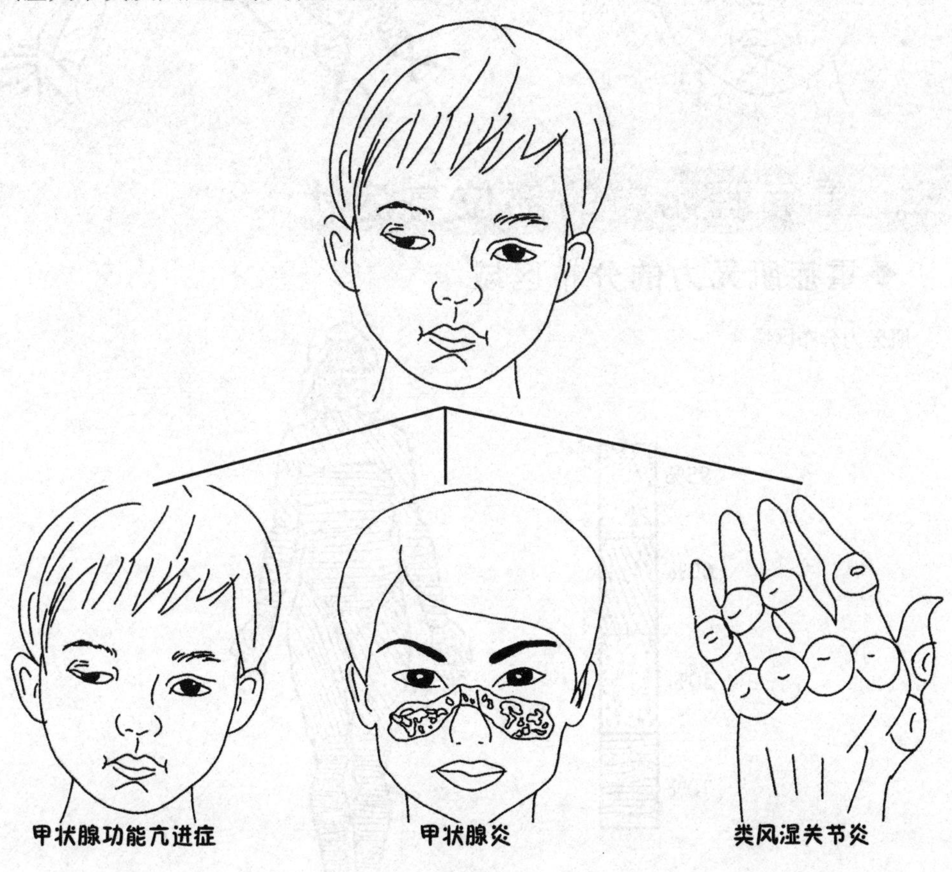

◆遗传因素

重症肌无力的发生和严重程度与遗传因素有一定的关系，通常为多个基因突变所致。

极少数患者有家族聚集性，但不具备特定的遗传模式。

患者子女发生重症肌无力的可能性极低。

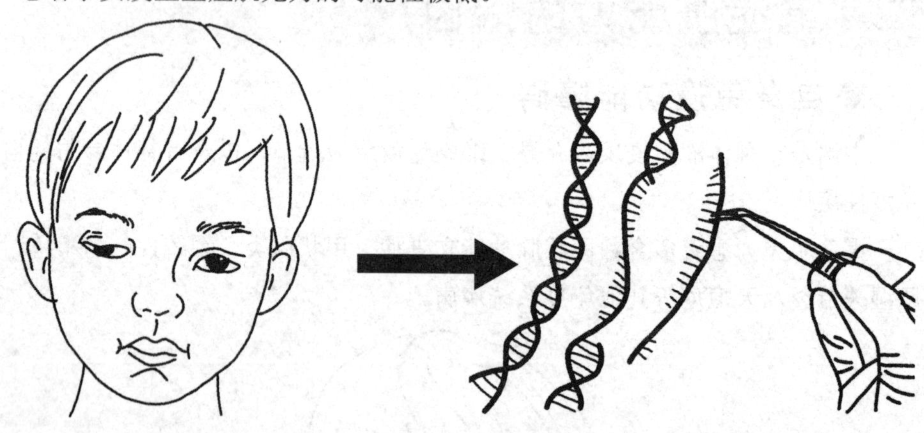

三、重症肌无力的部位与症状

◆重症肌无力的分布区域

肌无力分布区域

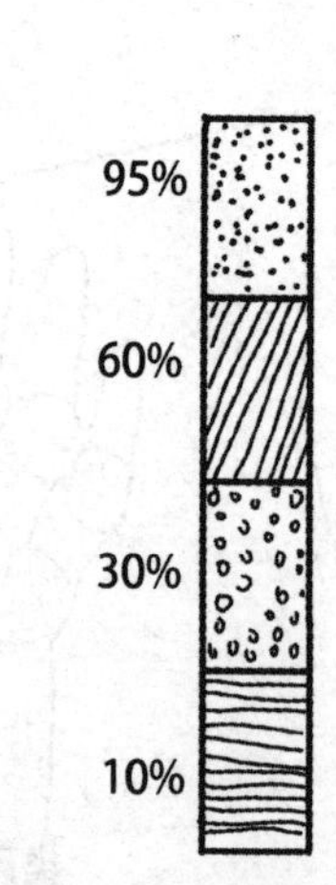

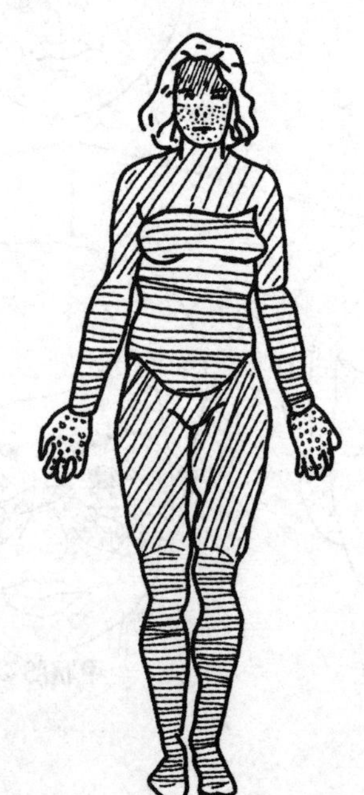

◆重症肌无力的症状

重症肌无力发作时，全身所有横纹肌都可受累，受累肌肉的分布因人因时而异。

常以上睑下垂、复视为疾病发作的首发信号，表现为单侧或双侧，或左右交替出现上睑下垂、睁眼无力、斜视、重者双眼球固定不动。

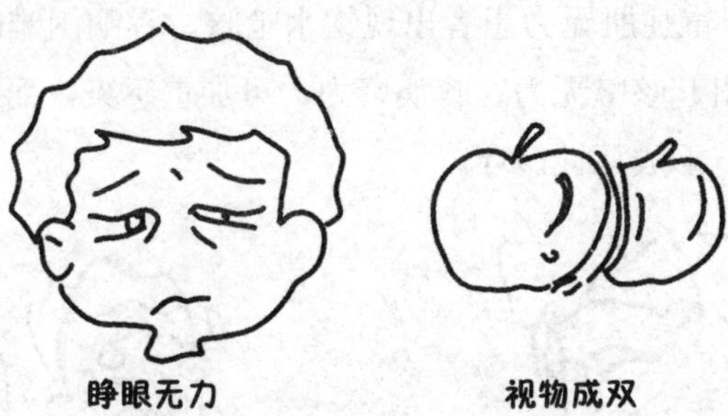

睁眼无力　　视物成双

逐渐累及面肌、吞咽肌、颈肌等，表现为面部表情肌无力，眼睑闭合力弱，气短懒动，说话不清楚，稍稍活动就感觉手脚酸软、颈项重等症状。这些症状一般晨轻暮重。

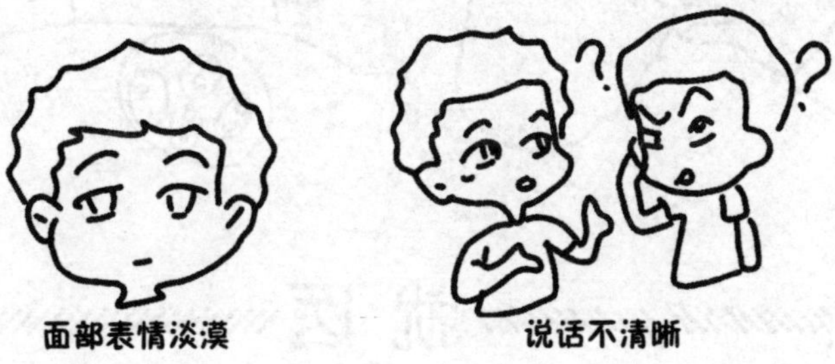

面部表情淡漠　　说话不清晰

有些患者可累及全身骨骼肌群，表现为四肢无力、吞咽困难、上楼困难，容易无故跌倒，甚至会因呼吸困难而导致死亡。

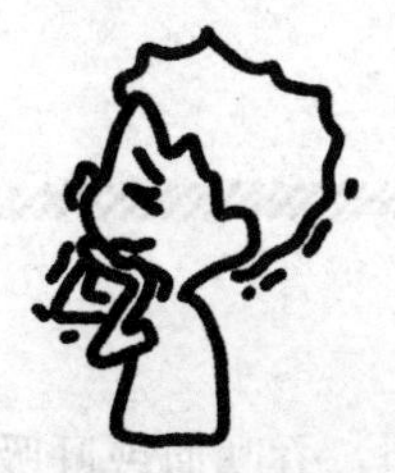

转颈、抬头无力

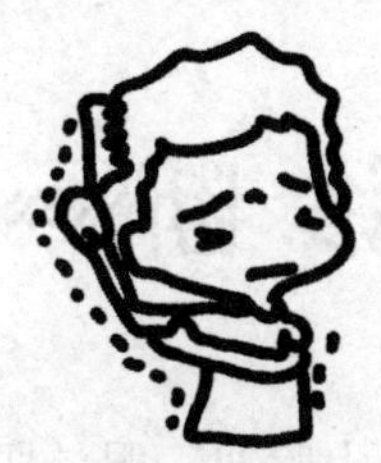

抬臂、梳头费力

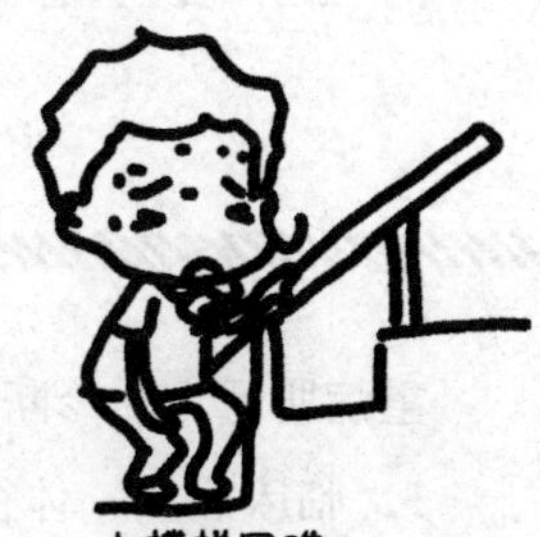

上楼梯困难

重症肌无力危象是严重的危险状态，是引起死亡的主要原因。当肌无力迅速恶化累及呼吸肌，引起呼吸衰竭，称为重症肌无力危象。呼吸系统感染、过量使用镇静药或使用阻滞神经－肌肉传递的药物，都是危象常见的诱因。

1．呼吸衰竭：主要为呼吸肌无力引起的通气功能障碍，合并严重肺部感染时可合并换气功能障碍。

2．肺部感染：重症肌无力患者出现饮水呛咳、吞咽困难时，常出现吸入性肺炎；呼吸肌无力引起咳嗽无力、咳痰费力，可加重感染，而感染又会诱发或加重重症肌无力症状，形成恶性循环。

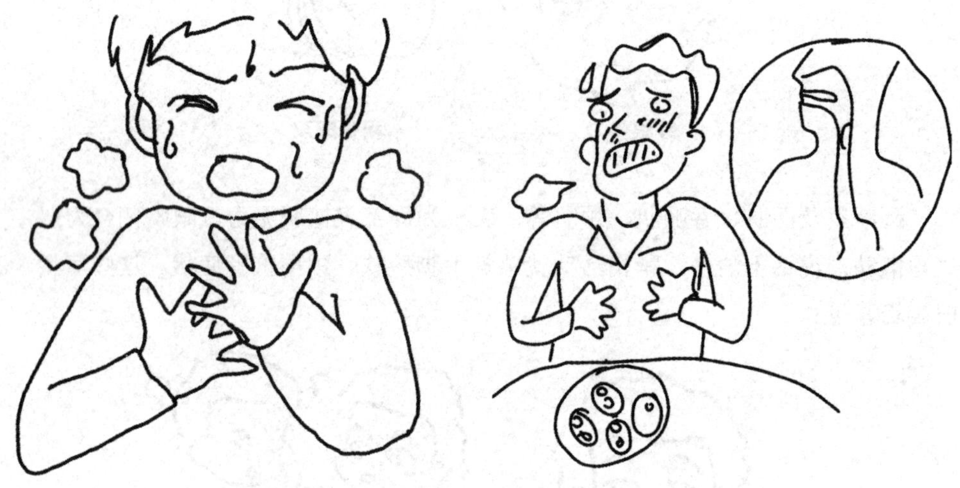

就 医

1．当出现无明显诱因的无力症状时，需在医生指导下进一步检查。

2．家族中有这类患者，出现类似症状时，及时就医。

3．当出现饮水呛咳、呼吸困难等症状应立即就医。

诊 断

重症肌无力的诊断依据：

1．临床症状、体征：眼肌（提上睑肌、眼外肌），咀嚼肌，吞咽肌或呼吸肌无力，少数患者累及肢带肌；肌无力症状呈晨轻暮重规律性变化，个别患者同时患有其他自身免疫病。

2．药物试验：Tensilon 试验（+）。

3．肌疲劳试验（+）。

4．神经重复电刺激：低频、高频重复电刺激波幅均降低，低频更显著。

5．血清 AChRAb（+）。

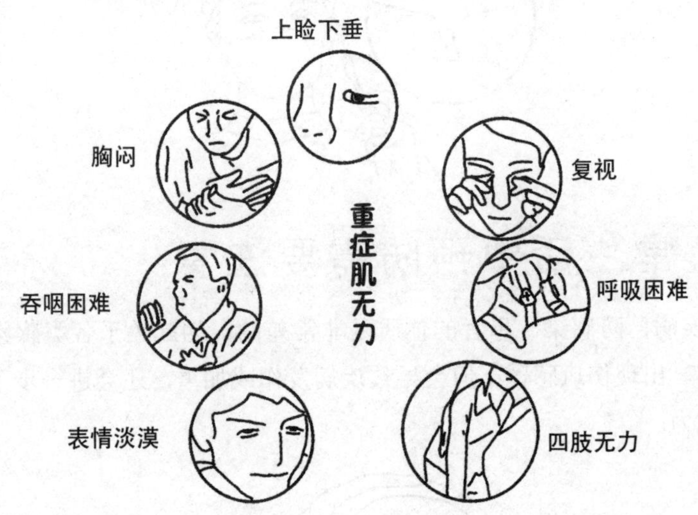

预防治疗

一、内科治疗

因重症肌无力的发病机制明确，去除病原性自身抗体可使临床症状得以缓解。现临床常用治疗方法较多，包括使用抗胆碱酯酶抑制药、肾上腺皮质类固醇类、硫唑嘌呤、环孢素、血浆置换及胸腺摘除等。近些年免疫球蛋白（Ig）治疗被证明有效、无长期副作用且应用方便，而被广泛应用于临床。

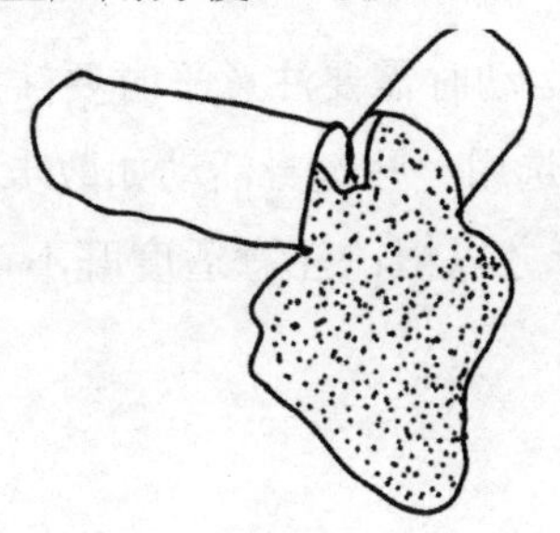

二、外科治疗

对胸腺瘤，早期胸腺切除能够降低胸腺肿瘤浸润和扩散的风险。

对不伴胸腺瘤的重症肌无力患者，可使部分患者临床症状得到改善。

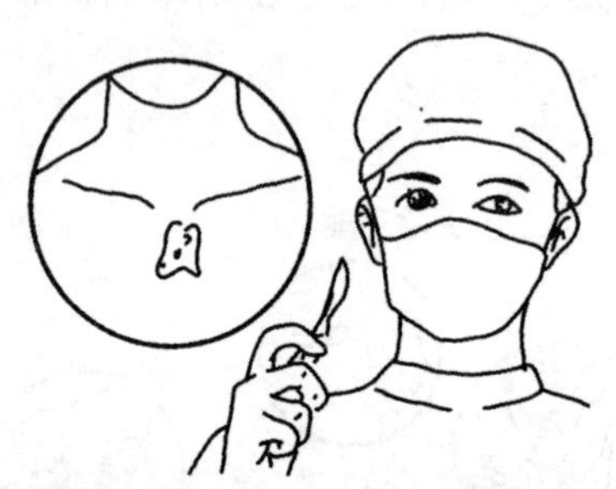

三、日常生活中预防需要注意

1. 防疾病，防感染。患者的体质是非常差的，为此关于各类感染一定要做好防护工作。出现伤风感冒不但会导致疾病发作或加重，还会进一步下降机体对疾病的抵抗力。

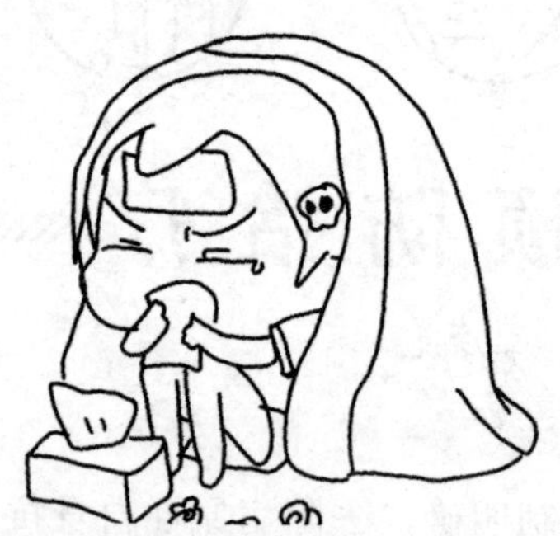

2. 日常起居要多注意，按时睡眠、起床，不要熬夜，要劳逸结合；眼肌型重症肌无力的患者注意不要用眼过度，少看电视。这是重症肌无力的护理措施之一。

3. 重症肌无力患者在运动时需要注意平时要注意多锻炼，可以加强体质，这可依据年龄、病况的轻重选用一些健身活动如散步和打太极拳、练八段锦或其他的健身操，并且要知道持之以恒；注意适度既不可操之过急，也不可小心翼翼，起不到锻炼的作用。

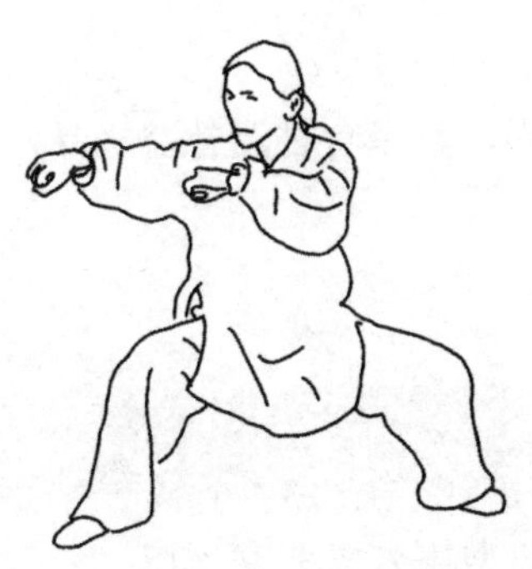

日常保养

一、饮食管理

◆合理饮食

合理的饮食和充足的营养是保证人体正常活动的必要条件，饮食不足就会缺乏营养，影响气血生化，导致体质虚弱。而饮食过量又可伤脾胃，日久导致体质下降，所以，肌无力患者在饮食上要荤素搭配，粗细粮混食，这样才能使体质增强，改善疾病情况。重症肌无力患者需要补充高蛋白、高能量的饮食，以增长肌肉、增强肌力。早期患者应采用高蛋白、含维生素、磷脂和微量元素的食物，并积极配合药膳，禁食辛辣食物，戒除烟、酒。中晚期患者，应以高蛋白、高营养、且含能量的半流质食和流质食为主，并采用少食多参的方式以维持患者的营养。

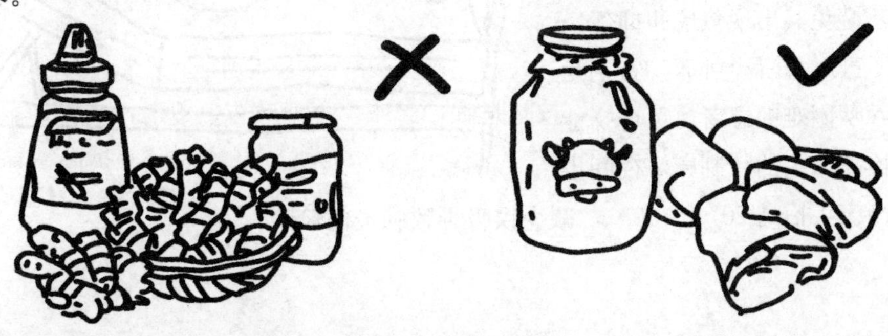

◆饮食宜忌需要注意

少食寒凉食物，避免食用芥菜、萝卜、绿豆、海带、紫菜、西洋菜、黄花菜、西瓜、苦瓜之寒凉食品。少吃冷饮以免损伤脾胃，苦物食品也应少吃，苦能泻热，容易伤胃。

重症肌无力患者脾胃虚损，宜多食甘温补益之品，能起到补益、和中、缓急的作用。

二、运动管理

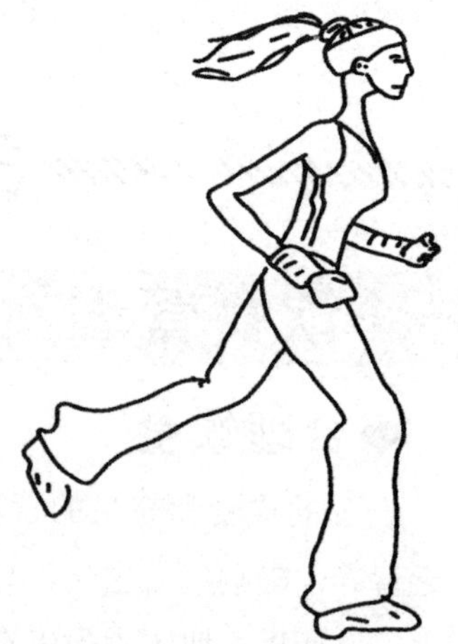

充分休息受累肌群，眼肌型患者需要减少用眼。未累及的肌群一般活动不会引起肌无力，所以眼肌型患者可正常参加慢跑等健身活动。

活动应选择清晨、休息后或肌无力症状较轻时进行，以不感到疲劳为宜。

眼外肌受累及四肢无力时避免开车、骑单车等活动。

三、情绪管理

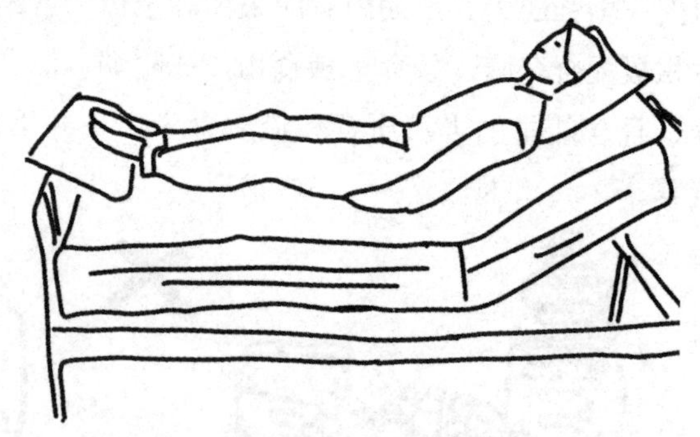

情绪低落不利于疾病康复。家人的理解、接受及支持，有助于患者增强疾病康复的信心，避免其出现焦虑和抑郁。

鼓励患者少卧床，特别是有吞咽困难的患者，可选择能够抬高床头的特制床，夜间也保持床头抬高 20° ～ 30° ，减少误吸导致肺炎的风险。

8 皮肌炎和多发性肌炎

多发性肌炎（PM）是一组以骨骼肌的间质性炎症改变和肌纤维变性为特点的综合征。如病变局限于肌肉称为多发性肌炎，如病变同时累及皮肤称皮肌炎（DM）。

一、皮肌炎和多发性肌炎的发病机制

发病起于血管壁膜攻击复合物（MAC）在血管壁沉积及对血管内皮细胞直接损伤，有 $CD4^+$T 和 B 细胞参与，肌肉损伤前，小血管即出现内细胞肿胀、坏死、栓塞及管腔堵塞。

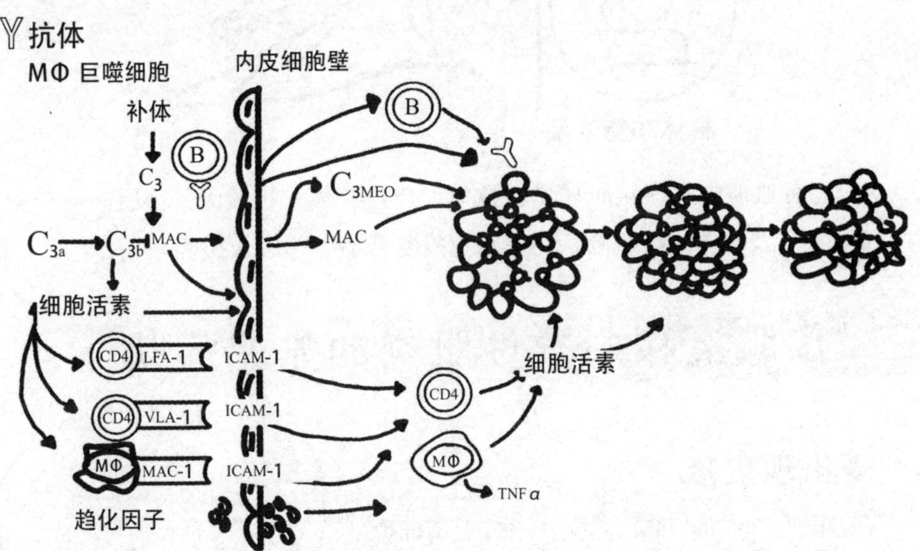

二、皮肌炎和多发性肌炎的病因

◆自身免疫功能障碍

该病病因和发病机制不明，但可能与病毒感染和机体免疫功能紊乱有关，后者依据较多：

1. 本病常伴其他结缔组织病，如风湿性关节炎、风湿病、系统性红斑狼疮、干燥综合征等。

2. 对皮质类固醇或其他免疫抑制药治疗有效。

3. 多发性肌炎的淋巴细胞对胚胎肌培养有细胞毒性作用，将异种肌肉匀浆免疫佐剂给豚鼠注射，可引起病理变化和本病相似的实验性肌炎。

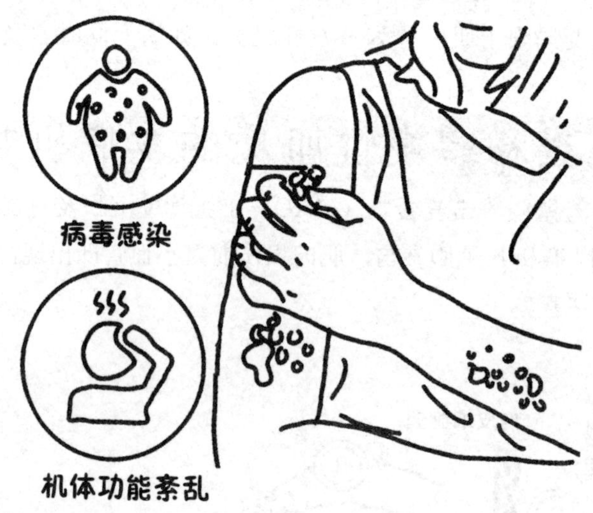

4. 患者血清中存在抗肌球蛋白抗体、免疫补体、抗核因子，肌肉血管壁上有 IgG、IgM 及补体的沉积物，均提示免疫复合物引起血管损害。

三、皮肌炎和多发性肌炎的先兆症状

◆出现皮疹

在 31% ~ 36% 的 DM 的脸、颈前上胸部位（呈 V 形）、颈后背上端部位（呈披肩形状），上臂伸面可见红色的皮疹，久后局部皮肤萎缩，毛细血管扩张，色素增加或减退。

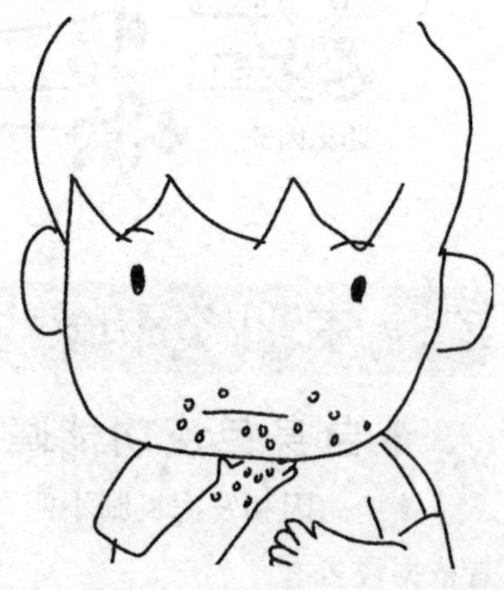

◆产生手症状

技工手患者双手外侧与掌面皮肤出现角化、裂纹、脱屑。这种改变与某些职业性技工操作者的手相似，此征出现在约 1/3 的 DM 患者。

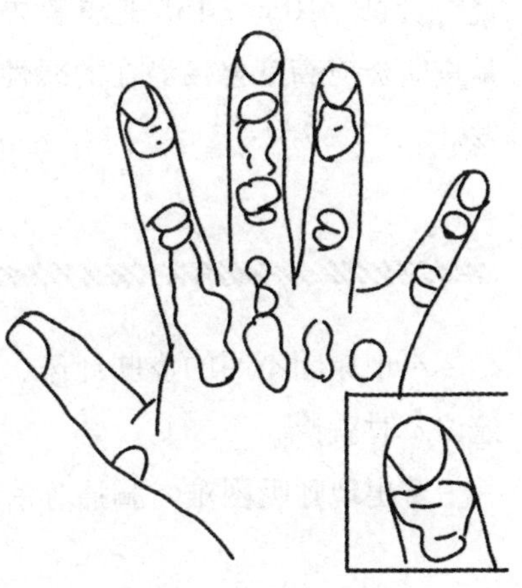

◆钙化

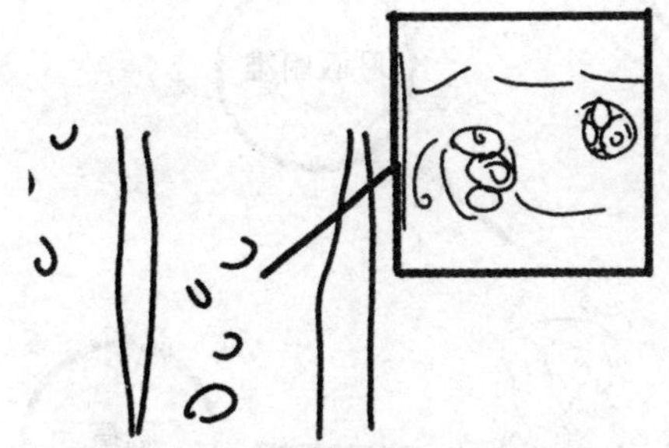

在 4% 的幼年型 DM 出现肩、肘、大腿、膝、脊柱部位的皮下钙化点或块。沿着深层筋膜的钙化更为常见。

四、皮肌炎和多发性肌炎的临床表现

1. 首发症状为四肢近端无力，常从骨盆带肌开始逐渐侵犯肩胛带肌，表现为上楼、起蹲困难，双臂上举或梳头困难等。颈肌无力表现抬头困难，部分患者咽喉肌无力出现吞咽困难和构音障碍，呼吸肌受累可有胸闷及呼吸困难，少数患者心肌受累，眼外肌通常不受累。

2. 少数患者合并皮疹、肌痛或关节痛等自身免疫性疾病。

3. DM 发病率儿童与成人相似，成年女性多见。肌无力表现与 PM 相似，皮炎在肌炎之前或与肌炎同时出现。和肌炎相比，皮炎病变较重，眼睑、眼周淡紫色皮疹和关节伸面红色皮疹是 PM 的临床特征。典型改变是双侧颊部与鼻梁呈蝶形分布的淡紫色皮疹，上睑部和眼周最常见，早期为紫红色充血性皮疹，之后逐渐转为棕褐色，后期出现脱屑，色素沉着和硬结。

4. 约 1/3 的 PM 或 DM 患者并发系统性红斑狼疮（SLE）、类风湿关节炎（RA）、干燥综合征、风湿热、硬皮病及混合性结缔组织病者称多发性肌炎重叠综合征。10% ～ 15% 的患者患肺癌等恶性肿瘤。对 40 岁以上发生肌炎，特别是皮肌炎应高度警惕潜在的恶性肿瘤可能性，应定期随访，以便及早发现肿瘤原发灶。

就 医

出现原因不明的皮肤红斑、鳞屑，肌肉无力，肌肉萎缩，肌力减退等症状，建议及时就诊。

若出现呼吸困难、胸痛等情况，建议立即就诊。

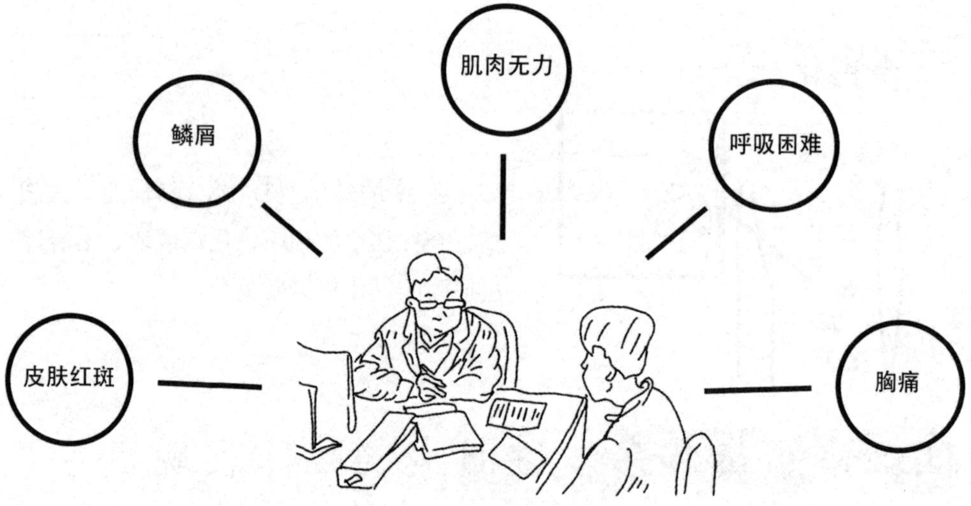

诊 断

根据典型的四肢近端肌无力及肌萎缩表现，伴肌痛、触痛、无感觉障碍，血清 CK 活性明显增高，肌电图肌原性损害和肌活检为炎性细胞改变可确诊。

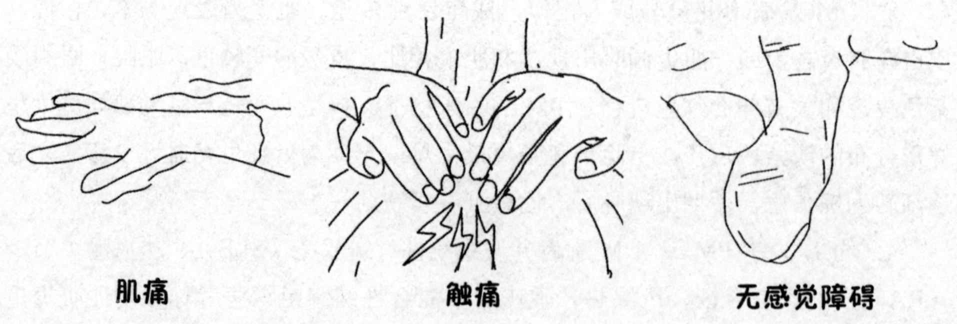

预防治疗

一、内科治疗

1. 类固醇激素皮质是 PM 与 DM 患者的首选药物。
2. 激素治疗无效可使用其他免疫抑制药，如硫唑嘌呤、甲氨蝶呤。
3. 可试用大剂量免疫球蛋白静脉滴注。
4. 对激素和免疫抑制药无效者可采用血浆交换治疗。

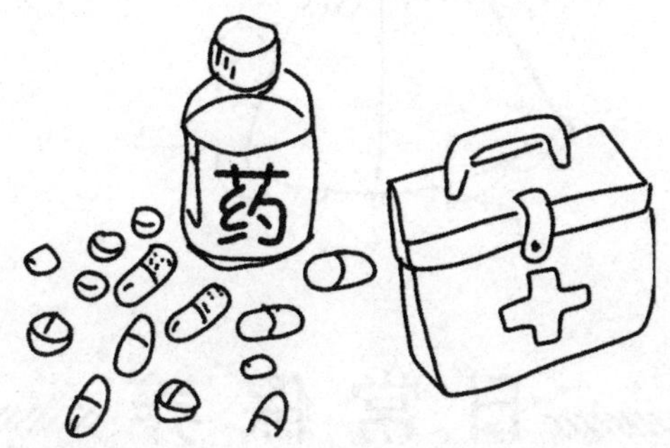

二、外科治疗

皮肌炎伴有显著的钙质沉着症者，如果药物治疗效果不佳，可手术治疗，切除钙质沉积。

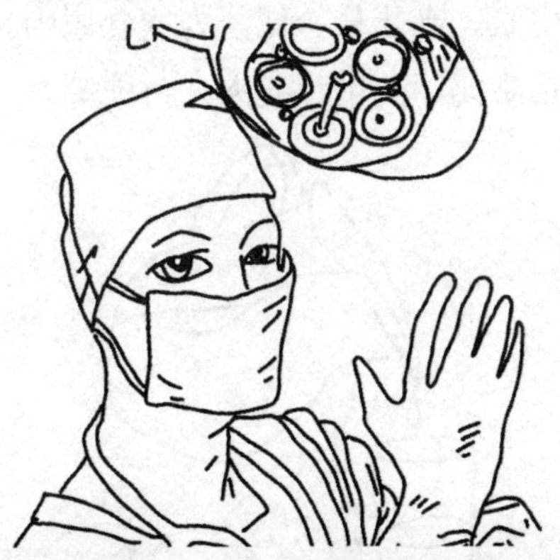

三、日常生活中预防需要注意

1. 日常生活有规律，保持情绪稳定。

2. 适当活动锻炼，防止摔伤。注意保暖，防止着凉。

3. 尽可能避免日光照射，外出时戴帽子、手套或使用防晒霜等。

4. 尽量不去人群密集的场所，防止感染。保持乐观的态度，足够睡眠，避免劳累。

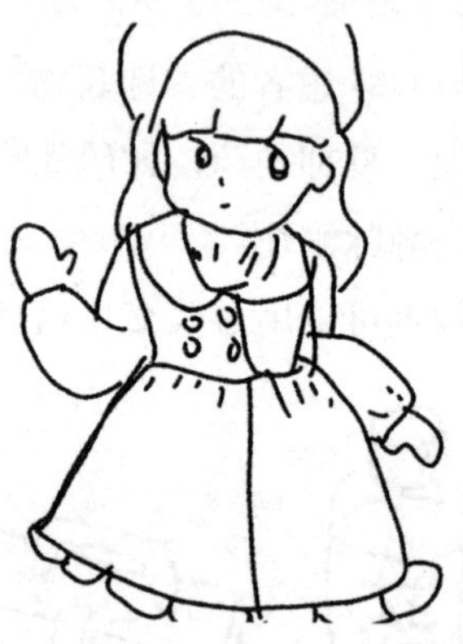

日 常 保 养

一、饮食管理

◆合理饮食

1. 高蛋白、高维生素、高热量、低盐为饮食原则。

2. 高蛋白食物包括牛奶、鸡蛋、瘦肉、鱼肉等。

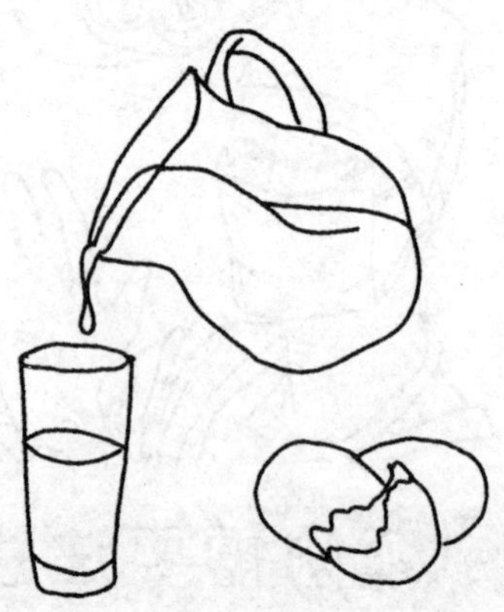

3. 高维生素食物主要是新鲜的蔬菜和水果。

4. 避免食用辣椒、洋葱等辛辣刺激性食物，及咸菜、腊肉等高盐食物。

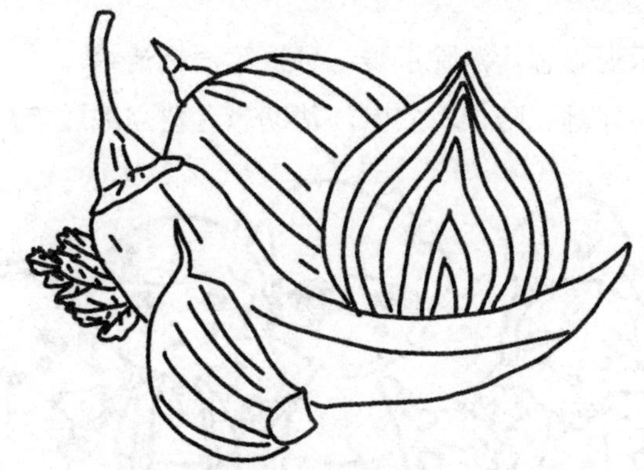

5. 尽量不进食虾、蟹等易引起过敏的食物。

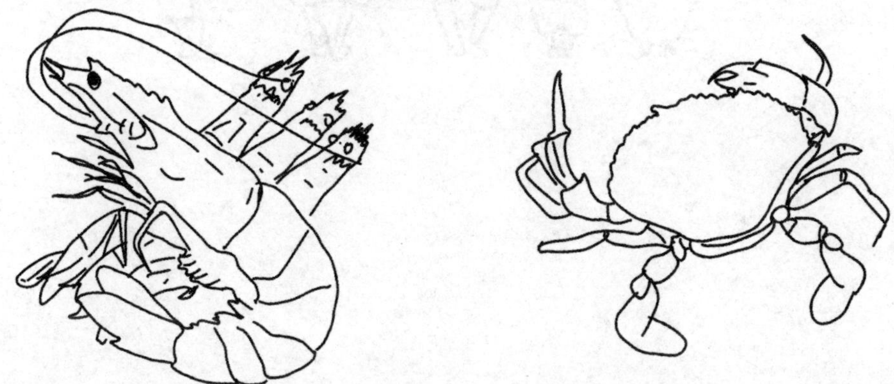

6. 如咀嚼和吞咽功能障碍逐渐加重，应调整饮食结构，以容易吞咽的流质食或半流质食为主，如稀粥、鸡蛋羹、牛奶、蔬果汁、肉泥等，且食物不宜过烫。

二、运动管理

可以在康复医生指导下，进行适度的活动或功能锻炼，有助于改善肌肉力量，预防肌萎缩。

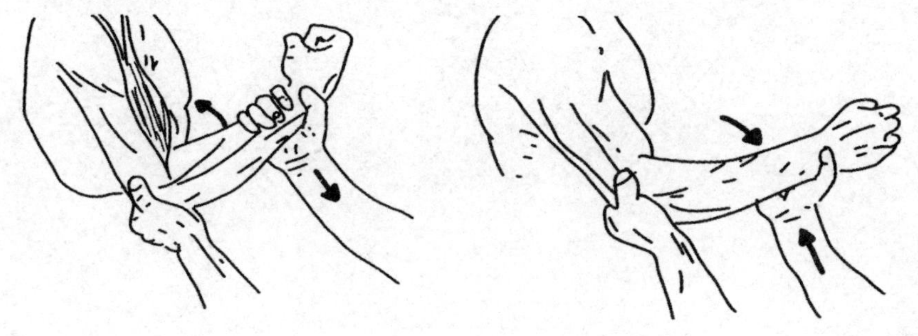

三、情绪管理

患者应保持乐观心态，消除沮丧、恐惧等消极情绪。

家人也应多加理解、陪伴及安慰，帮助患者树立战胜疾病的信心。

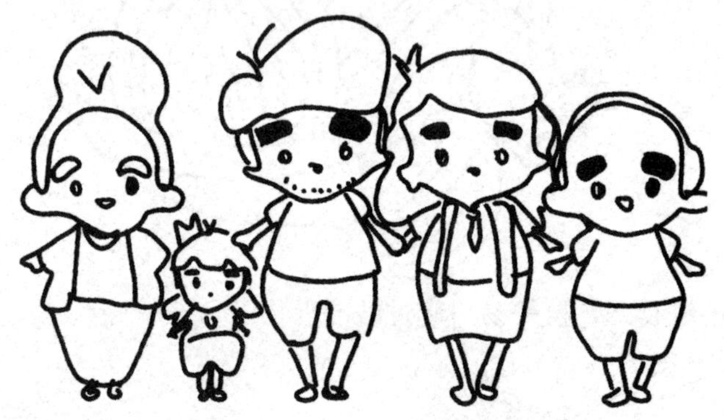

9 三叉神经痛

三叉神经痛是一种周围神经疾病，是指发生于三叉神经分布区的剧烈的疼痛，常呈刀割样、烧灼样或针刺样，反复发作，持续时间短暂，发作间期正常。这是神经科常见的一种神经痛，可能与神经的异常传导或局部压迫有关，其年发病率为（4～5）/100000，本病不危及生命，但对部分患者生活质量影响巨大。

一、三叉神经痛的发病机制

（一）原发性三叉神经痛

虽然确切的发病机制还不明确，但多数学者认为与下列机制有关。

◆血管神经压迫学说

正常情况下，三叉神经根周围就有血管，且距离极近。随着年龄的增长，血管开始越来越硬，加上大脑慢慢萎缩，导致血管与神经的关系越来越紧密，容易形成压迫。血管的压迫可导致神经出现移位或扭曲，并发生脱髓鞘改变。

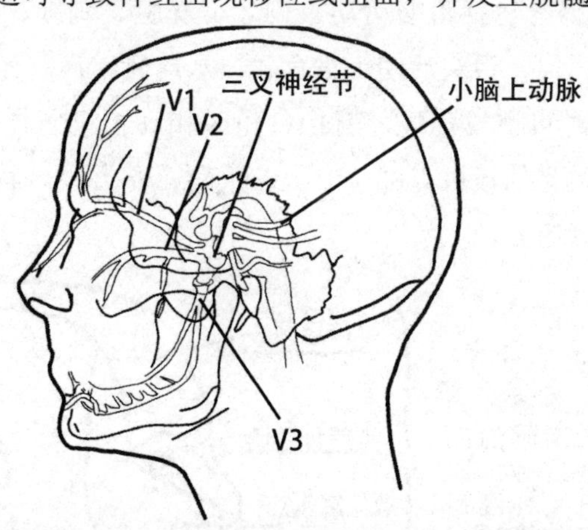

三叉神经根可视为一根电线，脱髓鞘改变就是电线外面的胶皮破损，导致电信号发生短路，轻微的触觉刺激即可通过“短路”传入大脑中枢，产生异常的疼痛感觉。

◆骨性压迫学说

某些人的三叉神经压迹处有尖锐的小骨刺，颞骨岩部肥厚、岩嵴过高、局部硬脑膜增厚等，都可能压迫三叉神经的神经根和半月神经节，引起疼痛。

（二）继发性三叉神经痛

颅内外各种器质性病变，如肿瘤、炎症等，浸润或刺激三叉神经，而引起感觉异常以及持续的疼痛。

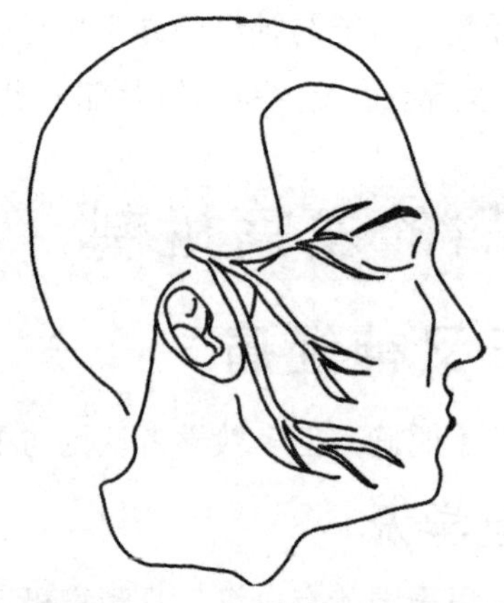

二、三叉神经痛的常见诱因

常见的诱发因素包括咀嚼运动、刷牙、洗脸、剃须、说话、打呵欠、面部机械刺激、张嘴、笑、舌头活动、进食、饮水，风、声、光刺激等。还有些患者在刺激某一部位时可诱发疼痛，就像打枪时扣动扳机一样，医生把这些部位称为“扳机点”。常见的扳机点部位有上、下唇、鼻翼、鼻唇沟、牙龈、颊部、口角、舌、眉、胡须等处。

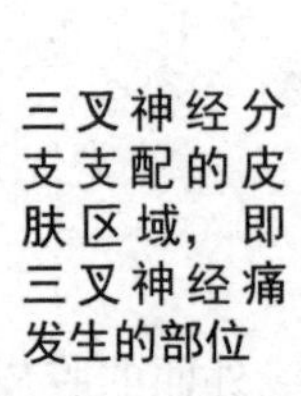

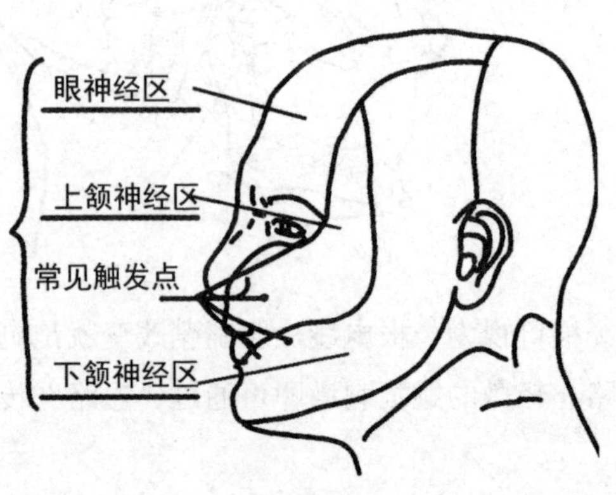

三、三叉神经痛的部位与症状

◆发病年龄

多为 40 岁以上的中老年，女性略多于男性。

◆发病部位

三叉神经分布区，以第二、第三支受累最常见，多单侧发病。

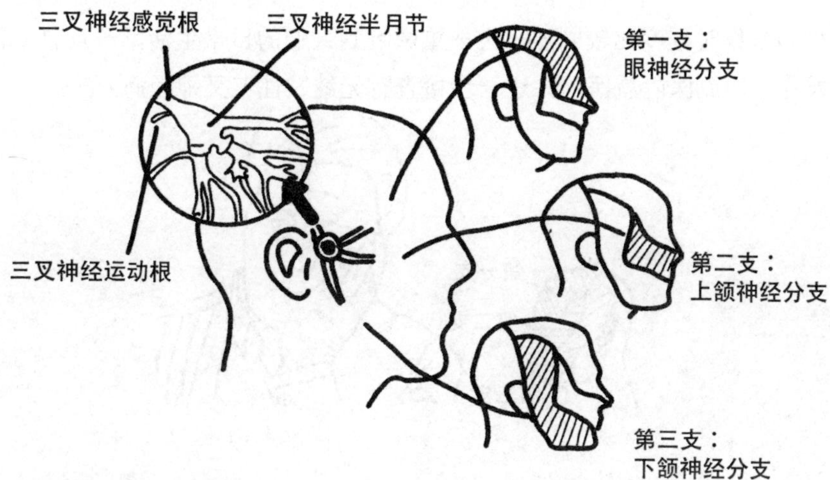

◆疼痛性质

常呈烧灼样、刀割样、针刺样或撕裂样疼痛。

◆疼痛程度

剧烈。严重者可伴有同侧面肌反射性抽搐，称为痛性抽搐。患者表情痛苦，常以手掌揉搓、按压疼痛部位。发作时还可伴有面红、流泪等。

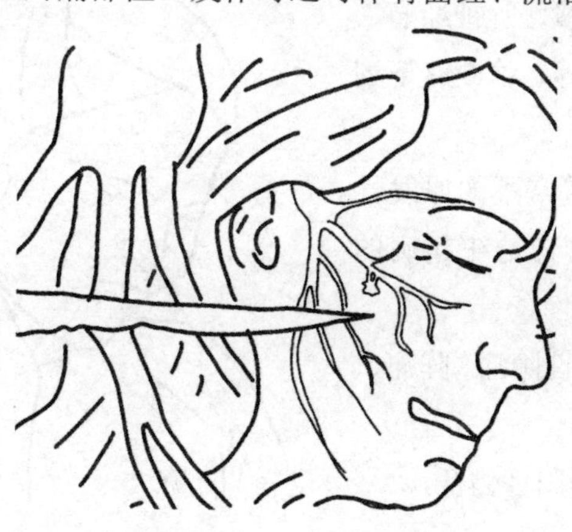

◆发作频率、发作持续时间不等

严重者每天发作数十次。每次发作短暂，持续数秒，一般不超过 1 min。白天或疲劳后次数增多，症状较重。一般在冷天易发作。

就 医

因疼痛发作时程度比较剧烈，会严重影响到人们的日常生活，一旦有三叉神经痛的发作，应到医院就医，并进一步检查有无继发性三叉神经痛。

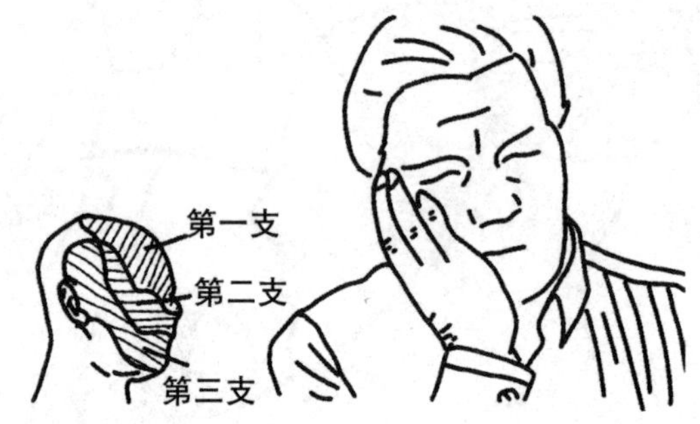

诊 断

三叉神经痛的诊断需要根据患者的临床表现，特别是其发作特点，诊断并不困难。但是要与继发性的三叉神经痛鉴别，常见的继发性三叉神经痛的病因包括鼻咽癌颅内转移、听神经瘤、胆脂瘤及多发性硬化等，诊断有下列特点：

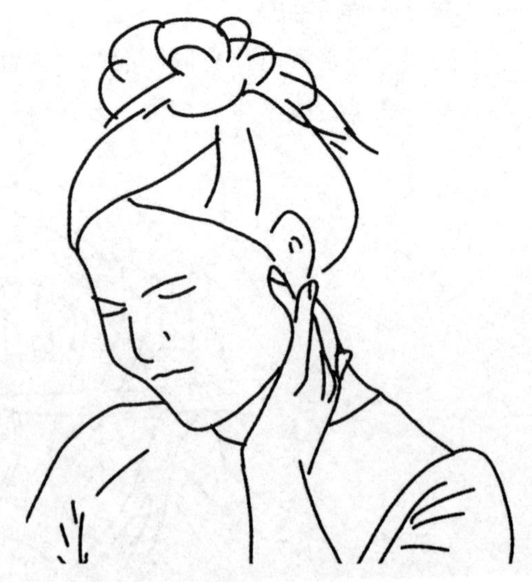

1. 疼痛的程度常常不如原发性三叉神经痛剧烈，尤其是在起病的初期。

2. 疼痛多为持续性隐痛、阵痛，阵发性加剧。

3. 有神经系统的阳性体征，

特别是角膜反射的改变、同侧面部的感觉障碍及三叉神经运动支的功能障碍。

预防治疗

一、内科治疗

原发性三叉神经痛首选卡马西平药物治疗。护理者应注意观察，每 1 ～ 2 个月复查肝功能和血常规。也可按医生建议单独或联合使用苯妥英钠、氯硝西泮、巴氯芬片、野木瓜等治疗。

二、外科治疗

可选用三叉神经感觉根部分切断术或伽玛刀治疗，止痛效果明确，另有周围支切除术、三叉神经脊束切断术目前已很少应用。近年来推荐行三叉神经显微血管减压术，止痛同时不产生感觉和运动障碍，是目前广泛应用的最安全有效的手术方法，但可出现听力减退、气栓以及滑车、展、面神经暂时性麻痹等并发症。

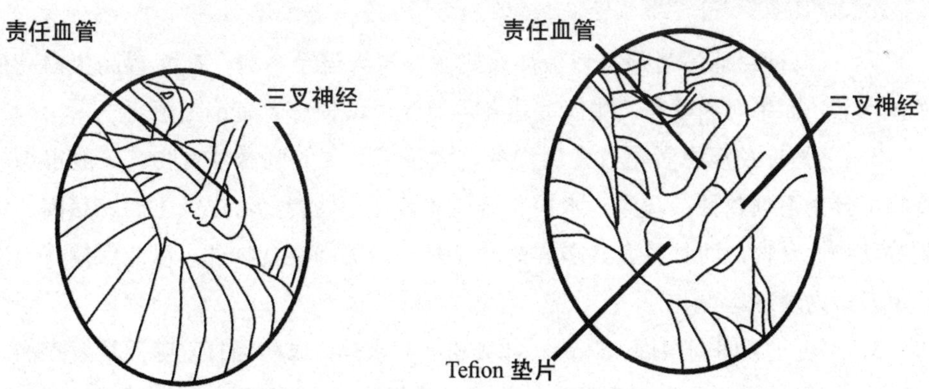

三、日常生活中预防需要注意

原发性三叉神经痛的病因尚不明确，难以预防。良好的生活方式对减少三叉神经痛发作有帮助。定期体检可尽早发现继发性三叉神经痛。

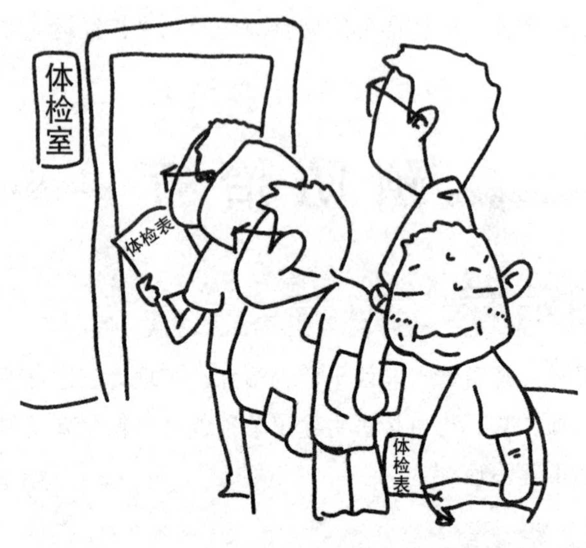

日常保养

一、饮食管理

1．三叉神经痛患者最好以流质食为主，每天五至六餐，应配置高蛋白高糖液体食品，如牛奶冲藕粉，牛奶冲蛋花等厚流质，使患者有饱足感。

2．三叉神经痛患者不宜食用洋葱、大蒜、韭菜等刺激性食物。一般市售的食物可分为下列数种：蔬菜、水果、海藻类等植物性食物，以及牛肉、猪肉、鱼类等动物性食物，而且各有其多样的烹调法，但除肉类食物外，以能保持其天然味道者最为理想。

3．不可吃、闻刺激性调味品，如姜粉、芥末等，以防因打喷嚏而诱发疼痛。

4．三叉神经痛患者切不可吃油炸物、硬果类令人咀嚼困难费力的食物。

5．忌酒、酸、辣、浓茶、咖啡、人参补品与过凉、过热、油炸和各种刺激性食物。

二、运动管理

适当参加体育运动，锻炼身体，增强体质。

三、情绪管理

平常应保持情绪稳定，避免情绪激动，避免疲劳熬夜，保持平和的心情和良好的睡眠。

10 面神经炎

面神经炎又称 Bell 麻痹、特发性面神经麻痹，是指茎乳孔以上面神经管内段面神经的一种急性非化脓性炎症。冬春季节好发。

一、面神经炎的发病机制

在颅骨里有个管道，称为面神经管，面神经在这个管道里。

正常情况下，面神经仅占管径的 25% ～ 50%，管道还很宽敞。

若面神经受到损伤（如炎症刺激、缺血），出现水肿，这个管道就会显得非常窄，挤压水肿的面神经，从而出现功能障碍。

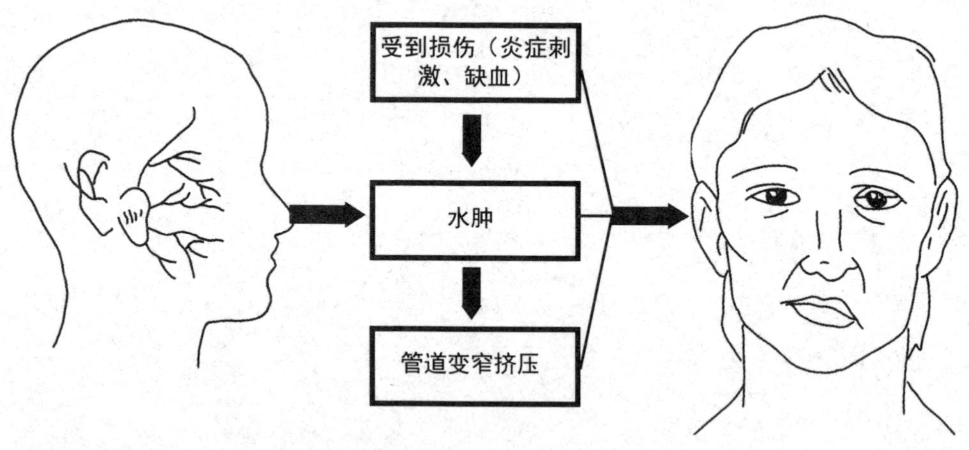

二、面神经炎的病因

◆感染性疾病

感染性疾病包括亨特综合征、莱姆病、脑炎、中耳炎、乳突炎、迷路炎、腮腺炎等。

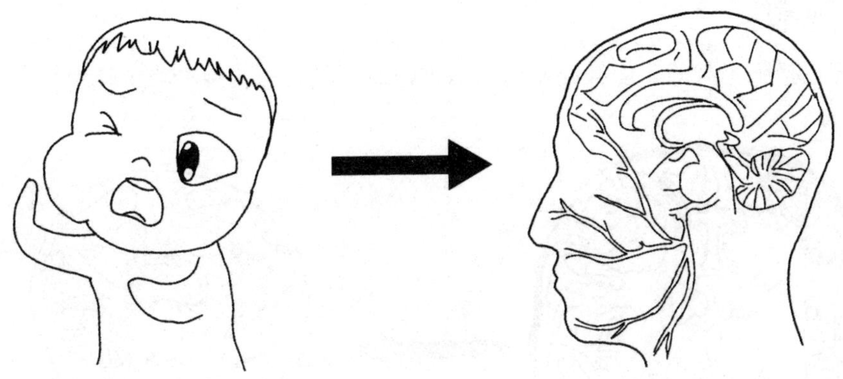

◆脑卒中

脑卒中包括脑梗死、脑出血等。

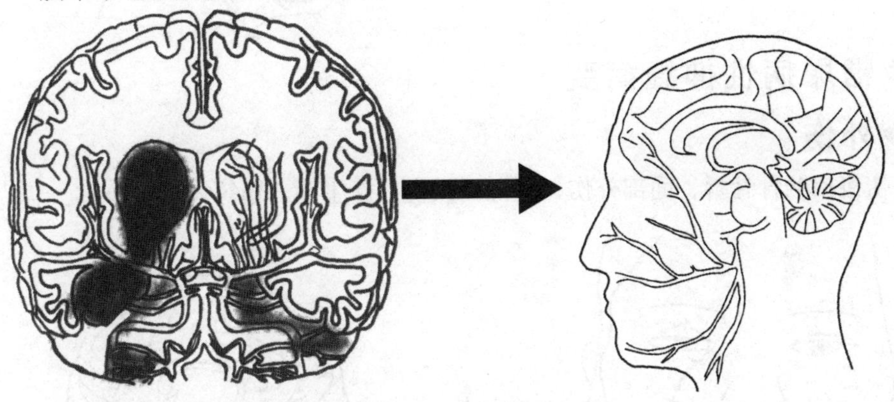

◆炎症免疫性疾病

炎症免疫性疾病包括特发性面神经麻痹、吉兰－巴雷综合征、多发性硬化。

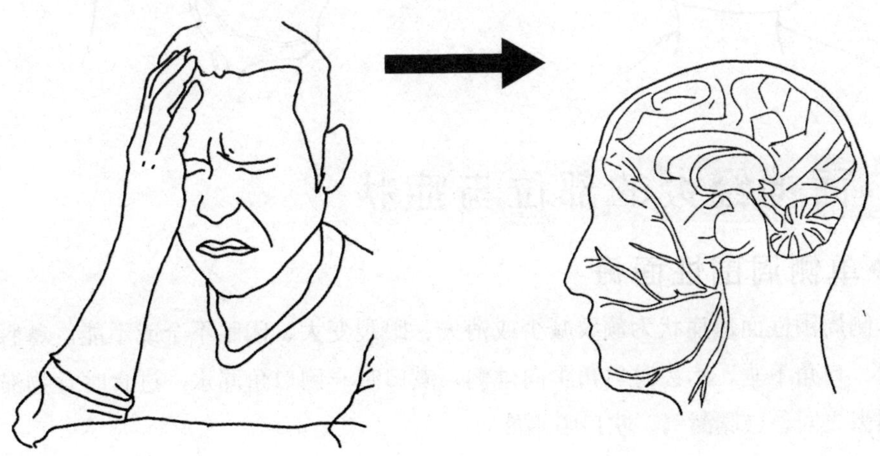

◆肿瘤

肿瘤包括脑干肿瘤、面神经鞘瘤、听神经瘤、脑膜瘤、桥小脑角肿瘤等。

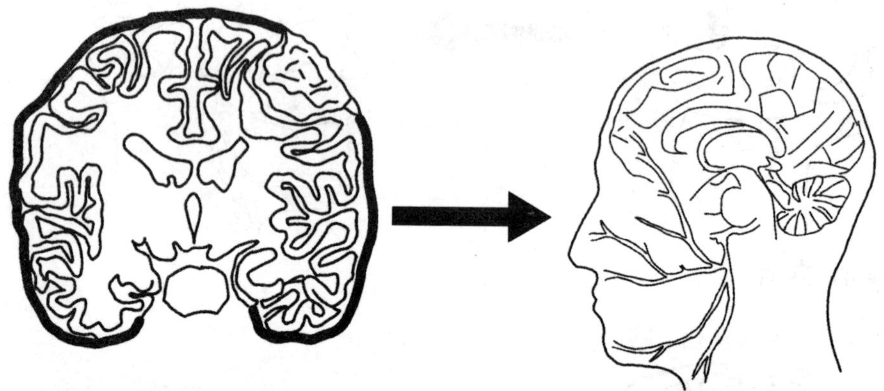

◆糖尿病性神经病变

◆外伤

外伤包括颞骨骨折、面部外伤、医源性损伤、新生儿产伤等。

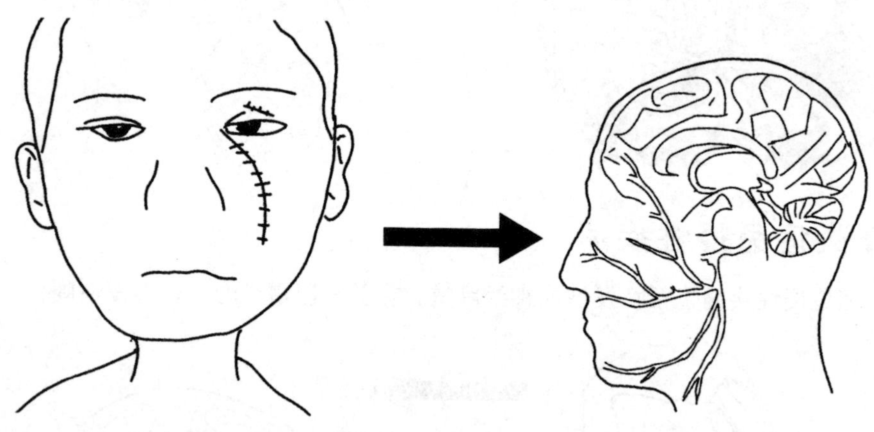

三、面神经炎的部位与症状

◆单侧周围性面瘫

单侧周围性面瘫症状为额纹减少或消失、眼裂变大、闭眼不全或不能，鼻唇沟变浅、口角下垂、示齿时口角歪向健侧，漱口时一侧口角漏水，进食时食物滞留于颊齿之间、鼓腮漏气、吹口哨不能。

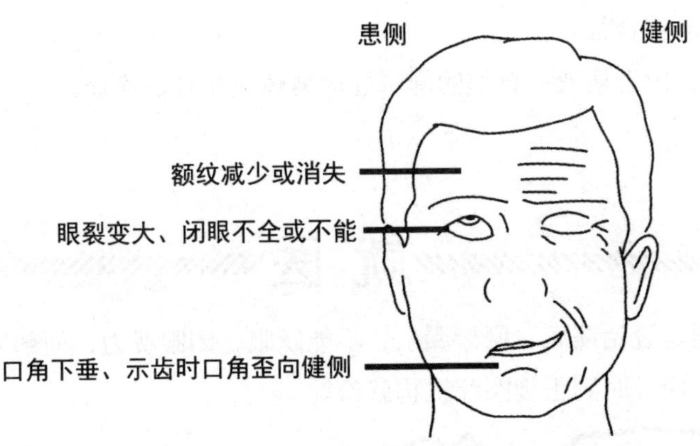

◆眼部症状

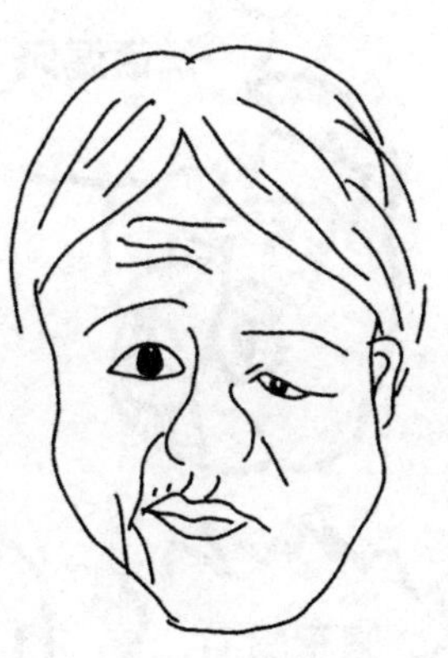

眼部症状包括眨眼减少、闭眼不全，继发同侧结膜或角膜损伤。

◆其他症状

1．膝状神经病节前病变：鼓索神经受累，同侧舌前 2/3 味觉丧失；镫骨肌分支受累，听觉过敏，过度回响。

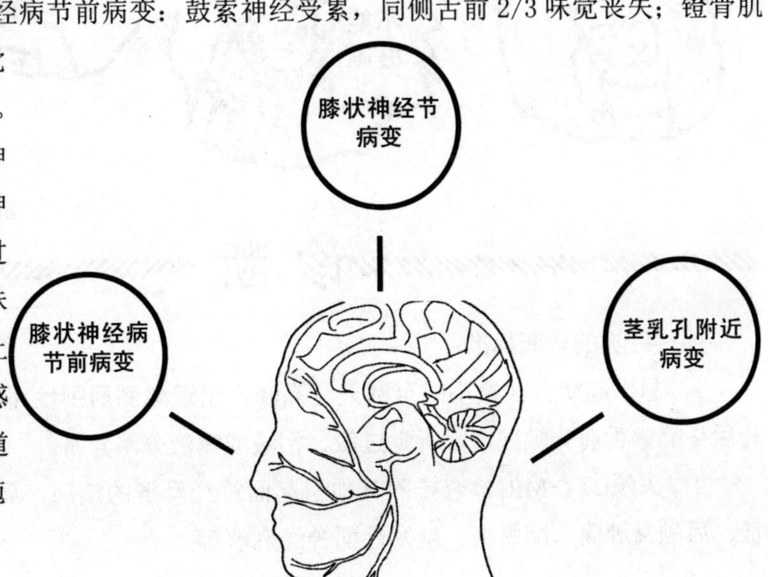

2．膝状神经节病变：面神经麻痹、听觉过敏及舌前 2/3 味觉障碍，再加上耳郭、外耳道感觉迟钝、外耳道和鼓膜上出现疱

疹，称为Hunt综合征。

3．茎乳孔附近病变：典型的周围性面瘫体征和耳后疼痛。

就 医

出现嘴歪、说话漏风、刷牙漏水、不能眨眼、闭眼费力、面部表情丧失、流口水等症状，应及时到正规医疗机构就诊。

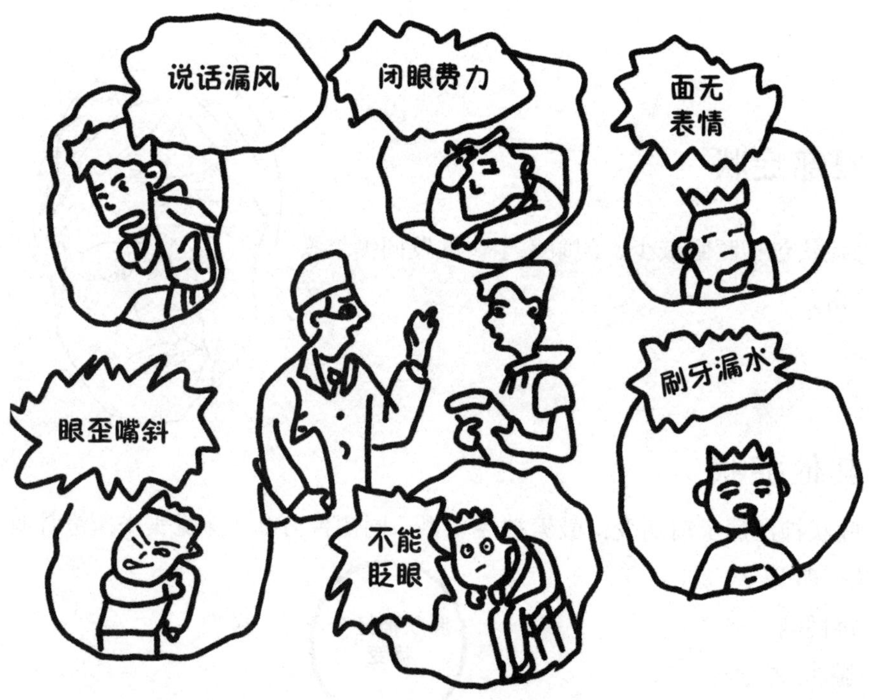

诊 断

面神经炎的诊断标准：

1．急性起病，在数小时至数天达高峰，出现单侧周围性面瘫，伴或不伴有耳后疼痛、舌前味觉减退、听觉过敏、泪液或唾液分泌异常。

2．头颅CT、MRI检查排除其他引起面神经麻痹的疾病，如吉兰-巴雷综合征、后颅窝肿瘤、脑膜炎、继发性面神经麻痹等。

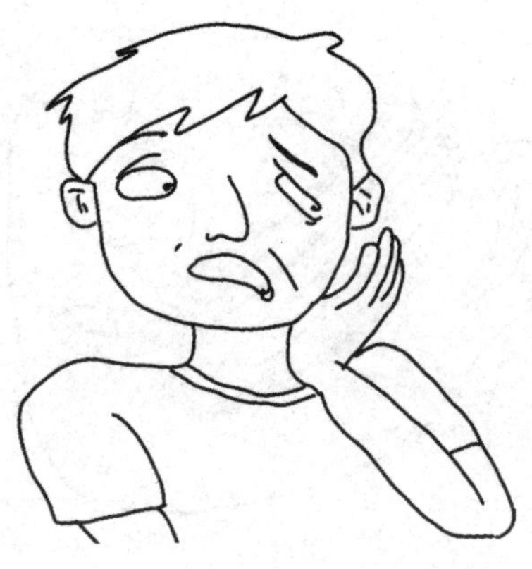

预防治疗

一、内科治疗

对于急性期的患者，可依据情况尽早联合使用抗病毒药和糖皮质激素，可能会有获益，尤其是对于面肌无力严重或完全瘫痪者；但不建议单用抗病毒药治疗。

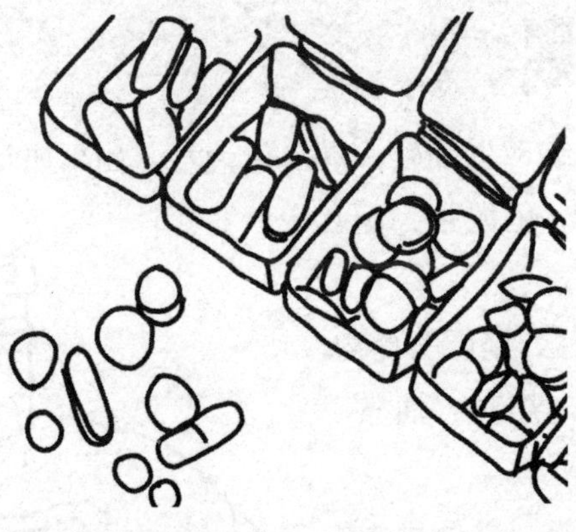

二、外科治疗

手术治疗适用于 6 个月后面神经功能仍无法恢复者，永久性面神经麻痹者。

1．神经吻合术适用于神经无缺损或缺损不大，直接缝合后无显著张力者。

2．神经游离移植术适用于损伤或手术造成面神经部分缺损者。

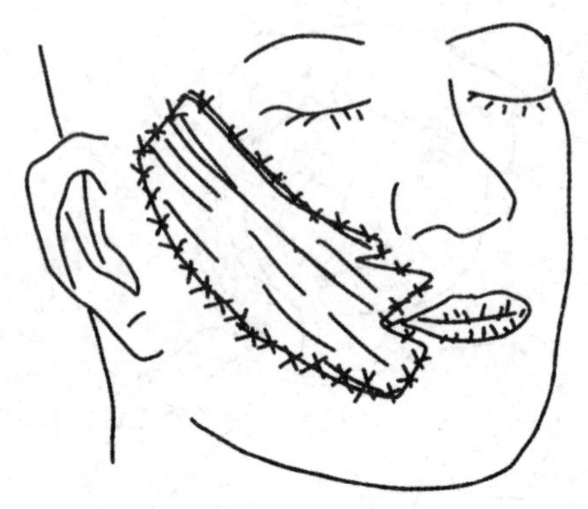

三、日常生活中预防需要注意

面部注意保暖，冬季出门佩戴厚口罩；夏季避免吹风扇、空调等。

避免坚硬的食物，尽可能将食物放在健侧舌后方细嚼慢咽。

日常保养

一、饮食管理

1．清淡饮食，食物应以细软、易消化为主，如牛奶加藕粉、烂粥、面糊，然后逐步过渡到蛋羹、鱼泥粥、面片卧鸡蛋等。

2．忌食辛辣、油腻、坚硬的食物，如生蒜、辣椒、咖喱、炸鸡、油条、肥肉等。

3．肉类优选鱼禽类，并做成肉泥或肉丸。

4．蔬菜、水果等可切碎后烹饪或榨汁饮用，必要时可用吸管辅助进食。

5．适量增加富含B族维生素的食

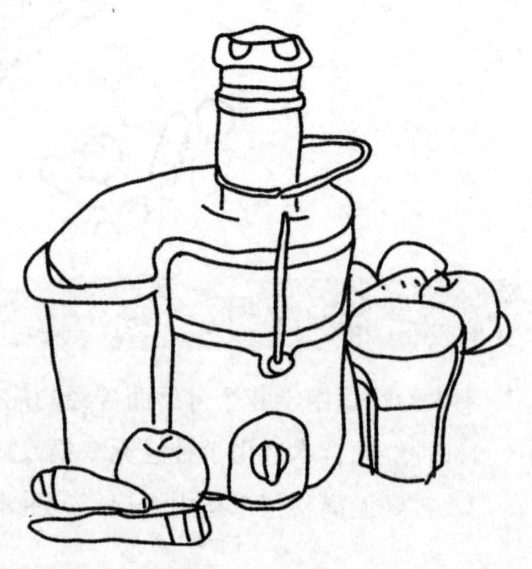

物，如动物内脏、胡萝卜、西兰花等。

6. 食物易滞留在面神经麻痹的一侧，应注意口腔卫生。

7. 戒酒。

二、运动管理

康复训练有助于恢复面部对称性、面部肌肉的自主控制，并抑制异常的联带运动（口眼联带运动）。常用训练方法如下：

1. 按摩瘫痪的面肌，用手掌根部自患侧嘴角向上螺旋式按揉，每次 5 ～ 10 天 /min，每天 2 ～ 3 次，用力应柔软适度。

2. 练习进食、饮水，并尽量保持眼睛睁开。

3. 面对镜子以不同的速度和动作幅度，做抬眉、眨眼、微笑、噘嘴、露齿、鼓腮的动作，每天 2 ～ 3 次，每个动作训练 10 ～ 20 次。

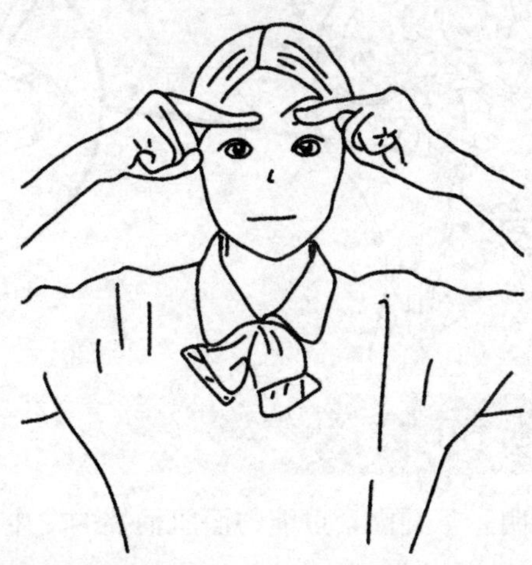

三、情绪管理

患者常突然起病，难免会产生焦虑、恐惧、愤怒、挫折感，家属应多关心患者，耐心对患者进行心理疏导，缓解其紧张情绪。

11 面肌抽搐

面肌抽搐又称半侧面肌痉挛或面肌痉挛，在临床上并不罕见，中老年的常见病，大部分发生在 50 ～ 60 岁。

一、面肌抽搐的发病机制

血管交叉导致的机械性压迫，能将神经纤维挤压在一起，使其髓鞘脱失，导致神经轴突间的动作电流短路现象，此即引起半侧面肌抽搐的病理机制。

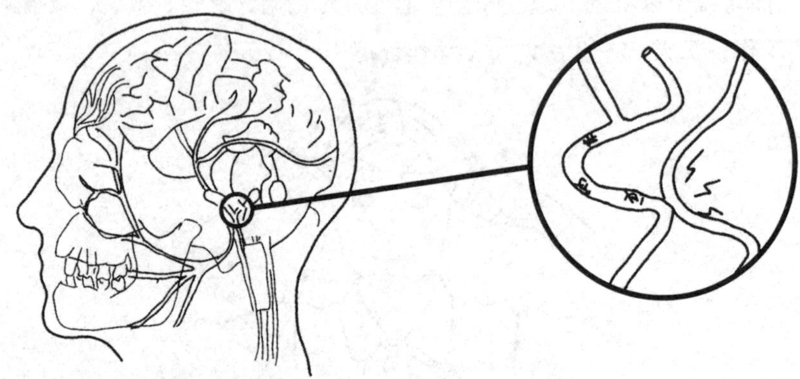

二、面肌抽搐的病因

面肌抽搐的病因不明。下列因素可能与面肌抽搐的发生有关。

◆炎症

少数面肌抽搐患者继发于面神经炎、颅内感染等疾病。

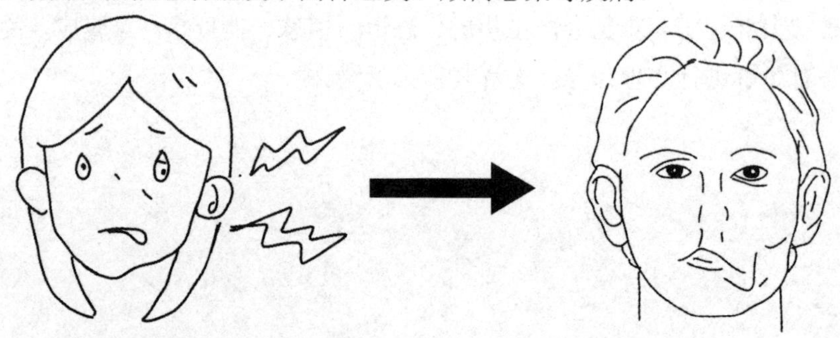

◆面神经受压

面肌抽搐可由异常动脉或静脉、罕见基底动脉瘤、听神经瘤、脑干梗死等压迫面神经所致。

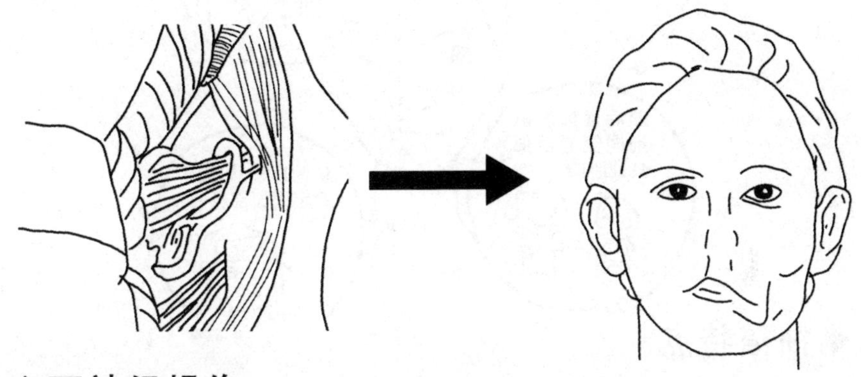

◆面神经损伤

面肌抽搐亦可继发于脱髓鞘病变、多发性硬化等疾病。

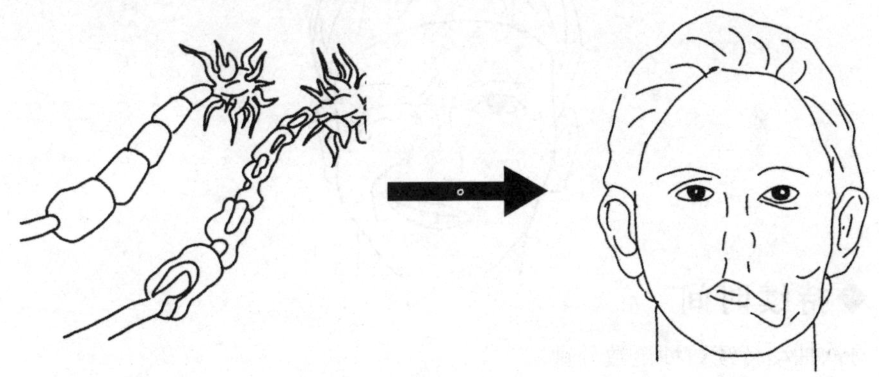

三、面肌抽搐的症状

面肌抽搐主要表现为单侧面部表情肌群阵发性、无痛性不自主抽搐，具体表现如下。

◆发病部位

多由眼轮匝肌的轻微抽动开始，逐渐向口角、整个面肌扩展，严重者可出现睁眼困难、口角㖞斜。多发于一侧，双侧发病者极少见。

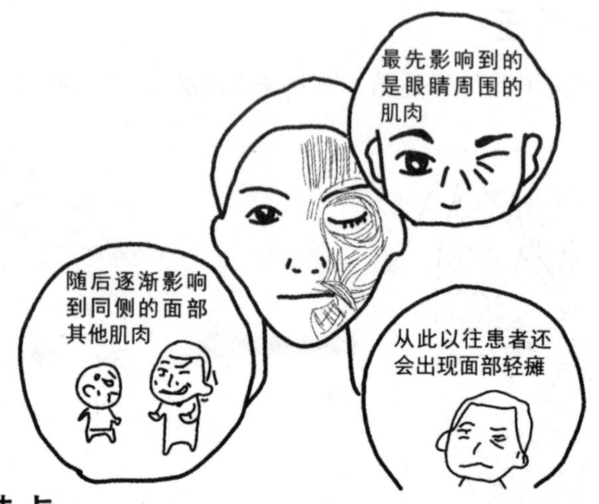

◆抽搐特点

突发、阵发，有节律，无法控制，不伴疼痛。

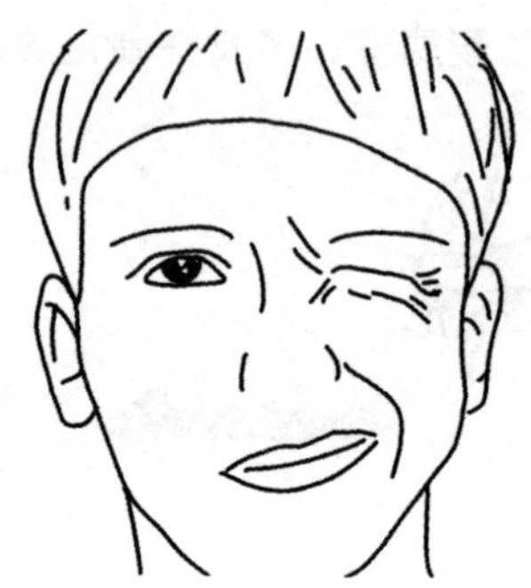

◆持续时间

每次抽动持续数秒至数分钟。

◆影响因素

精神紧张、疲劳、用力闭眼或鼓腮时加重，睡眠时消失。

就 医

出现一侧眼睑跳动、睁眼困难、口角肌肉震颤等症状，应及时到正规医疗机构就诊。

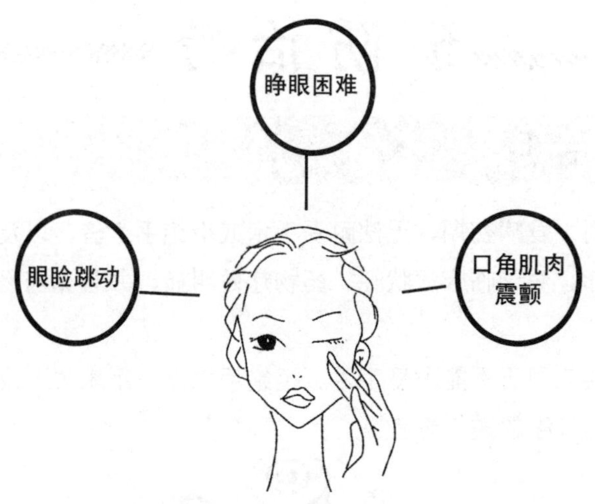

诊 断

面肌抽搐的诊断要点：

1. 中年以后发病。
2. 有面肌抽搐为快速阵发性抽搐动作的特征性表现。
3. 神经系统检查无阳性体征。
4. 脑电图正常。
5. 肌电图可见有肌纤维颤动和肌束纤颤波。

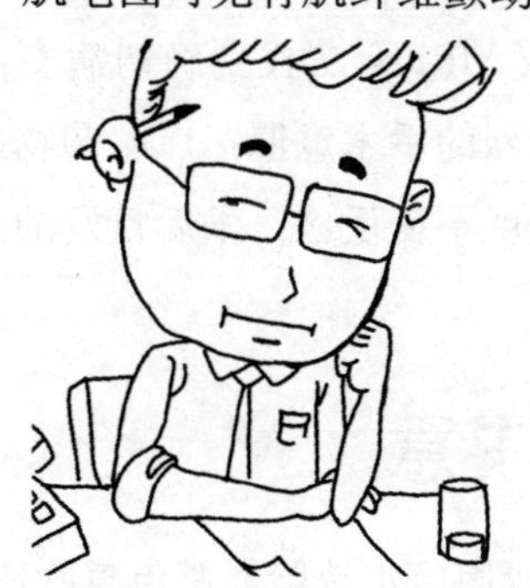

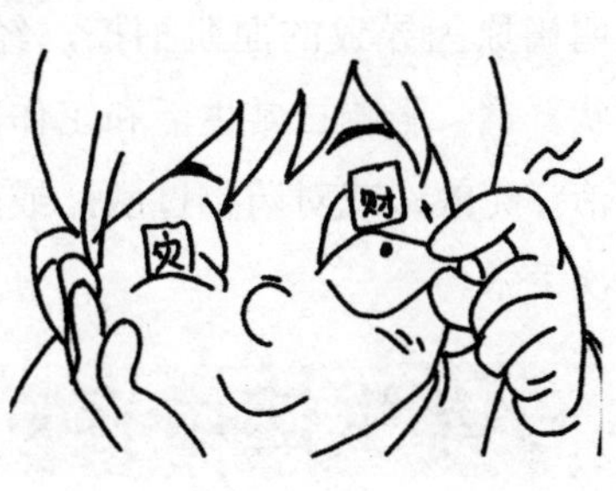

预防治疗

一、内科治疗

口服药物常用于发病初期、无法耐受手术或拒绝手术者，以及术后症状不能缓解者的辅助治疗。对于临床症状轻、药物疗效明显，并且无药物不良反应的患者可长期应用。

注射药物主要应用于不能耐受手术、拒绝手术以及手术失败或术后复发、药物治疗无效或药物过敏的成年患者。

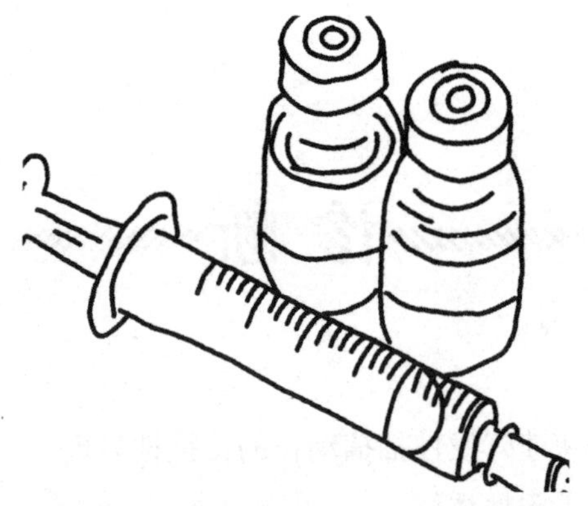

二、外科治疗

无明确原因导致的面肌抽搐，经头颅 CT 或 MRI 无法找到确切病变；面肌抽搐症状严重，影响日常生活和工作，患者有强烈的手术意愿；口服药物或肉毒素注射治疗无效，或对药物过敏，或药物治疗出现不良反应；术后复发的患者，都可再次手术。

三、日常生活中预防需要注意

1. 注意面部保暖，外出时可佩戴口罩。不要用冷水洗脸，避免直吹冷风。

2. 发病期间注意休息，避免劳累，确保充足的睡眠和休息，以减轻体力消耗，促进恢复。

3. 症状好转后，可先从散步等低强度运动开始，逐渐恢复正常活动。

4. 戒烟。

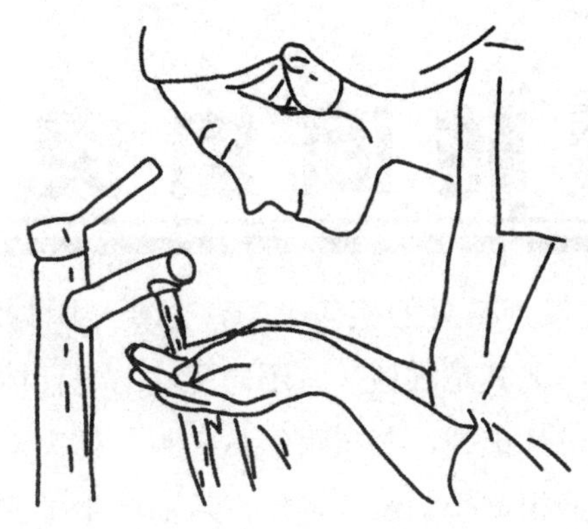

日常保养

一、饮食管理

日常饮食方面，注意均衡营养，确保蛋白质、维生素等营养素的摄入。

二、运动管理

适当运动，提高身体素质和抵抗力。生活有规律，劳逸结合，避免过度劳累。

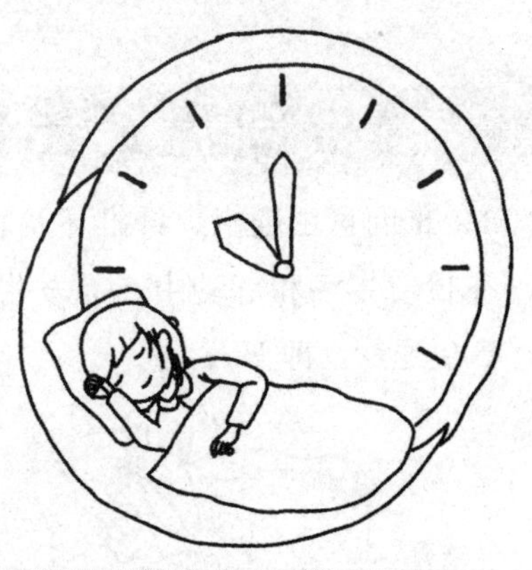

三、情绪管理

本病病程长，反复发作，易影响日常生活，因而患者易产生焦虑、紧张、自卑等心理。应鼓励患者保持乐观的态度，消除紧张不良情绪，树立治病的信心，积极配合治疗。

12 腰椎间盘突出症

腰椎间盘突出症是较为常见的疾病之一，主要是因为腰椎间盘各部分（髓核、纤维环及软骨板），尤其是髓核，有不同程度的退行性改变后，在外力因素的作用下，椎间盘的纤维环破裂，髓核组织从破裂之处突出（或脱出）于后方或椎管内，导致相邻脊神经根遭受刺激或压迫，从而产生腰部疼痛，一侧下肢或双下肢麻木、疼痛等一系列临床症状。腰椎间盘突出症以腰4～5、腰5～骶1发病率最高，约占95%。

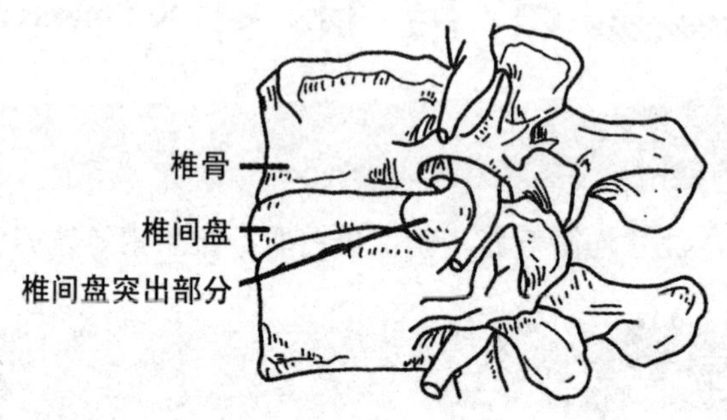

一、腰椎间盘突出症的发病机制

1. 椎间盘由髓核、纤维环及软骨板构成，由于椎间盘承受躯干及上肢的重量，在日常生活和劳动中，易发生劳损。同时，随着年龄的增长，椎间盘会老化，产生退行性改变。

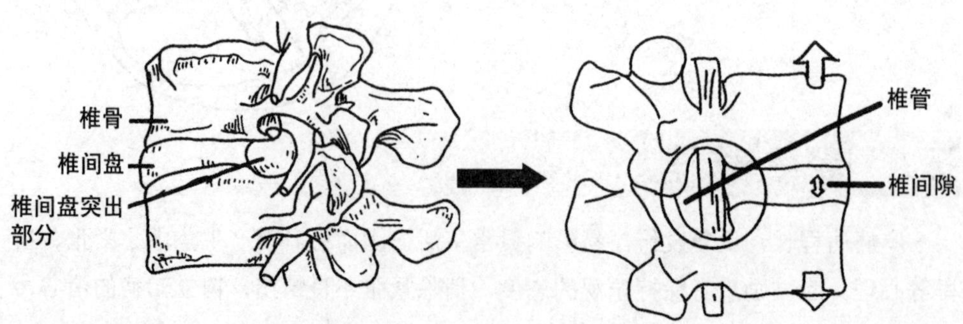

2．椎间盘发生退行性改变后，加上慢性的劳损、外力的作用，椎间盘可出现破裂，髓核、纤维环甚至软骨板向后突出，发生腰椎间盘突出。

3．突入椎管的髓核压迫神经根会出现腰腿痛症状。同时，突出的髓核作为生物化学与免疫学中的刺激物，引起周围组织及神经根的炎症反应，也可引起患者临床症状。

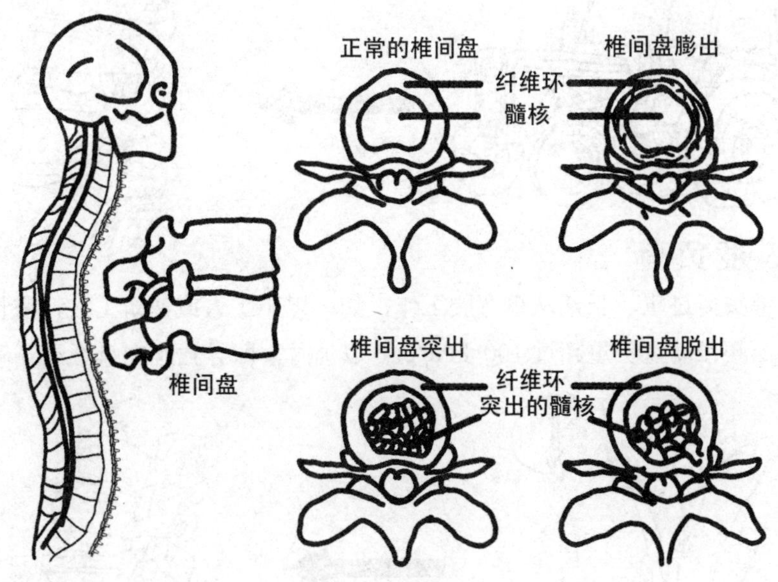

二、腰椎间盘突出症的病因

◆椎间盘的退行性改变

椎间盘缺乏血液供给，修复能量较弱，日常生活中椎间盘受到各方面的挤压，牵拉和扭转作用，易使椎间盘髓核、纤维环、软骨板逐渐老化，导致纤维环易于破裂，而致椎间盘突出。

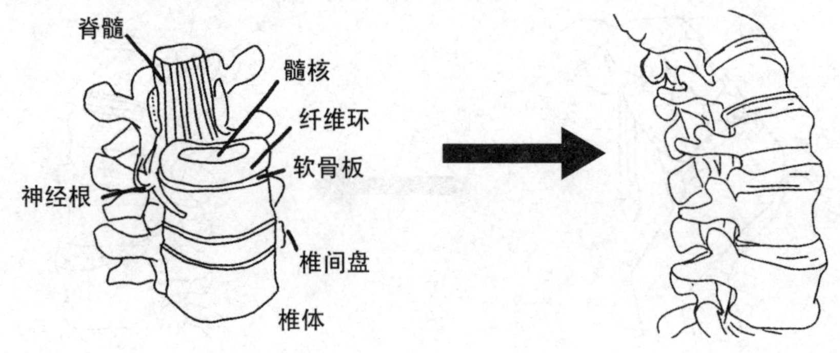

◆长期震动

汽车和拖拉机驾驶员在驾驶过程中，长期处于坐位及颠簸状态时，腰椎间盘承受的压力过大，可导致椎间盘退变和突出。同时震动亦影响椎间盘营养，对微血管的影响均可加速椎间盘突出。

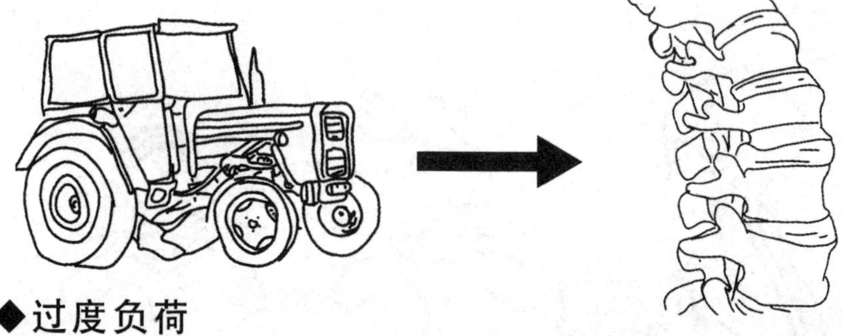

◆过度负荷

当腰部负荷过重，长期从事弯腰工作，如：煤矿工人或建筑工人，需长期弯腰取重物，腰椎间盘负重超过 100 kPa/cm^2 以上时，即导致椎间盘纤维环破裂。

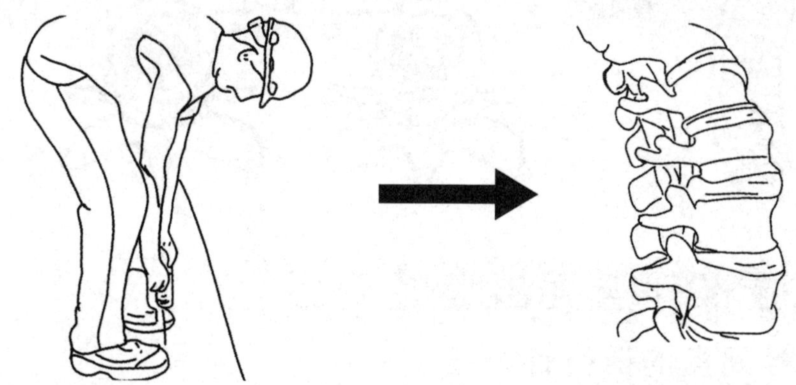

◆外伤

由于腰椎排列呈生理前凸，椎间盘前厚后薄，当患者在腰部损伤、跌伤、闪腰等时，椎间盘髓核向后移动，而致椎间盘向后突出。

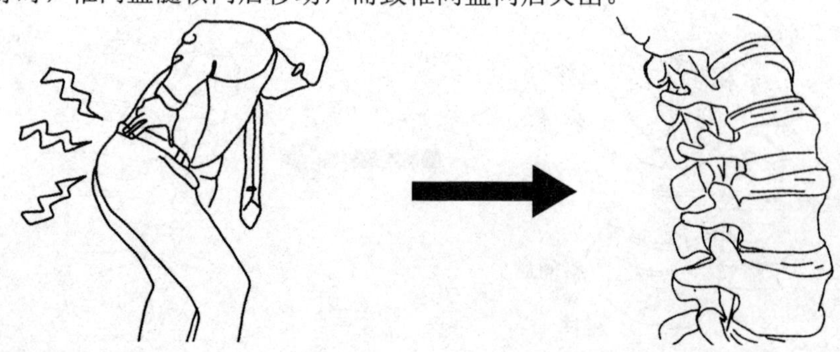

◆腰椎穿刺

早在 1935 年就有发现腰椎穿刺后椎间隙变窄及椎间盘突出的报道。

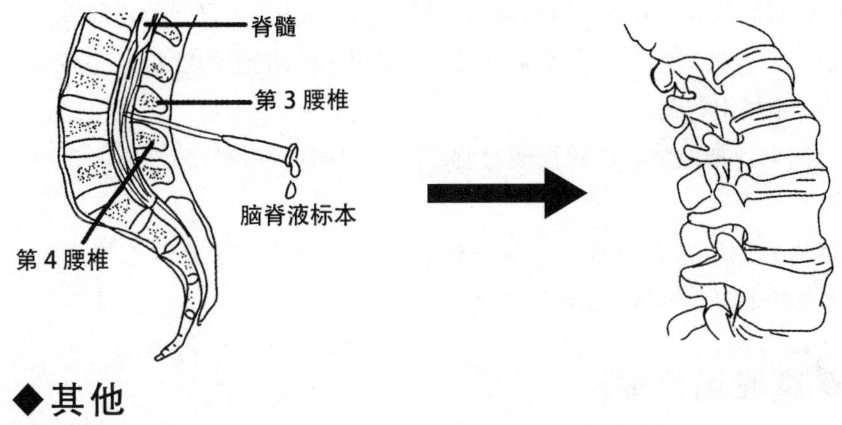

◆其他

其他原因包括年龄、身高、遗传、妊娠等方面。

三、腰椎间盘突出症的部位与症状

◆腰痛

腰痛是腰椎间盘突出症最常见的症状，也是最早期的症状。95%以上患者都有这种症状。腰痛可出现在腿痛前，此类病例占多数，亦可在腿痛出现同时或之后腰痛减轻，持续性腰背钝痛为多见，此类疼痛感觉部位较深，定位不准确，是一种局限性或广泛性疼痛。平卧减轻，站立或过劳后加剧（与腰肌劳损不同）。

一部分患者为痉挛性剧痛，难以忍受。类似绞痛样，可持续数天乃至数周（与椎管狭窄不同），此类一般发病较急。一部分患者腰痛出现在明确的腰部外伤后的当时、数天后、数月后乃至年余，一部分患者腰痛可不明原因突然发生。

◆坐骨神经痛

由于95%的腰椎间盘突出症发生于腰4～5、腰5～骶1椎间隙，故下肢放射痛占80%，其中后型（椎管型）可占95%。下肢放射痛分刺痛和电击样剧痛两种，前者多见。疼痛多为一侧性，极少数（中央型、中央旁型）表现为双下肢痛，疼痛可因咳嗽、打喷嚏而加重。坐骨神经痛多为逐渐发生，且多起于臀部，逐渐下行放射。少数病例可出现由下向上放射痛。但放射部位则是根据腰椎间盘突出的部位而定：

腰5～骶1椎间盘突出，放射痛经大腿后腘窝到小腿后侧方、踝部及小趾。腰4～腰5椎间盘突出，放射痛经大腿外后侧，腘窝到小腿外方，足背及踇趾。腰3～腰4椎间盘突出，放射痛经大腿前方下行至小腿内前方及足背内前方。

上一节腰椎间盘突出可有下一节以下腰椎间盘突出的症状。这与突出的位置偏外或稍居中有关。

一侧坐骨神经痛可以转换到对侧。腰、腿痛可以是持续性的，也可以是间歇性的。

疼痛的性质常为麻痛，针刺样痛，或烧灼样痛，重者似刀割样痛，严重者，患者常采取各种体位试图减轻痛苦。

◆腹股沟区痛

高位腰椎间盘突出症时，突出的椎间盘可压迫腰1、腰2、腰3神经根，导致其支配区域的腹股沟区痛。此外，低位椎间盘突出症亦可引起腹股沟或会阴区痛。这种疼痛多为牵掣痛。

◆间歇性跛行

患者步行距离的增加下肢疼痛，麻木或无力，停步休息或弯腰、下蹲，症状减轻或缓解。步行的距离为数十米或数百米出现椎间盘突出继发腰椎管狭窄，对伴有先天性发育性椎管狭窄（矢径小者），脱出的髓核更加重了椎管狭窄程度，以致诱发本症状。

◆肌肉瘫痪或肌力减弱

肌肉瘫痪出现于神经根受压迫严重时；肌力减弱较为多见，皆与神经分布区域有关。

◆麻木

部分腰间盘突出症患者无下肢疼痛而仅仅出现肢体麻木，麻木区域仍按神经受累区分布。

◆马尾综合征

马尾综合征主要见于中央型及中央旁型腰椎间盘突出症，临床少见。有巨大突出时可压迫附近平面以下的马尾神经，出现双侧严重坐骨神经痛，会阴麻木，排便排尿不利，女性患者可有假性尿失禁，男性患者出现阳痿。

◆其他

亦有报道腰椎间突出症患者出现患肢尾骨痛、发凉，小腿水肿、足下垂等。

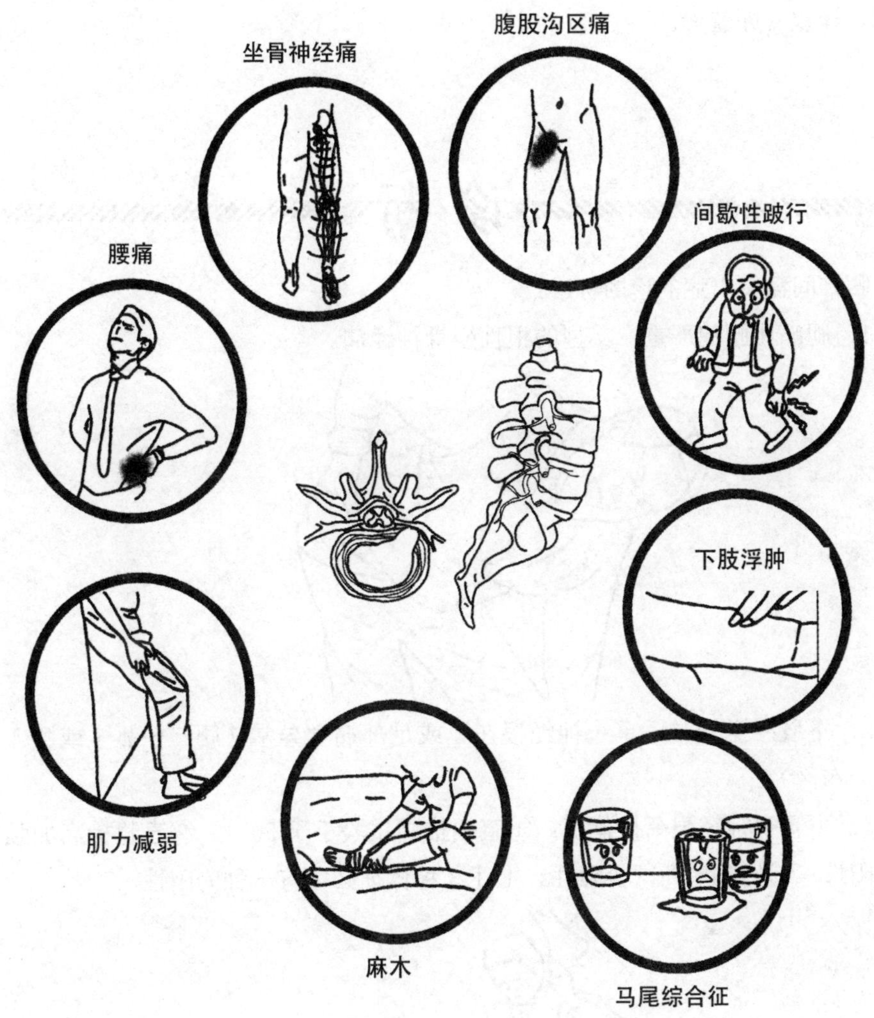

就 医

1. 若是经常感到持续性的腰背部钝痛或痉挛样剧痛，臀后部、下肢的疼痛、麻木，或是走路有踩棉花的感觉，建议及时就诊。

2．如果在重体力劳动后，或在机械牵引和手法“复位”后，突然产生剧烈的腰骶部疼痛，单侧或双侧大腿后侧疼痛，会阴区麻木，排便、排尿无力或不能控制，建议立即就诊。

诊 断

腰椎间盘突出症的诊断标准：

1．腿痛比腰痛严重，典型的根性坐骨神经痛。

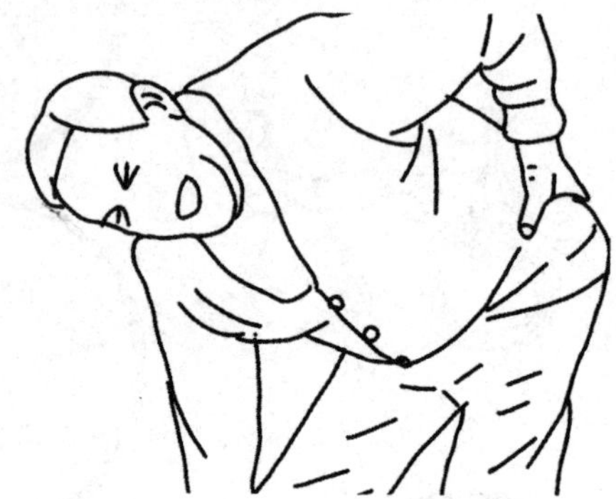

2．下肢感觉异常，单一神经根在腿或足部痛觉异常（腰 5 ～骶 1 或腰 4 神经根分布区）。

3．下腰脊神经根牵扯体征：①直腿抬高试验小于 50°。②直腿抬高加强试验为阳性。③健肢抬高试验阳性。上述 3 种体征必须有一种为阳性。

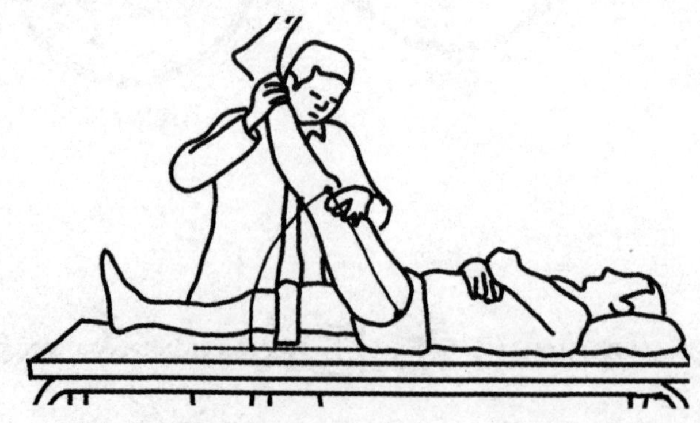

4．神经学物理检查中肌萎缩、肌无力、感觉异常及反射改变4种有2种呈阳性。

5．脊髓造影、腰椎间盘CT平扫或腰椎磁共振检查为阳性结果并与受累神经根的临床症状和体征相符合。

上述5个标准均为阳性，才能做出腰椎间盘突出症诊断。

预 防 治 疗

一、内科治疗

在无禁忌证情况下，首先考虑非甾体消炎镇痛药，如布洛芬缓释胶囊、美洛昔康等。伴有肌肉痉挛者可使用肌肉松弛药。如果存在神经水肿时可使用甘露醇等脱水药。

二、外科治疗

腰椎间盘突出症的手术原则是严格无菌操作，尽可能保留不必去除的骨结构和软组织结构，以最小的创伤达到足够的显露，仔细彻底地去除病变组织，达到治疗目的。传统的椎间盘摘除术有开窗法、半椎板切除和全椎板切除等方法。

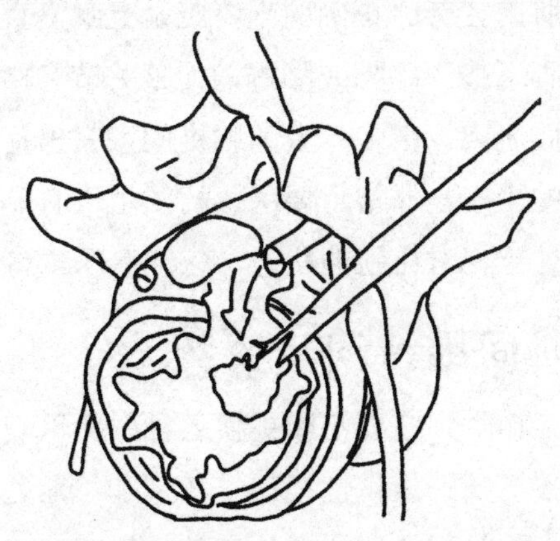

三、日常生活中预防需要注意

◆避免穿高跟鞋、低腰裤及久坐沙发

椎间盘突出患者避免穿高跟鞋，中跟鞋和坡跟鞋的作用也会引起重心前移，容易导致脊柱弯曲加大，这与高跟鞋相比只是程度的问题。患有腰椎间盘突出症的人群首先要注意改变生活方式，不适宜穿带跟的鞋，建议穿鞋跟不超过 5 cm 的鞋子。

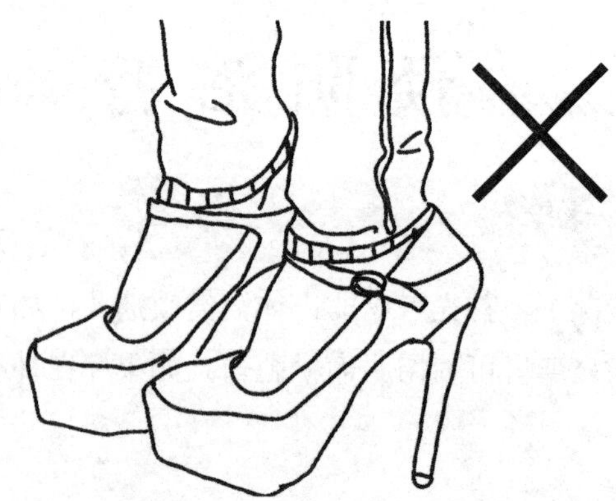

◆采取正确的坐、立、站姿维持腰椎生理平衡

正确的站立姿势应该是两眼平视，挺胸，直腰，两腿直立，两足距离约与骨盆宽度相同，这样全身重力均匀地从脊柱、骨盆传向下肢，再由两下肢传至足，做到真正的“脚踏实地”。站立不应太久，应适当进行原地活动，尤其是腰背部活动以解除腰背部肌肉疲劳。正确的坐姿应是上身挺直，收腹，双腿膝盖并拢，如有条件，可在双脚下垫一踏脚或脚蹬，使膝关节略微高出髋部。久坐之后也应活动一下，松弛下肢肌肉。很多患者的腰椎间盘突出症是久坐及不良的坐姿所引起的，因此，正确的坐姿是非常重要的。椅子由于有靠背，可以承担躯体的部分重力，使腰背肌肉处于相对松弛的状态，应注意尽量将腰背部贴紧椅背。

◆避免长时间维持同一姿势

人在完成各种工作时，需要不断更换各种姿势以缓解腰部压力，如长期处于某一姿势不变可导致局部的累积性损伤。特别是长期处于不良姿势更容易诱发本病。工作强度大，工作时不能保持脊柱有效的生理曲度，易造成腰背肌肉长期僵硬、痉挛，腰椎间盘负荷增加。要注意提醒自己改变调整姿势体位，可以在长时间工作时穿插简短放松运动。

◆防止便秘，避免猛烈打喷嚏、剧烈咳嗽等增加腹压的因素

◆注意腰部保暖，避免受寒

适当佩戴护腰对腰椎间盘突出症患者来说，主要目的是制动，就是限制腰椎的屈曲伸展等运动，特别是协助腰背肌限制一些不必要的前屈动作，以保证损伤的腰椎间盘可以充分休息。另外，腰部受寒、受潮很容易让腰椎间盘症状加重或复发，患者可以选择既制动又保暖、透气、不积汗的高性能康复护腰来保护腰部。生理曲度，易造成腰背肌肉长期僵硬、痉挛，腰椎间盘负荷增加。要注意提醒自己改变调整姿势体位，可以在长时间工作时穿插简短放松运动。

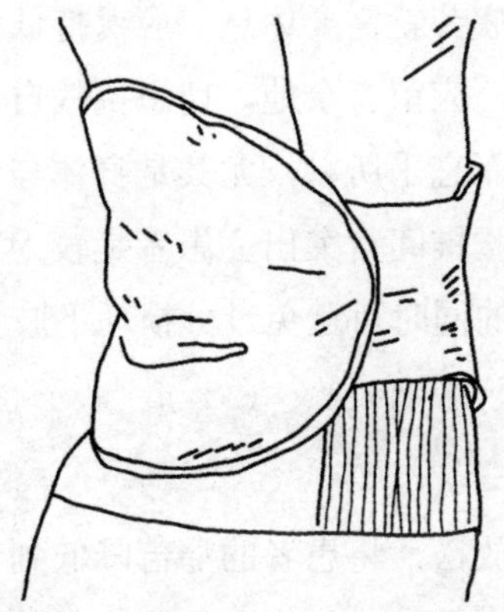

◆注意卧具和卧位，避免过分柔软的卧具

过软的床铺在人体重量压迫下可形成中间低、四边高的形状，很容易影响腰椎的生理曲线，使椎间盘受力不均。因此，从治疗腰椎间盘突出症的角度出发，日常生活中应多睡硬板床，睡硬板床可以减少椎间盘承受的压力。过去认为选用木板床较为合适，现在则质地较硬的棕垫或席梦思也可满足要求，一般使用时应将被褥铺垫得松软合适，以求最大程度上维持腰椎的平衡状态。人的睡眠姿势大致可分为仰卧、侧卧和俯卧。仰卧时，只要卧具合适，四肢保持自然伸展，脊柱曲度变化不大。侧卧一般不必过于讲究左侧还是右侧卧位，因为人在睡眠中为了求得较舒适的体位，总要不断翻身。俯卧位时胸部受压，腰椎前凸增大，最容易产生不适感。所以，一般以采取仰卧位和侧卧位为宜。

日常保养

一、饮食管理

尽量少吃肉及脂肪含量较高的食物，因其易引起大便干燥，排便用力而导致病情加重。可多摄入蔬菜、水果等粗纤维食物，改善排便情况。

二、运动管理

功能锻炼对腰间盘突出患者非常重要，而且是必不可少的，但功能锻炼也须注意不要过量运动，感到疲劳就需要休息，应保持低强度的温和锻炼。根据自己的身体情况制订锻炼计划，应留有余地，切忌挑战自己的极限，不要做高强度的剧烈运动，避免一时兴起而忘乎所以，尤其是身体与他人接触的竞技项目尽量不要参与。一般来说游泳对腰椎间盘突出症患者是较为适宜的运动，在锻炼躯干及四肢肌肉力量和心肺功能的同时可避免过分损耗下肢负重关节。

三、情绪管理

力争做到使患者身心放松，将患者的痛苦降低到最低限度；同时把可能出现的反应表现及时告知每位患者，避免患者将治疗后的反应误解为病情加重，造成不必要的心理负担。

13 坐骨神经痛

坐骨神经痛是多种病因引起的，沿着坐骨神经通路及其分布区域的疼痛综合征。

一、坐骨神经痛的发病机制

坐骨神经痛的发病机制与神经根和感觉神经节的受压有关，也可与局部刺激、神经损伤等有关。

◆压迫

由椎间盘突出、椎管内肿瘤、椎管狭窄等脊柱病变，造成坐骨神经受压，导致坐骨神经痛。

研究显示，90%以上坐骨神经痛是由腰椎间盘突出引起的。

坐骨神经从梨状肌下延伸到臀部以下，跑步拉伸或前屈使梨状肌受损时，可压迫坐骨神经，引起坐骨神经痛。

女性孕后期，膨大的子宫可能会压迫坐骨神经，引起孕妇腰臀部和下肢疼痛。

◆刺激

炎症刺激：如髋关节炎、腰椎脊柱炎、脊髓炎、子宫附件炎等局部炎症，可累及坐骨神经，引起神经炎，导致坐骨神经痛。

物理刺激：子宫内膜沉积在近端神经可造成月经性坐骨神经痛。

◆损伤

骨盆骨折、腘绳肌近端损伤、神经过度牵拉、肌肉血肿或肌腱损伤，可引起坐骨神经损伤，引起严重的坐骨神经痛。

◆其他

腰骶部皮肤带状疱疹暴发前的几天，可产生坐骨神经痛，具体机制尚不清楚。

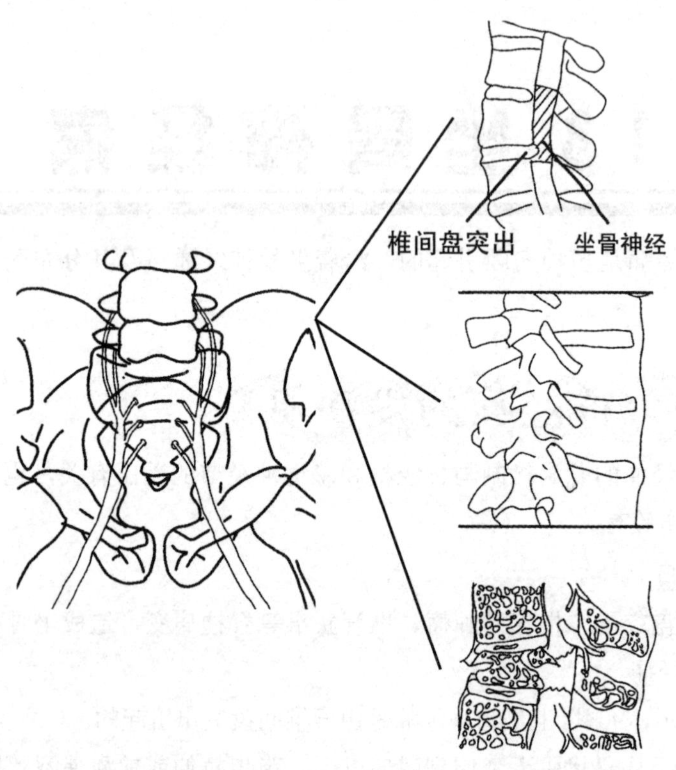

二、坐骨神经痛的病因

◆原发性坐骨神经痛

原发性坐骨神经痛多因感染或中毒等直接损害坐骨神经所致，以单侧发病比较多见。主要发病原因为寒冷、潮湿及扁桃体炎、前列腺炎、牙龈炎、鼻窦炎等其他炎症病灶感染，有的同时伴发肌炎和肌纤维组织炎。

◆继发性坐骨神经痛

继发性坐骨神经痛是由坐骨神经通路的周围组织病变刺激、压迫或破坏该神经引起，可单侧也可以双侧发病。根据受压部位可出现沿坐骨神经走向的放射性疼痛，也可发生某一阶段的坐骨神经痛。在临床上，绝大多数是继发性坐骨神经痛，原发性坐骨神经痛极少见。

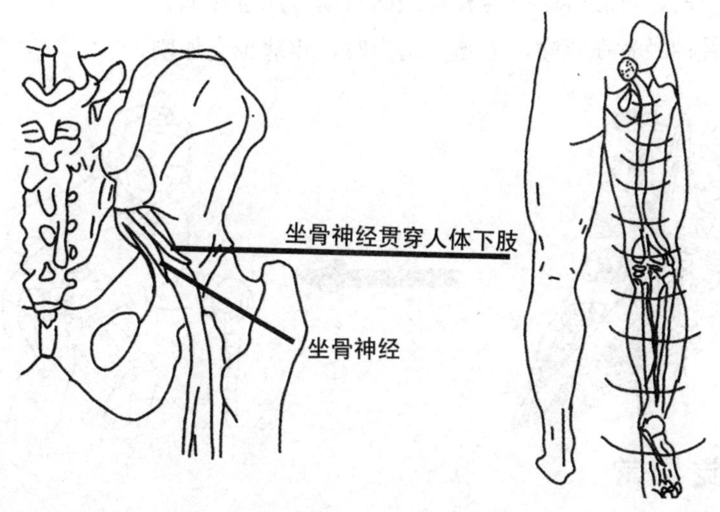

三、坐骨神经痛的先兆症状

下肢偶尔痛，伴有腰痛，间歇性的疼痛可从腰部沿臀部，大腿后侧，小腿外侧直至足跟足背处，呈持续性，烧灼或钻刺样疼痛，夜间患者经常失眠，腿部很麻。

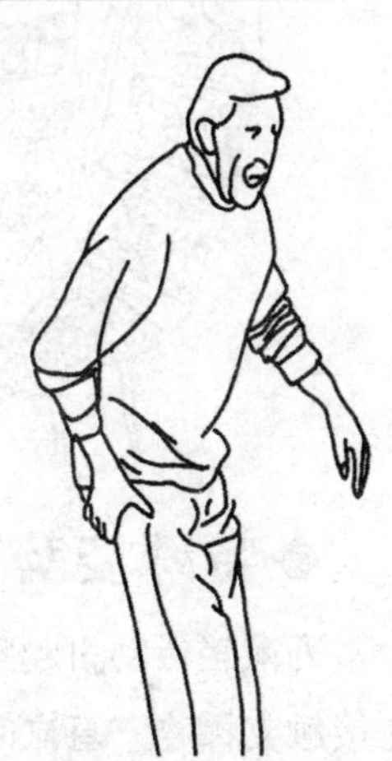

四、坐骨神经痛的部位与症状

◆疼痛

坐骨神经痛多发生于单侧。

典型症状是沿着坐骨神经走行区域出现放射性疼痛，即疼痛由腰部、臀部向大退后侧、小腿后外侧及足外侧放射。

疼痛常为持续性钝痛，会阵发性加重；也可能为电击、刀割或烧灼样疼痛。

行走、下蹲、弯腰等牵拉坐骨神经的活动可加重疼痛。

根性坐骨神经者在咳嗽、喷嚏、用力时，疼痛也会加剧。

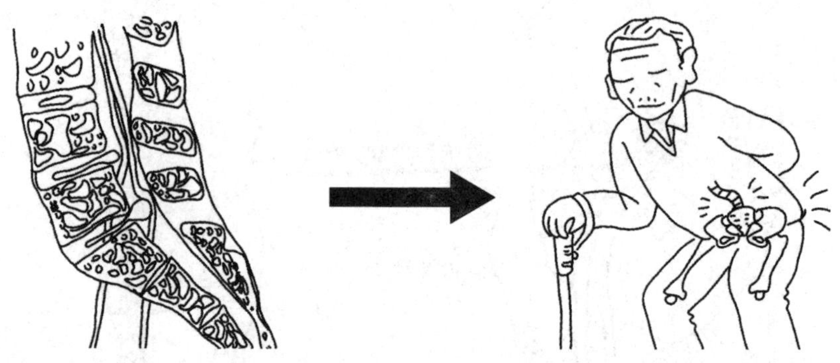

◆感觉异常

小腿后外侧和足背部，出现感觉减退及感觉异常。

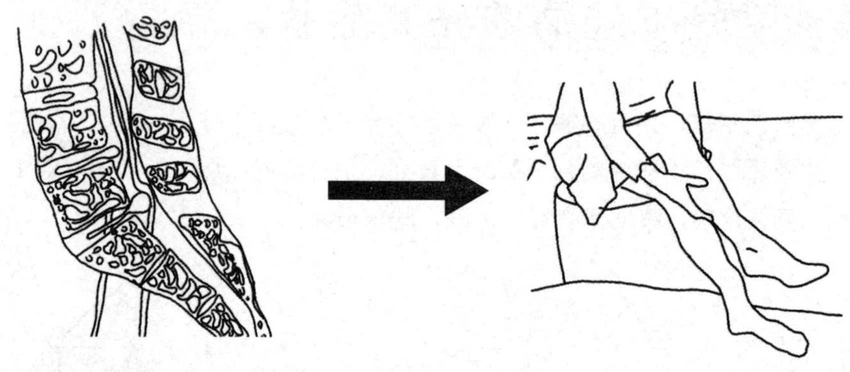

◆特殊姿势

为减轻活动引起疼痛或疼痛加剧，常出现睡眠时卧向健侧，坐下时健侧臀部先接触支撑物，直立时身体重心移向健侧等特殊姿势。

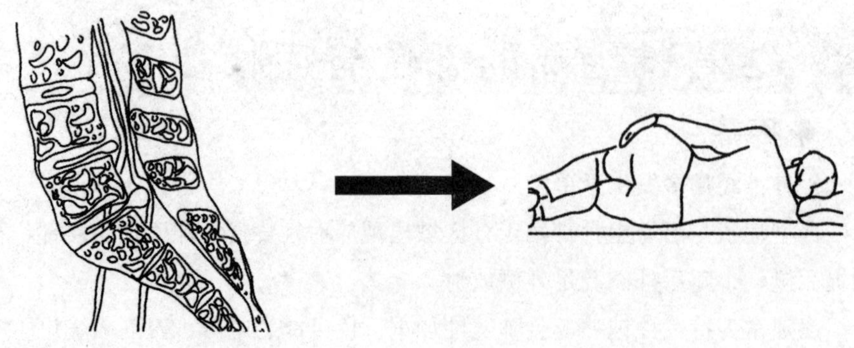

◆运动功能障碍

可出现足和足趾运动功能障碍，患病时间长者还可出现小腿后外侧、足部肌肉萎缩，出现跛行（走路一瘸一拐）等症状。

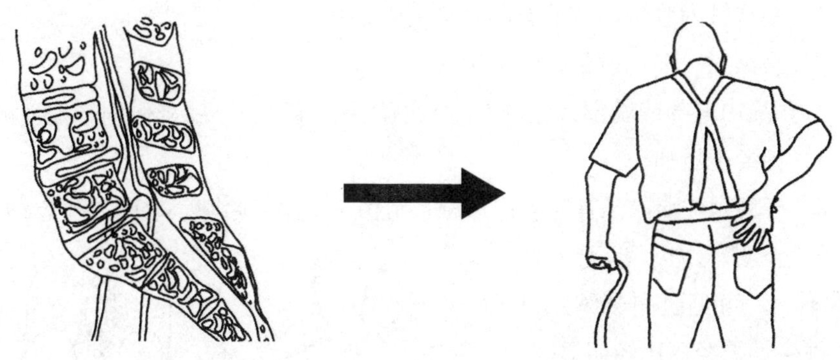

就 医

◆及时就医

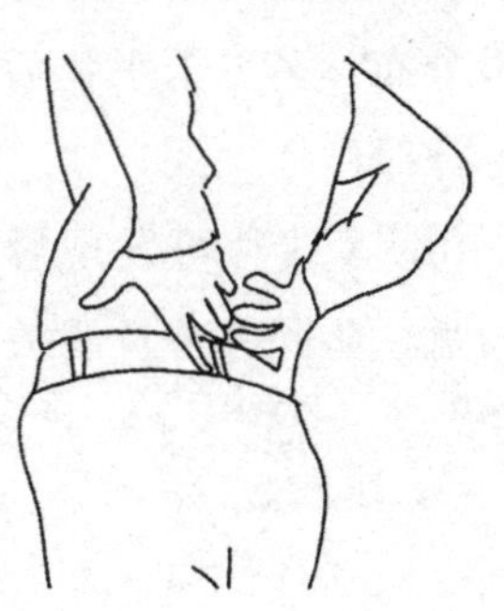

若出现以下症状时，建议及时就医：

1. 明显的腰臀部、下肢疼痛，疼痛区域分布明确，且疼痛会因行走等活动加重。

2. 疼痛持续时间超过 7 天 。

3. 通过休息不能缓解疼痛。

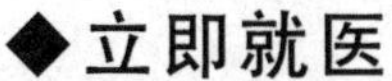

◆立即就医

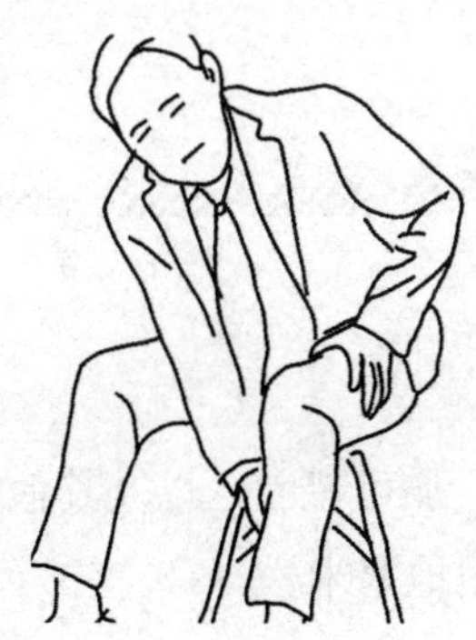

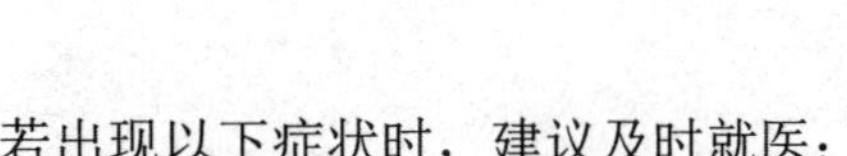

若出现以下症状时，建议及时就医：

1. 发生坠落、交通事故等创伤后，出现腰臀部、腿部疼痛。

2. 腰臀部、腿部突然产生剧烈疼痛、麻木无力的症状。

诊断

坐骨神经痛患者的诊断要点：

1．起病较为缓慢，有的有腰背部受伤病史。

2．腱反射：踝反射常减低或消失。

3.疼痛由臀部或髋部开始，向下沿大腿后侧、腘窝、小腿外侧向远端放射扩散。

4．神经干压痛。

5．疼痛为钝痛，伴有针刺样加剧，常由于咳嗽、喷嚏、弯腰等使疼痛加重。

6．下肢无力：肌无力症轻重不一，可见肌肉萎缩，以继发性坐骨神经痛比较明显。

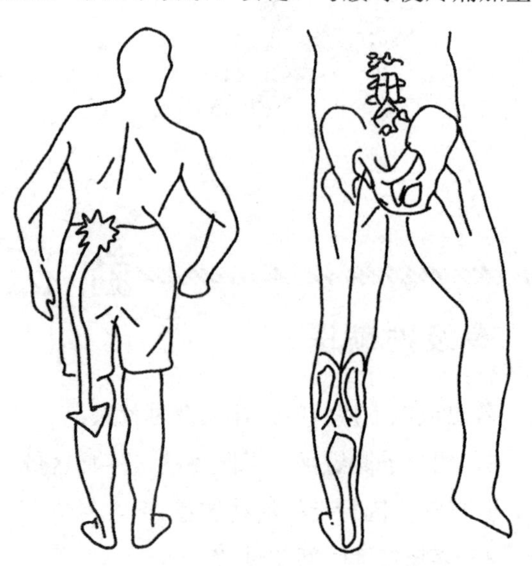

7．在股后、腘窝、腓骨小头、腓肠肌等部位有压痛。

8．原发病其他体征。

9．感觉障碍：按受累神经根分布，多见于小腿后外侧和足背部。

10．X线片可发现脊柱、椎间盘、骶髁关节及髁关节的病变。

预防治疗

一、内科治疗

对症治疗，疼痛可用对乙酰氨基酚（扑热息痛）加可待因，以及其他非甾体镇痛药，如异丁苯乙酸、萘普生等。严重病例可应用地塞米松。

二、外科治疗

如果经过正规的保守治疗无效，严重影响生活质量或已经出现马尾综合征的患者建议积极手术治疗。通常针对原发病进行治疗，包括腰椎间盘突出症、腰椎管狭窄症等。在国内开展相关治疗应严格规范手术的适应证，权衡利弊，保障治疗效果的同时，降低手术长、短期并发症发生的风险。

三、日常生活中预防需要注意

1．尽可能避免便秘、咳嗽等，以免引起腹压升高，累及坐骨神经。

2．注意保暖，根据天气变化，及时添加衣物，避免受寒，不可以穿潮湿衣物。

3．改变不良习惯，不可久坐，同时也不要长时间保持一个姿势，多卧床休息。

4．佩戴腰围等腰部支具，或在座椅上加腰部靠垫等，以加强对腰部保护，在一定程度上可缓解疼痛。

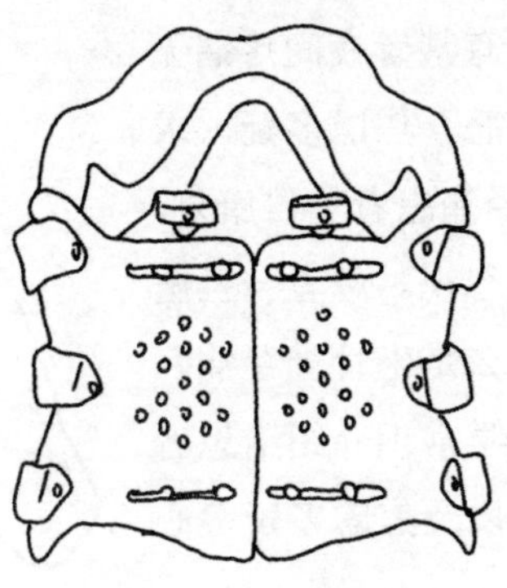

日常保养

一、饮食管理

1．饮食宜清淡（少油、少盐、少糖），避免食用辣椒、花椒、咖啡、咖喱等辛辣刺激性食物，避免加重不适。

2．多吃燕麦等富含B族维生素食物，有营养神经作用，有助于缓解疼痛。

3．建议肉类优先食用鱼禽类，减少猪肉、牛肉等红肉的摄入，可适量食用深海鱼补充ω－3脂肪酸，有助于缓解炎症与疼痛。

4．适当食用高纤维素食物，如芹菜、红薯等，预防便秘。

5．疼痛发作时严禁饮酒，缓解期建议少喝或不喝酒。

二、运动管理

1．适当锻炼，可平躺在床上进行空蹬自行车等练习，但应尽量避免快速转体等动作。

2．适当的跑步有助于减轻疼痛，剧烈的运动可会加重病情。

3．避免肩扛、搬运或提重物，以及频繁弯腰等，以缓解疼痛。

三、情绪管理

坐骨神经痛患者发病时，常由于疼痛难忍，而不能安心工作或学习，更有甚者夜间疼痛无法入睡。此时患者多烦躁易怒，焦虑多疑，求愈心切。为了能够使坐骨神经痛患者早日康复，故而对患者的心理护理不容忽视。患者一旦出现上述心理状态，应当将什么是坐骨神经痛，得了坐骨神经痛怎么办的医学常识介绍给患者听，以期达到消除烦躁易怒以及焦虑多疑等心理，争取早日康复。

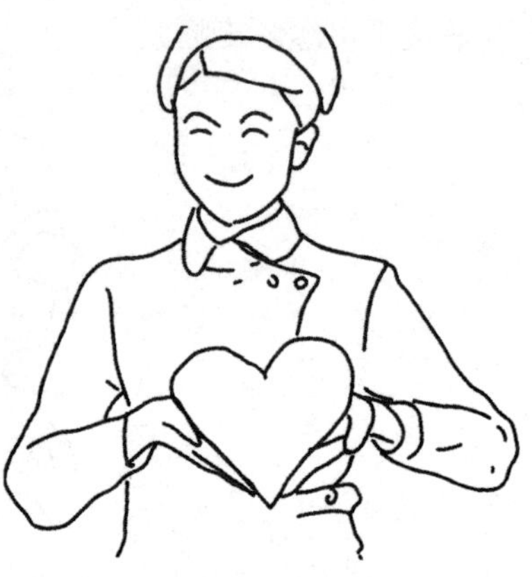

14 帕金森病

帕金森病又称震颤麻痹，是一种运动障碍性疾病，是神经系统的一种缓慢的进行性的变性疾病。一般发病年龄在中年以上，主要病变为黑质和纹状体，病情进展较慢，开始症状不明显，其后以震颤、僵直、运动减少为主的锥体外系综合征。

患病率随年龄增长而直线上升。55岁以上人群患病率大于1%，65岁以上的人群患病率为2%。男性患病率高于女性。绝大多数病例的病因未明。

一、帕金森病的发病机制

神经递质种类很多，与帕金森病关系最密切的是多巴胺，大脑的指令经过它“快递”给纹状体，传达下去控制肌肉运动，人体开始运动或保持平衡静止。多巴胺由大脑中一个称为中脑黑质部位神经元制造，这些神经元称为多巴胺能神经元，它们的指令在突触内神经元间的传递正如上面提到的“快递”，靠多巴胺这位“快递员”奔走于突触前膜（前神经元）与突触后膜（后神经元）之间来完成，激活下一个神经元，从而不间断地将信号传下去。

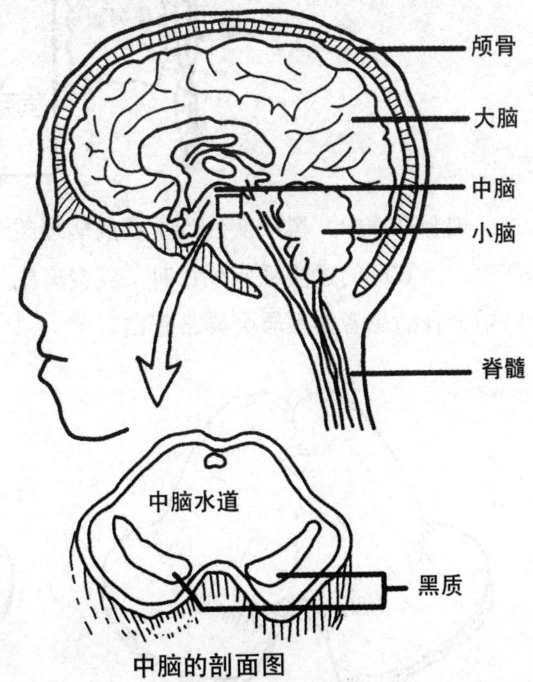

中脑的剖面图

另一个调节身体运动的神经递质是乙酰胆碱，正常情况下它与多巴胺互相制衡处于一种动态平衡状态。将多巴胺系统和乙酰胆碱系统想象成放在一个跷跷板两端的两桶水，在静止状态下，多巴胺和乙酰胆碱保持平衡，开始运动时，大脑将根据运动的需要，调节这两种神经递质使运动的自然流畅。

如果多巴胺在制造或传递过程不顺利，神经细胞变性，引起多巴胺的严重减少，于是基底节与其他神经细胞及肌肉的联系也就减少了。那么人的运动能力就会出现障碍，就会得帕金森病。神经细胞变性和多巴胺减少的原因一般都不太清楚。虽然本病在有些家族内出现，遗传因素似乎不起主要作用。

黑质中的神经模型图

突触的放大图

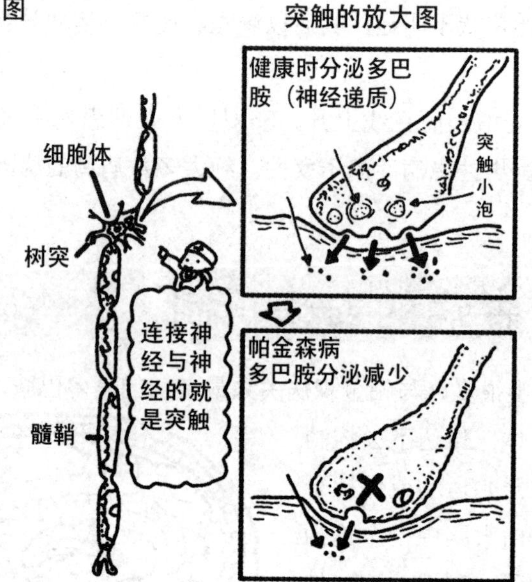

帕金森病中，黑质变性为主要的病理改变。因为神经递质多巴胺是在黑质中产生，当60%的黑质细胞死亡时，就会产生帕金森病症状。而黑质含黑色素，所以帕金森病患者的黑质会异常苍白。

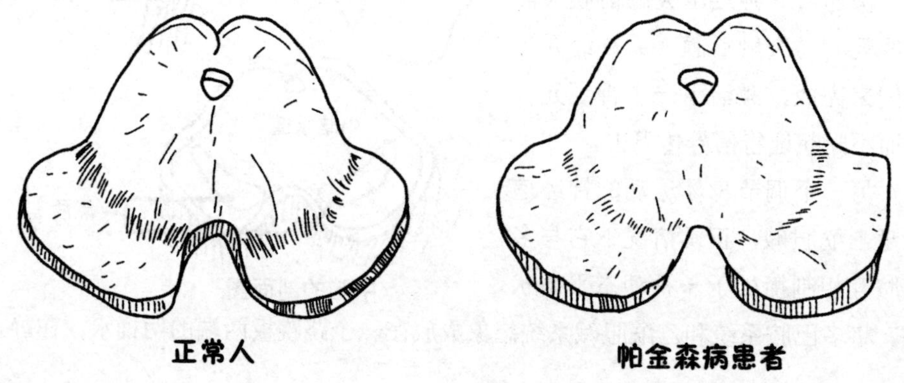

二、帕金森病的病因

◆遗传因素

5% ～ 10% 的患者有家族史，有常染色体显性遗传或常染色体隐性遗传，而绝大多数患者为散发性。

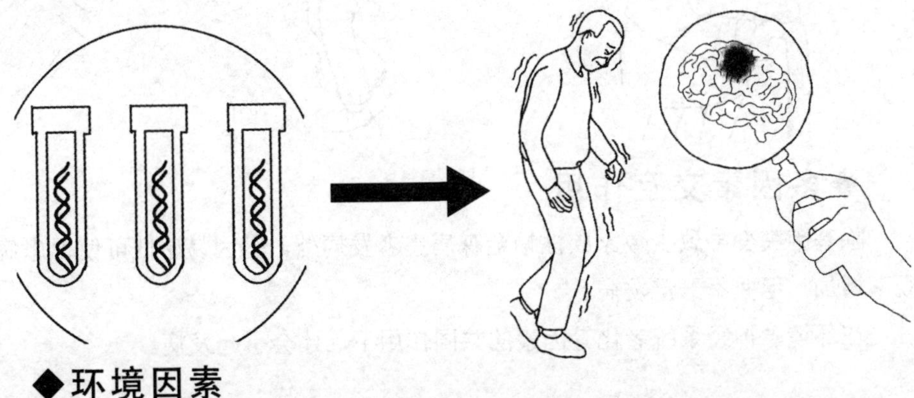

◆环境因素

80% 以上帕金森病患者属于散发病例。环境毒物因素起重要作用。

百草枯、代森锰、除草剂、杀虫剂、鱼藤酮、三氯乙烯等环境毒物的接触可增加患帕金森病的风险。

吸烟、饮茶、咖啡因摄入及血清高尿酸盐可使帕金森病发病风险降低。

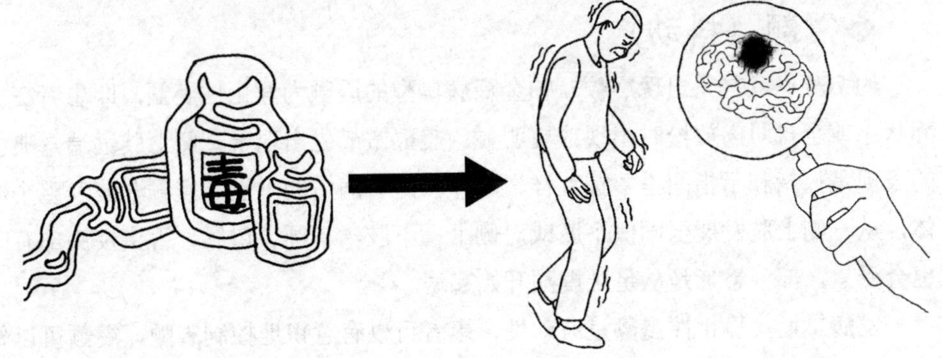

◆神经系统老化

帕金森病主要发生于中老年人，40 岁前发病相对少见，提示神经系统老化和发病有关。

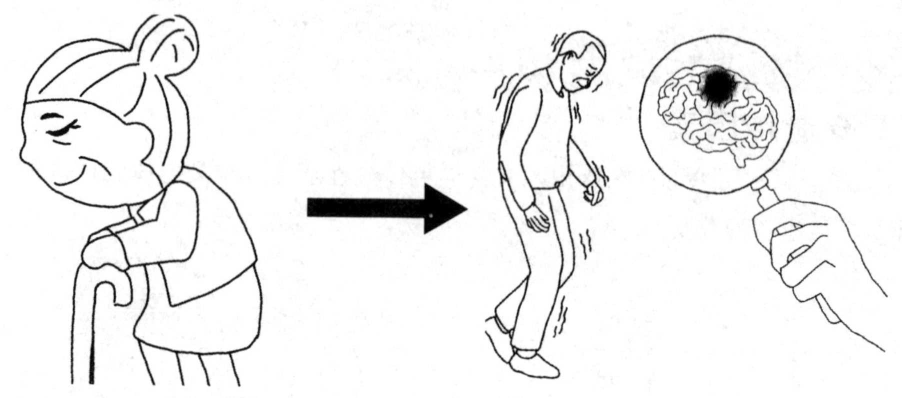

◆多因素交互作用

除基因突变导致少数家族性帕金森病患者发病外，基因易感性可使得患病的概率增加，但并不一定发病。

在环境、神经系统老化等因素的共同作用下，才会引起发病。

三、帕金森病的症状

（一）帕金森病的主要症状

帕金森病主要表现为震颤（抖动）、肌肉僵直及行动迟缓和姿势反射障碍。

◆震颤（抖动）

约 75% 患者首先出现震颤。帕金森病典型的震颤为静止性震颤，即患者在安静状态或全身肌肉放松时出现或更明显。震颤常最先出现于一侧上肢远端，典型的表现是拇指和示指间呈“搓丸样”动作，随着病情的发展，震颤渐波及整个肢体，从一侧上肢发展至同侧下肢或对侧上、下肢，下颌、口唇、舌头及头部有时也会受累。部分患者是从足趾震颤开始起病。

发病早期，静止性震颤呈波动性，患者可以有意识地控制震颤，震颤可以暂时消失，但数秒后又出现。至疾病后期震颤呈持续存在，精神紧张、情绪激动、焦虑或疲劳时震颤加重，睡眠时消失。

◆肌肉僵直

患者感觉关节僵硬以及肌肉发紧。面部肌肉僵直出现表情呆板，脸上好像戴了个面具一样，因此称为“面具脸”。躯干僵直时，即使在患者放松状态下，如果从其身后耸动患者肩部，也可明显感到患者的肩部及躯干僵硬。一侧肢体僵直时，可看到患者走路时受累上肢摆动幅度减小以及下肢拖曳。颈肌、躯干、四肢同时受累时，患者出现特殊姿势：头部前倾，躯干俯屈，肘关节屈曲，腕关节伸直，前臂内收，双上肢紧靠躯干，双手置于前方，下肢髋关节及膝关节略为弯曲，走路前冲。

◆行动迟缓和姿势反射障碍

行动迟缓是由于肌肉的僵直和姿势反射障碍引起的一系列运动障碍。上肢的精细动作变慢，突出表现在写字歪歪扭扭，越写越小。完成一些连续性动作时存在困难。行走时下肢拖曳，随着病情发展，步伐逐渐变小变慢，起步困难，不能迈步，而一旦迈步，即以极小的碎步前冲，越走越快，不能及时停步或转身困难，又称“慌张步态”。

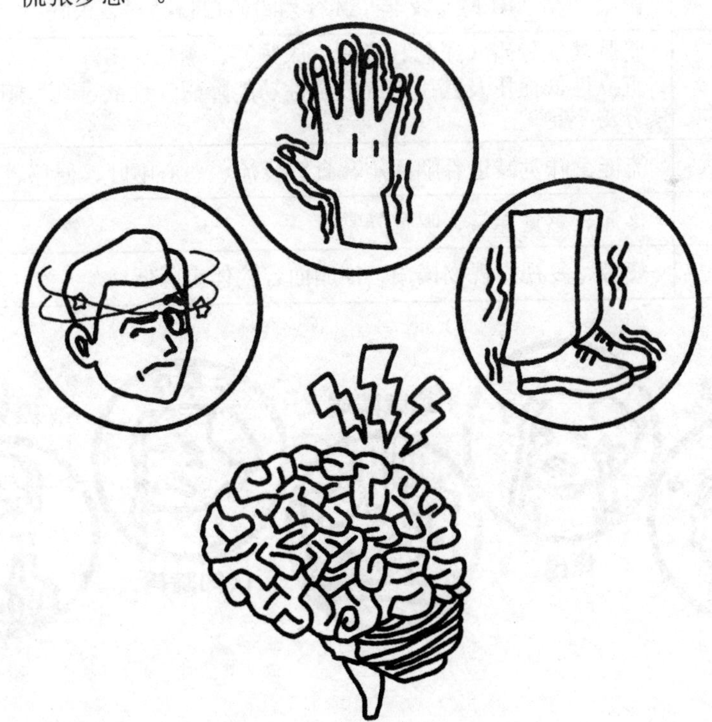

（二）帕金森病的非运动性症状

帕金森病患者除了有上述 3 种运动功能的症状，还有一类不直接影响运动功能的症状，非运动性症状主要包括：

1．神经、精神症状。

2．睡眠紊乱。

3．自主神经功能紊乱。

4．胃肠道症状。

5．感觉症状。

6．其他症状。

分类	亚类组成
神经、精神症状	抑郁、焦虑、冷漠缺乏快感、注意力缺陷、幻觉、错觉、痴呆、强迫行为
睡眠紊乱	不安腿综合征（RLS） 周期性肢体运动（PLM） 快眼动相（REM）及非 REM 行为障碍白日嗜睡、失眠
自主神经功能紊乱	膀胱功能障碍（尿急、夜尿、尿频）、潮热、多汗 直立性低血压及其引起的跌倒性功能障碍（性欲过强、阳痿、性激素分泌不足）
胃肠道症状	流涎、味觉减退吞咽困难、食管反流、恶心呕吐、便秘、大便失禁
感觉症状	疼痛、感觉异常、嗅觉异常
其他症状	疲劳、复视、视物模糊、油脂面容、体重降低

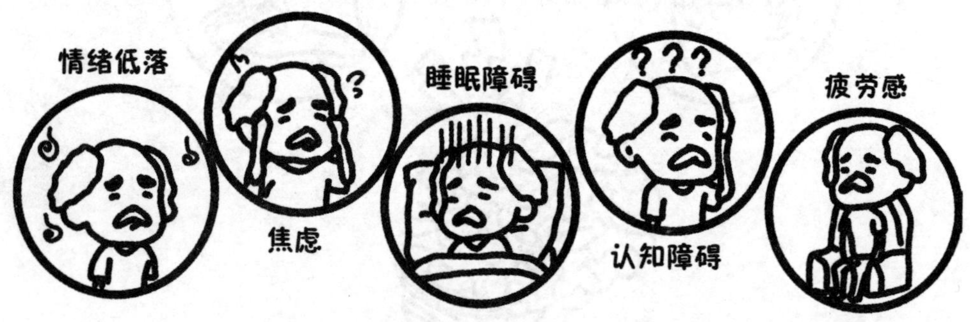

就 医

若有肢体抖动、动作迟缓变慢、面部表情少、眨眼变少、肢体僵硬、走路笨拙等症状，要及时到正规医疗机构就诊。

诊断

帕金森病的诊断标准为：

1．有帕金森病三主征：运动迟缓、肌强直和静止震颤。必须有运动迟缓，肌强直与静止震颤两者有一即可。

2．有绝对的排除标准，如下列几种情况可不考虑帕金森病：有明显额颞叶痴呆；有明显小脑症状改变；长期服药效果不佳；长期不需调整药量。

3．无绝对排除标准，观察其有无警示增项，例如短期内再次出现步态障碍，或短期内出现血压波动等。

4．寻找支持依据。

手、口、嘴不自觉震颤
肌肉僵直
肌肉缓慢
姿势平衡障碍

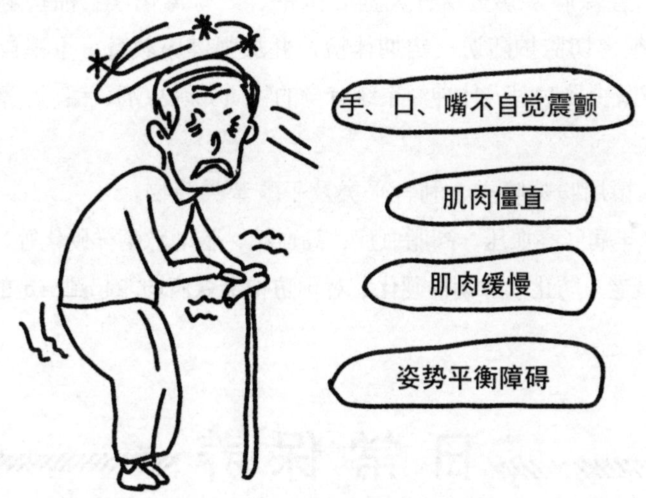

预防治疗

一、内科治疗

药物治疗应遵循从小剂量开始，缓慢递增的原则尽可能以较小剂量取得较满意疗效。

1．抗胆碱药对僵直效果好，对流涎有一定疗效，对震颤无法减轻，与多巴胺合用有协同作用。

2．抗组胺药对帕金森病有治疗作用。代表药物有苯海拉明、异丙嗪等。

3．服用左旋多巴可产生替代作用，然而长期服用对震颤、僵直、运动减少等方面有效率在 80% 左右。

二、外科治疗

神经外科手术可缓解帕金森病的所有主要症状，甚至完全解除其中的一些症状而手术治疗恰好可以延长“开”的时间，缩短“关”的时间，缓和“开、关”的剧烈波动，消除异动症以及“剂末”恶化效应。故外科手术和药物治疗结合起来能够达到更好的治疗效果，提高患者的生活质量。

三、日常生活中预防需要注意

1．对有帕金森病家族史及有关基因携带者，有毒化学物品接触者，均应视为高危人群，须密切监护随访，定期体检，并加强健康教育，重视自我防护。

2．避免或减少接触对人体神经系统有毒的物质如杀虫剂、锰、一氧化碳等；注意饮水安全。

3．老年人慎用吩噻嗪类、利舍平类及丁酰苯类药物。

4．重视老年病（高血压、高脂血症、高血糖、脑动脉粥样硬化等）的防治，增强体质，延缓衰老，防止动脉粥样硬化，对预防帕金森病均能起到一定的积极作用。

日常保养

一、饮食管理

帕金森病对三大营养物质糖、蛋白质、脂类以及维生素、矿物质的需求同健康人群有所差异。

◆糖类

葡萄糖是提供热量的主要物质。糖类摄入太少，必然会相应增加蛋白质的摄入，而高蛋白饮食会严重干扰抗帕金森病药物的吸收。因此，帕金森病患者可选择多食用米、面等主食以及粗粮、杂粮以及一些淀粉类食物如红薯、白薯、山药等。

◆维生素和矿物质

帕金森病患者比较容易出现B族维生素的缺乏，而维生素B_6由于可加强外周脱氢酶的作用而降低左旋多巴的疗效，而目前复合制剂如多巴丝肼（美多芭）、卡左双多巴控释片（息宁）已经加带脱羧酶抑制药，因而维生素B_6的服用不再受限。维生素E、维生素C及β-胡萝卜素等则是天然的抗氧化药物，大量的研究表明长期使用维生素E等可降低帕金森病的发病率及提高治疗效果。在矿物质中，每天钙摄入量应在1000～1500 mg，并同时适量摄入维生素D，可以减少骨质疏松症的发生。当由于某些原因不能从食物中补充足够的维生素和微量元素时，可适当补充人工合成的复合制剂。

◆蛋白质

蛋白质和氨基酸的供给应维持正氮平衡，以补充优质蛋白为主，每天摄入量应控制在 0.8g/kg 体重。可选蛋、鱼、虾、肉类（如瘦猪肉、牛肉、禽肉）、牛奶等优质蛋白。如前所述，高蛋白是不利于抗帕金森病药物吸收的，因此高蛋白食物的食用时间一般主张放在晚餐。

◆脂类

脂类应以不饱和脂肪酸为主，胆固醇摄入量应低于每天 300 mg，但不需过分限食。植物油中含有丰富的不饱和脂肪酸，但摄入过多的植物油而同时没有摄入足够的抗氧化剂，可诱发脂质过氧化而造成组织细胞损害，可能会加快帕金森病的发展。每天适宜的烹调油用量为 20～25 g。可根据情况选茶籽油、花生油、豆油、橄榄油、葵花籽油等。

◆蔬菜和水果

新鲜的蔬菜和水果中含有丰富的维生素和微量元素以及促进肠道蠕动的纤维素和果胶。帕金森病患者每天纤维素的推荐摄入量为 30～35 g。一些特殊蔬菜如蚕豆等可经常食用。蚕豆等荚果类植物中含有大量天然的左旋多巴。研究发现，在帕金森病患者的饮食中加入蚕豆，可使患者血浆中左旋多巴的浓度增高，改善开-关现象，减轻异动症的症状，但需要注意的是，一些帕金森病患者可能同时也是蚕豆病的潜在患者，即体内红细胞葡萄糖-6-磷酸脱氢酶存在遗传缺陷，在食用蚕豆后会发生急性溶血性贫血，出现恶寒、发热、黄疸、贫血、血红蛋白尿等，这些患者则应避免进食蚕豆。另外瓜子、杏仁、黑芝麻等富含酪氨酸，可能会促进多巴胺合成，对代谢有益。

二、运动管理

1．在患者觉得最放松，活动最自如、灵活即药效高峰时锻炼。

2．锻炼时衣服要宽松、舒适，鞋子坚固、轻便。

3．运动和休息相结合，不至于过度疲劳和消耗。

4．康复内容根据患者具体情况而定，因人而异，并及时调整，循序渐进，避免在运动量和难度上出现跳跃。

5．始终注意调整和保持均匀的呼吸。

6．持之以恒，尽量独立完成并听从医生的指导。

三、自我进行简单康复训练内容

Hoehn-Yahr 病情分级 2 级以上的患者则应在康复意识及治疗师的指导下进行康复训练。对于轻症的帕金森病患者可自行进行一些简单的康复锻炼。锻炼地点应安静、光线柔和。帕金森病患者可根据自身情况进行下列训练：

◆放松和呼吸锻炼

闭目仰卧，腹式呼吸，呼吸深慢，并放松全身肌肉。反复练习 5～15 min。或取坐位，全身放松，将两手放于胸前做深呼吸。

◆面部动作锻炼

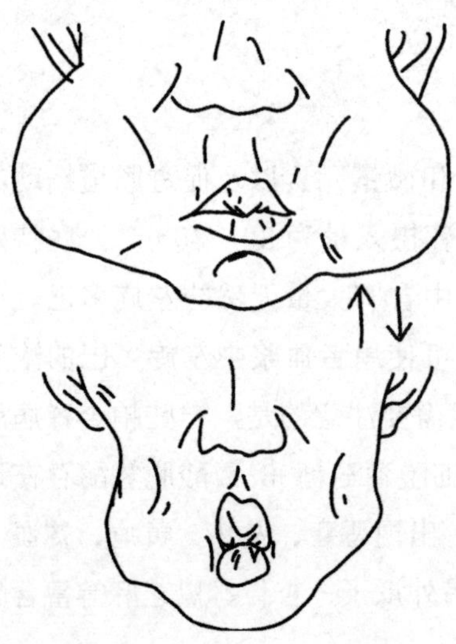

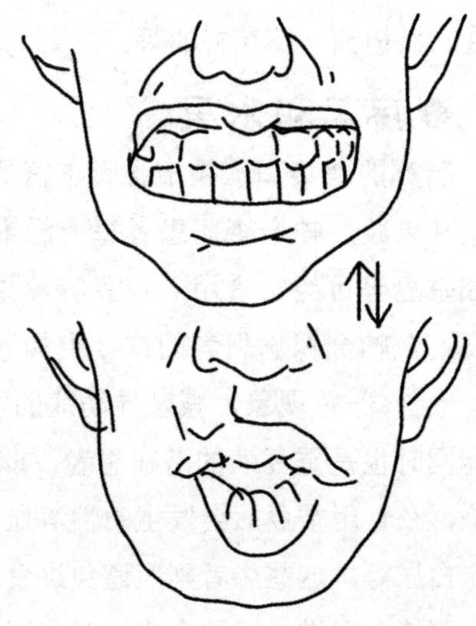

帕金森病患者由于面部肌肉僵硬导致面部表情呆板，形成特殊面容——“面具脸”，因此做一些面部动作的锻炼是必要的。

皱眉动作：尽量皱眉，然后用力展眉，反复数次。

睁闭眼动作：用力睁闭眼，反复数次。

鼓腮锻炼：首先用力将腮鼓起，随之尽量将两腮吸入。

露齿和吹哨动作：尽量将牙齿露出，继之做吹口哨的动作。

对着镜子，让面部表现出微笑、大笑、露齿而笑、噘嘴、吹口哨、鼓腮等表情或动作。

◆头颈部的锻炼

上下运动：头向后仰，双眼注视天花板约 5 s，然后头向下，下颌尽量触及胸部。

前后运动：下颌前伸保持 5 s，然后内收 5 s。

转动：头面部向左转并向右后看大约 5 s，然后同样的动作向右转。

左右摆动：头部缓慢地向左右肩部侧靠，尽量用耳朵去触到肩膀。

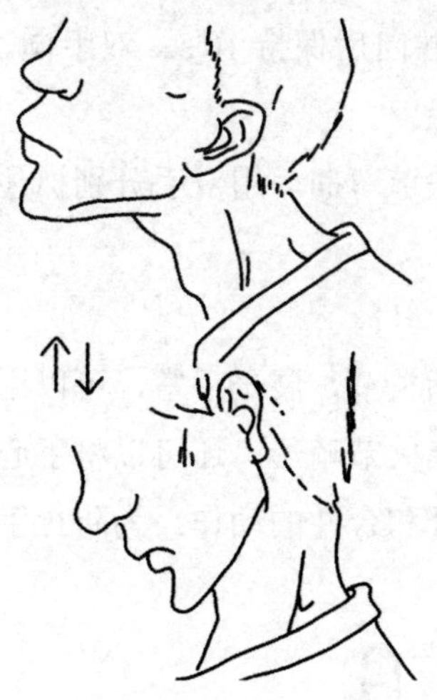

◆躯干的锻炼

侧弯运动：双脚分开与肩同宽，双膝微曲，右上肢向上伸直，掌心向内，躯干向左侧弯，来回数次；然后左侧重复。

转体运动：双脚分开，略宽于肩，双上肢屈肘平端于胸前，向左转体两次，然后反方向重复。

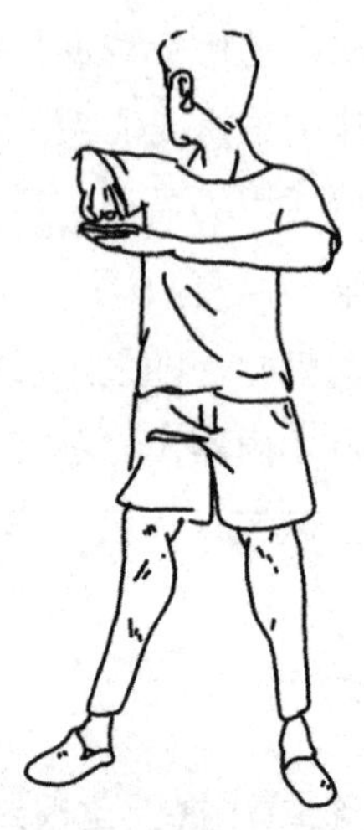

◆腰背肌的锻炼

俯卧，腹部伸展，腿与骨盆紧贴地板或床，用手臂上撑维持 10 s，反复数次。俯卧，手臂和双腿同时高举离地维持 10 s，然后放松，反复数次。

◆上肢及肩部锻炼

两肩尽量向上耸起，然后尽量使两肩下垂。

伸直手臂，高举过头并向后保持 10 s。双手向下在背后扣住，往后拉 5 s。反复多次。

手臂置于头顶上，肘关节弯曲，用双手分别抓住对侧的肘部，身体轮换向两侧弯曲。

◆手部锻炼

患者应该经常伸直掌指关节，展平手掌，可以用一只手抓住另一只手的手指向手背方向搬压，防止掌指关节畸形。还可以将手心放在桌面上，尽量使手指接触桌面，反复练习手指分开和合并的动作。为防止手指关节的畸形，可反复练习握拳和伸指的动作。

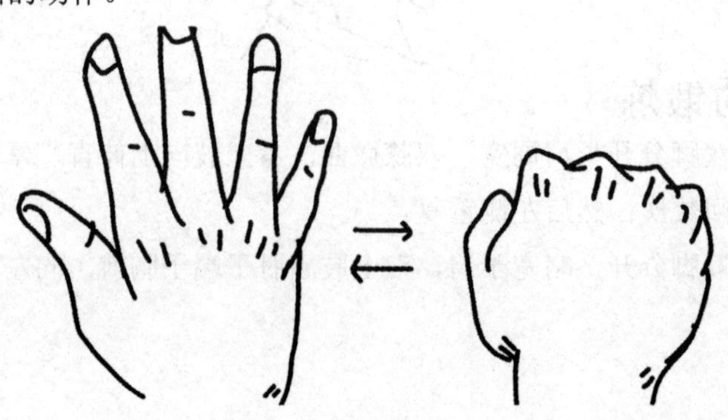

◆下肢锻炼

双腿稍分开站立，双膝微屈，向下弯腰，双手尽量触地。左手扶墙，右手抓住右脚向后拉维持数秒，然后换对侧下肢重复。

◆步态锻炼

大多数帕金森病患者都有步态障碍，步态训练方法为：每天有计划地进行原地站立以及高抬腿踏步，站立位、坐位做左右交替踝背屈；向前、向后跨步移动重心等运动练习。在行走时，步幅及宽度控制可通过地板上加设标记，如行走线路标记、转移线路标记或足印标记等，按标记指示行走以得到步态控制，也可在前面设置 5.0～7.5 cm 高的障碍物，让患者行走时跨越。如有小碎步，可穿鞋底摩擦力大的鞋，如橡胶底鞋，使走步不易滑溜。前冲步态时，避免穿有跟或斜跟的鞋，平跟鞋可减慢前冲步态。手杖可帮助患者限制前冲步态及维持平衡。

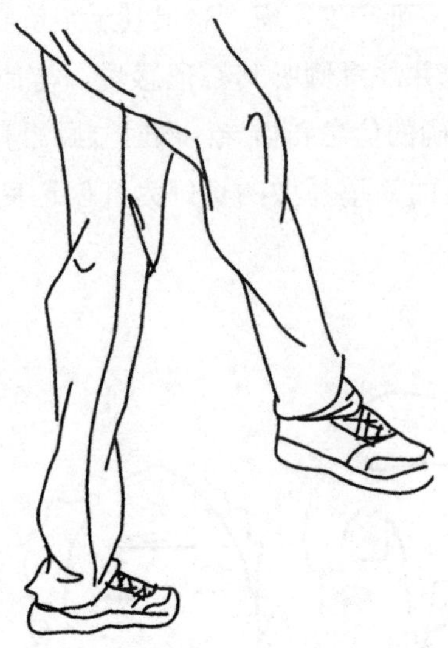

◆言语训练

帕金森病患者多有声音嘶哑、发音困难、讲话不清，因此也应进行适当的发音练习，能提高音调、音量及说话的清晰度。寻找僻静处，心情放松，闭目站立，发音尽量拉长，音量尽量放大，反复练习，放声朗读报刊、小说等或多与别人交流。

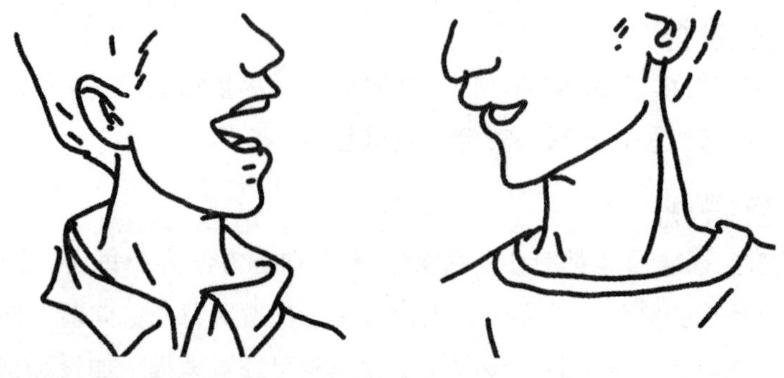

四、情绪管理

帕金森患者早期动作迟钝笨拙、表情淡漠、语言断续，患者常产生自卑、忧郁心理，他们回避人际交往，拒绝社会活动，整日沉默寡言闷闷不乐，随着病情的加重患者可丧失劳动能力，可产生焦虑、恐惧甚至绝望心理。护士应关注他们的心理感受，鼓励患者表达并注意倾听其心理感受，与他们讨论身体健康改变所造成的影响，及时给予正确的信息和指导；同时鼓励患者尽量维持既往的兴趣和爱好，帮助培养并寻找新的简单易做的嗜好为其创造良好的亲情和人际关系氛围。

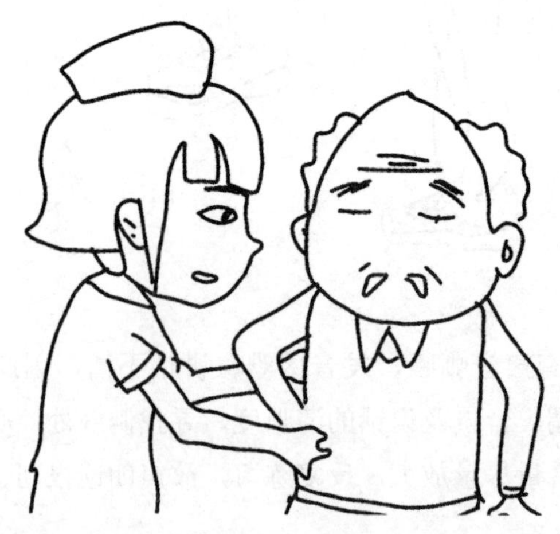

15 风湿性舞蹈症

风湿性舞蹈症又称小舞蹈病或风湿性舞蹈病，是风湿热在神经系统的常见表现。其临床表现为不自主的舞蹈样动作、肌张力低、肌力弱、自主运动障碍以及情绪改变等。多见于儿童和青少年。本病可自愈，但复发者也不少见。成功的治疗可缩短病程。

一、风湿性舞蹈症的发病机制

通常认为，易感儿童经甲型溶血性链球菌感染后，释放相应抗体，这类抗体错误地识别了尾状核、丘脑下核神经元的抗原，引发炎症反应而致病。

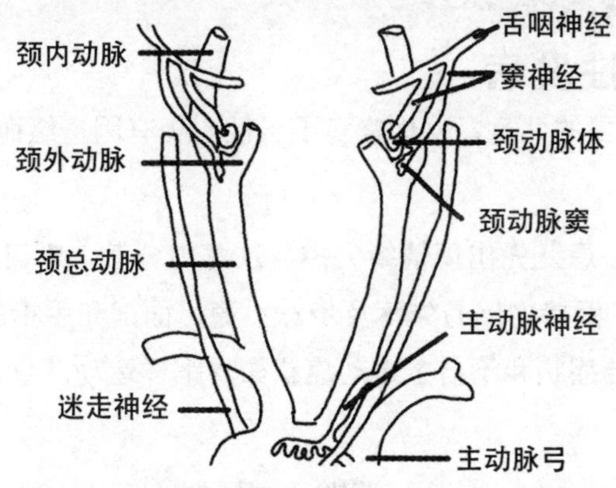

二、风湿性舞蹈症的病因

本病与甲型溶血性链球菌感染有关，30% 左右的病例在风湿热发作或多发性关节炎后 2 ～ 3 个月发病。一般无近期咽痛或发热史，部分患者咽拭子培养甲型溶血性链球菌呈阳性；血清可检出抗神经元抗体，和尾状核、丘脑底核等部位神经元抗原发生反应；抗体滴度与本病转归有关，提示可能和自身免疫反应有关。本病好发于青春期，女性较多，妊娠期或口服避孕药患者可能复发，提示与内分泌改变有关。

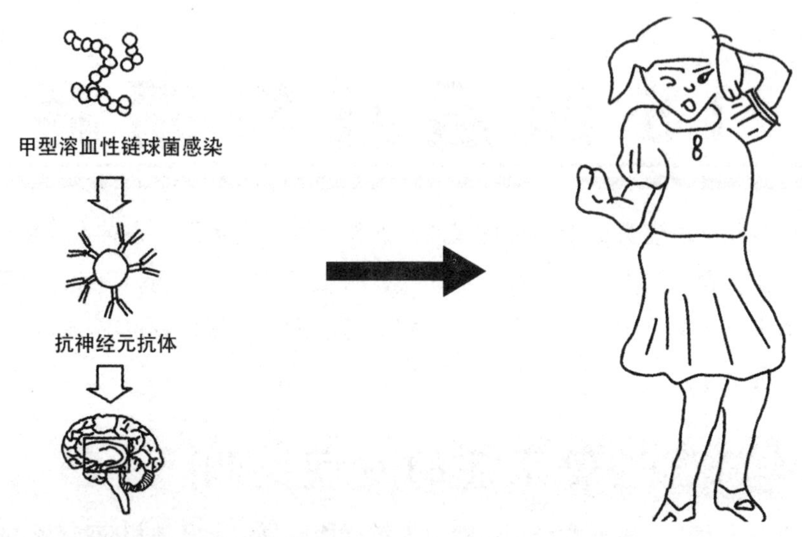

二、风湿性舞蹈症的症状

◆常为亚急性发病

多见于 4.5 ～ 15 岁的儿童，女性略多于男性。少有因情绪而突然发病者。

◆早期症状

早期症状不典型，患儿先出现情绪失控，注意力分散，学习成绩下降，2 ～ 4 周后出现举止缓慢，手持物体易失落及步态不稳，面部和手指的轻微不自主运动。随病情加重，精神症状和不自主运动症状如舞蹈样运动严重，也可导致自主运动障碍。

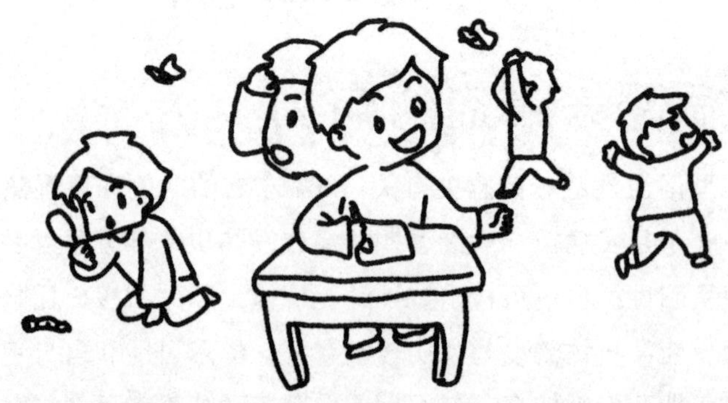

◆舞蹈样运动

常于单肢逐渐发展至一侧肢体，然后蔓延至对侧及全身，出现耸肩转颈、挺胸扭腰、翻掌甩臂、踢腿屈膝等舞蹈样运动。

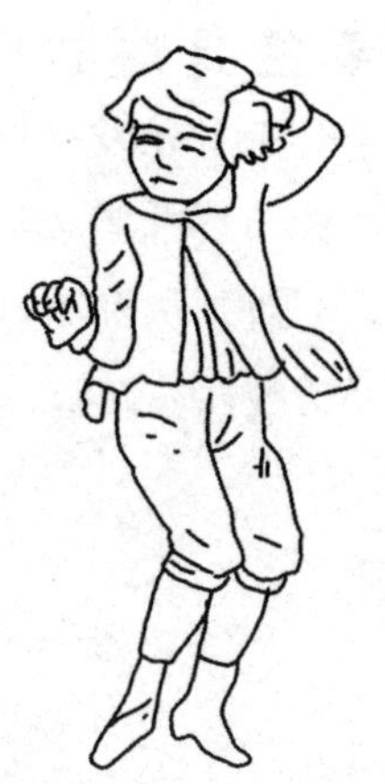

通常上肢重于下肢，近端重于远端，安静时减轻，睡眠时消失。

与患者握手时可知其握力不均匀，时大时小，变动不已，称为“盈亏征”。

下肢的不自主运动表现为步态颠簸，经常跌倒，严重时无法行走。

面部的舞蹈样动作表现为皱额、努嘴、眨眼、吐舌变幻不已，可引起舌咬破、发音障碍、咀嚼和吞咽困难。

◆自主运动障碍

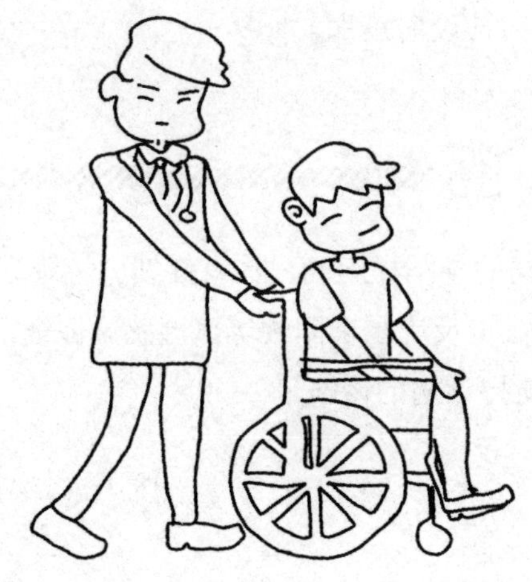

肌张力降低、共济失调可导致动作不协调，自主运动还可因为不自主运动的出现而突然中断，由于肌力减低可发生麻痹性舞蹈病。

◆精神症状

多数表现为情绪不定、易兴奋、失眠，严重病例可表现为精神错乱、妄想、幻觉或躁动，导致呈现舞蹈性精神病。

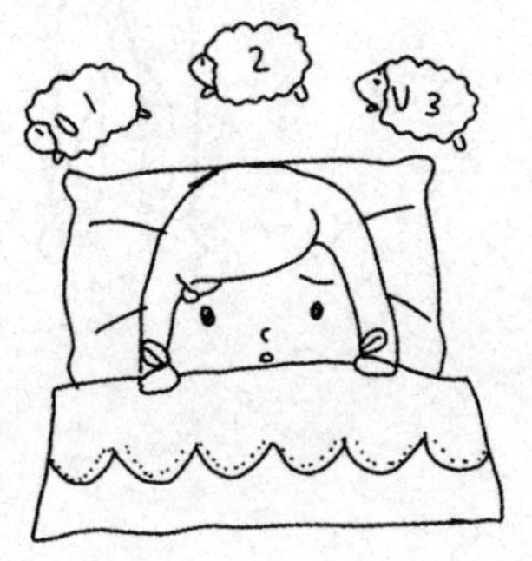

◆全身症状轻微或完全缺如

部分患者在发病前或病程中有发热、咽痛、扁桃腺炎、关节疼痛等风湿热现象，心脏受累时可有心率增快、心脏扩大和杂音。还可有急性风湿热的其他表现以及嗜酸性粒细胞、血清黏蛋白增多等。

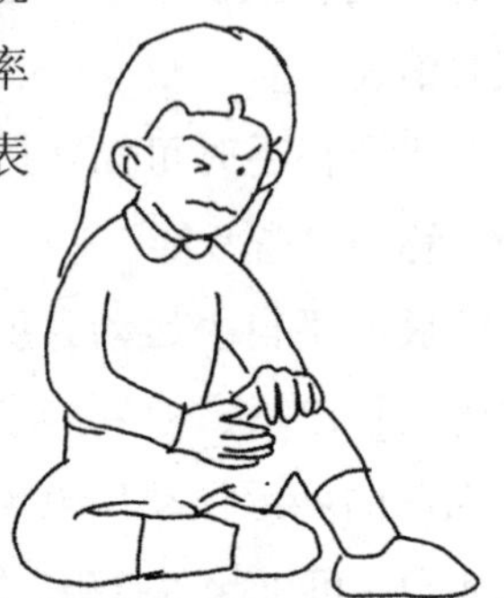

就 医

1. 患者出现面部或肢体不自主运动时，应在医生的指导下进一步检查。
2. 患者出现肌张力低下、肢体无力时应及时就医。

诊 断

对于学龄期儿童，急性或亚急性发病的舞蹈样运动，伴有红细胞沉降率加快、血抗链球菌溶血素“O”滴定度升高、C反应蛋白阳性等风湿感染佐证，需考虑本病。抗风湿治疗后疗效明显，也支持该病的诊断。

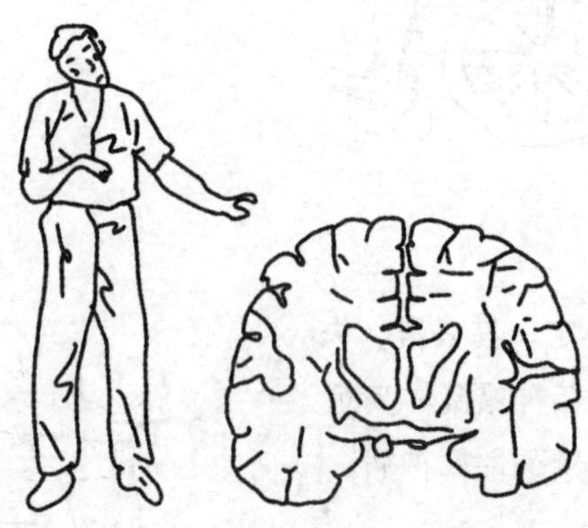

预防治疗

一、内科治疗

舞蹈样运动给予氟哌啶醇、氯丙嗪、苯巴比妥、氯硝西泮或丁苯那嗪、丙戊酸钠等药物，但氟哌啶醇和氯丙嗪均有诱发迟发性肌张力障碍的可能，因此在用药同时应严密观察。有严重躁动不安者，可采用地西泮 10 mg 静脉缓慢注射或用氯丙嗪 25 mg 肌内注射。

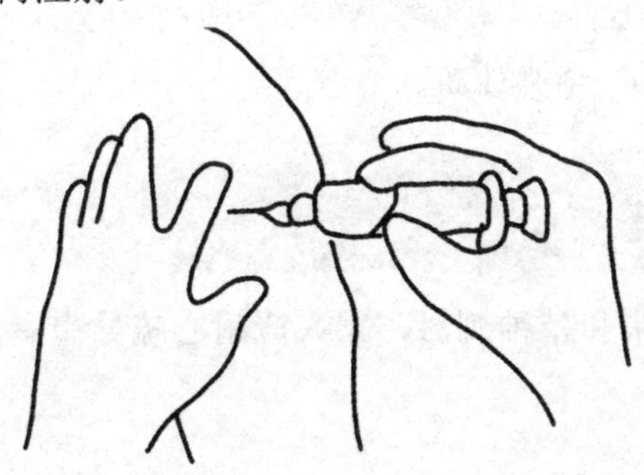

二、日常生活中预防需要注意

◆防治感染

防治感染是预防本病的重要措施。时常锻炼身体，改善居处、饮食的卫生条件，预防链球菌感染。如已发生链球菌感染性疾病，需积极、彻底地进行治疗。

◆卧床休息并加强护理

在舞蹈病发作期间应尽量卧床休息，避免强光、嘈杂等刺激，床垫需柔软，饮食以富含营养并且易于消化的食物为主，有吞咽困难可以鼻饲。

◆环境适宜

光线要充足，居室要安静，防潮防湿，避免感受风寒湿等邪气。

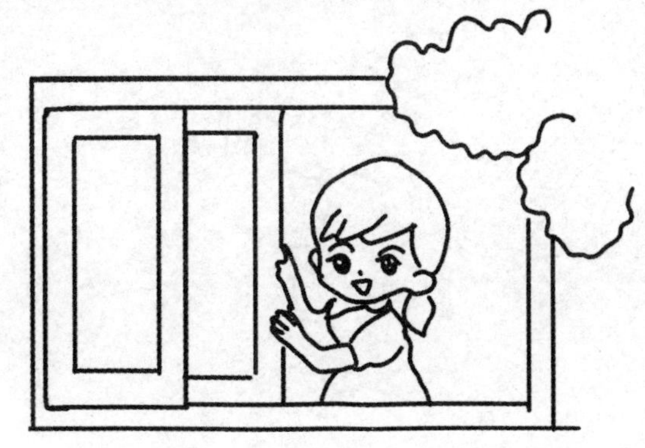

日常保养

一、饮食管理

饮食应营养丰富，以高蛋白饮食为主，多食蔬菜、瘦肉等，副食中可加少量姜、辣椒、桂皮类调料，以开胃口，利于驱散风寒湿邪，忌生冷、肥腻的食物。

二、运动管理

平时进行适当的运动，增强体质。

三、情绪管理

患者要避免情绪紧张和精神刺激，家人应耐心疏导患者，尽量满足患者的要求。

16 急性脊髓炎

脊髓炎是指各种感染、变态反应所引起的脊髓局灶性炎症，导致运动、感觉和自主神经功能障碍。而由外伤、压迫、血管、放射、代谢、营养和遗传等原因所引起的脊髓病变称为脊髓病。

一、急性脊髓炎的发病机制

◆感染

推测其感染途径为：①长期潜伏在脊神经节中的病毒，在人体抵抗力下降时，沿着神经根逆行扩散至脊髓而致病；②其他部位感染先致病毒血症，后经血循环播散至脊髓。另外，病毒感染致血管壁的坏死性炎性反应及其抗体介导的免疫应答损害也是导致本病的重要机制。一组AIDS并发HTLV-1脊髓病的尸检报告，发现脊髓侧柱、前柱广泛的轴突破坏及髓鞘脱失，并脊髓血管硬化、透明样变和坏死。

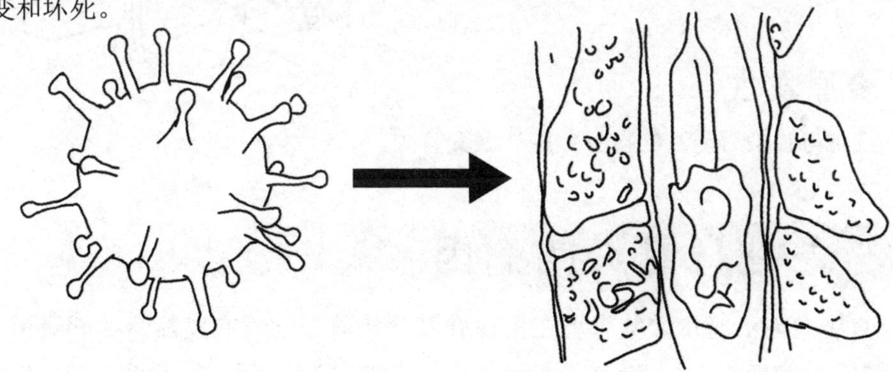

◆血管疾病

因小动脉类纤维素样或玻璃样变性及坏死，导致管腔狭窄或闭塞，引起脊髓缺血。另抗磷脂抗体综合征，也可以本病作为首发症状，并有反复发作倾向。

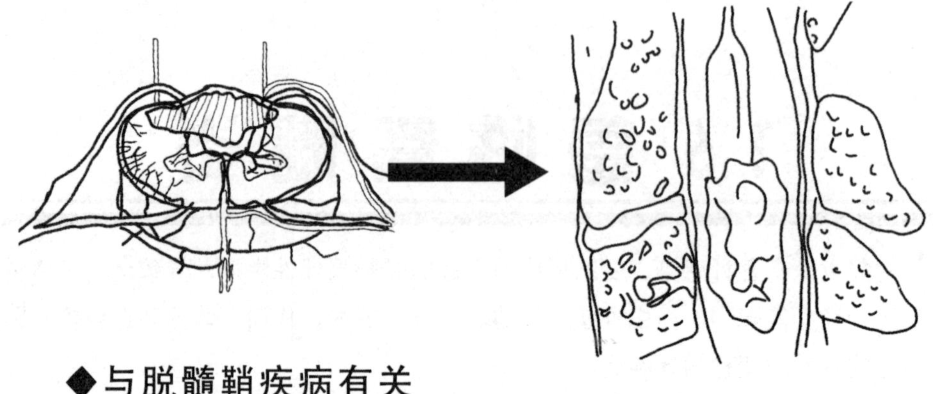

◆与脱髓鞘疾病有关

本病病理改变与视神经脊髓炎做对比，发现两者基本相同。另由于部分发病机制与MS极为相似，因此有人提出多发性硬化型脊髓炎的诊断。

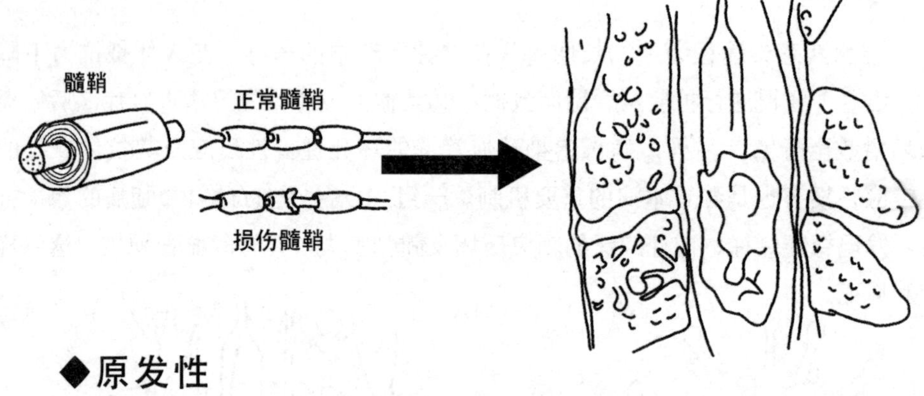

◆原发性

推测与感染后诱发的自身免疫性改变有关。

二、急性脊髓炎的病因

直接病因不明，多数患者在出现脊髓症状前1～4周有发热、上呼吸道感染、腹泻等病毒感染症状或疫苗接种史，如流感、麻疹、水痘、风疹、流行性腮腺炎及EB病毒、巨细胞病毒、支原体等很多感染因子都可能与本病有关，但其脑脊液未检出病毒抗体，脊髓和脑脊液中未分离出病毒，推测可能和病毒感染后自身免疫反应有关，并非直接感染所致，属于非感染性炎症性脊髓炎。

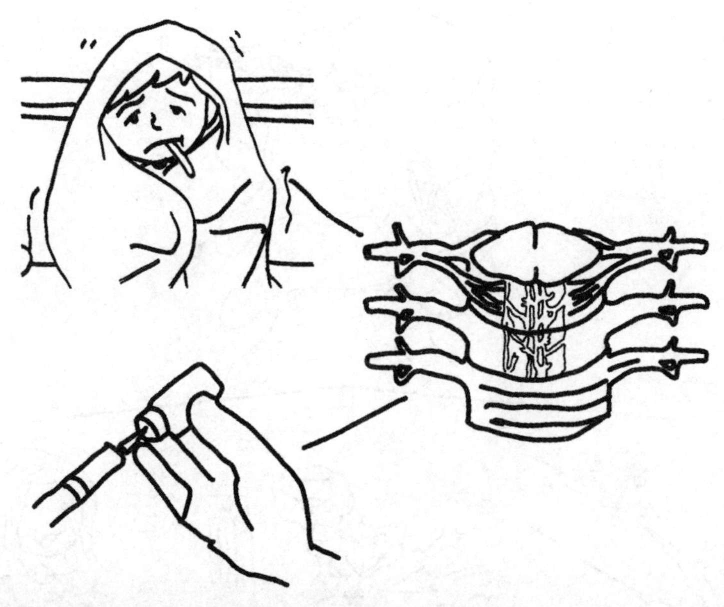

三、急性脊髓炎的典型症状

脊髓炎在病前 1 ～ 2 周常有上呼吸道、消化道或泌尿道等感染史，或有疫苗接种史。本病发病急在发，病后会导致感觉障碍、自主神经障碍和运动障碍，主要症状有以下几点。

◆感觉障碍

患者的下肢和躯干会有麻木和刺痛感，严重患者的各种感觉会完全消失，无法感知冷暖、疼痛。

◆自主神经障碍

脊髓休克期的患者，常有便秘、损害躯体无汗、少汗、皮肤干燥、苍白、发凉、尿失禁等表现，经过休克期的患者在出现一段时间的尿失禁后，若病情好转，可逐步恢复随意排尿功能，皮肤出汗及皮肤温度均可改善。

◆运动障碍

以脑髓受损害后引起的截瘫最常见，在经过数周、数月治疗恢复之后，患者常有一些后遗症。

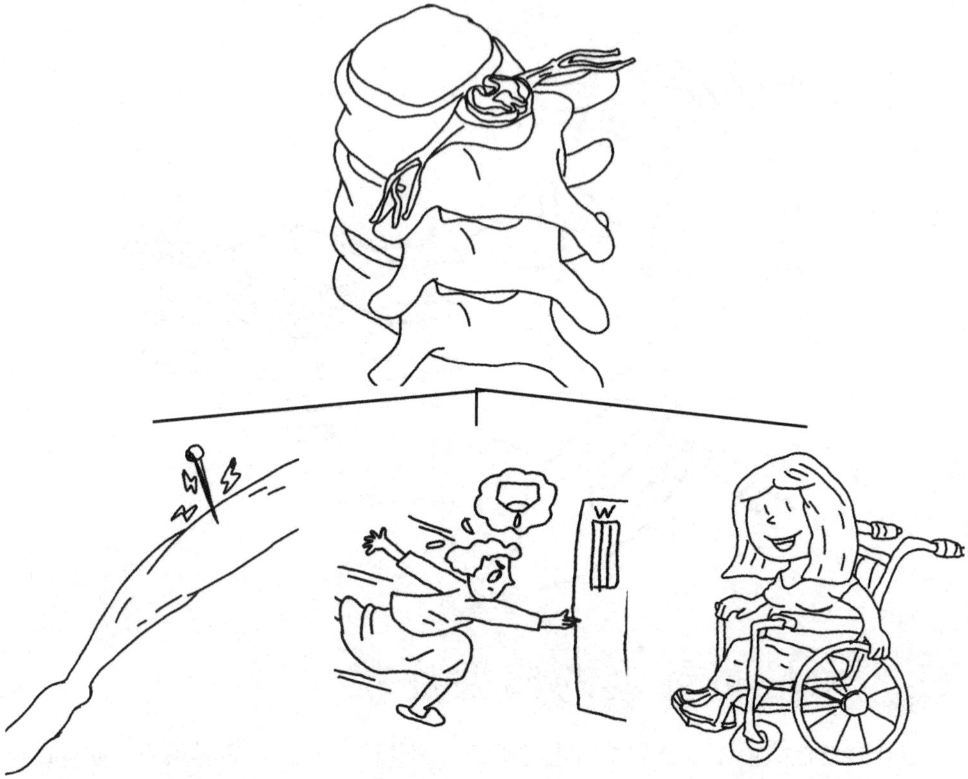

感觉障碍　自主神经障碍　运动障碍

就 医

1. 呼吸道或胃肠道感染、接种疫苗后出现肢体麻木、无力症状时，应在医生的指导下进一步检查。

2. 患其他自身免疫性疾病者出现相似的症状，应及时就医。

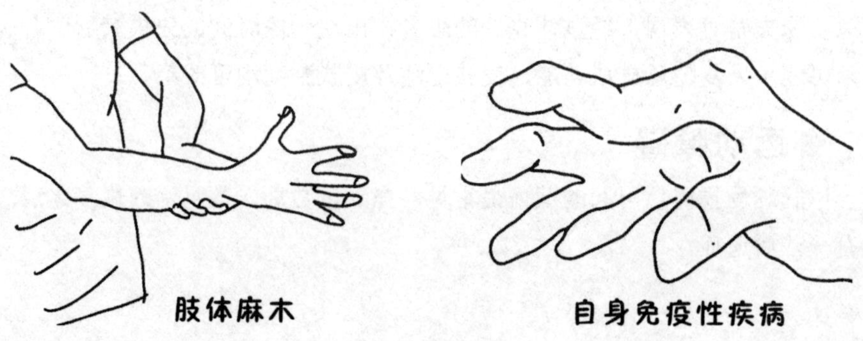

肢体麻木　自身免疫性疾病

3．当出现肺炎、泌尿系感染等并发症，应立即就医。

4．当出现尿便障碍，如尿频、尿失禁、排尿困难和便秘时，应立即就医。

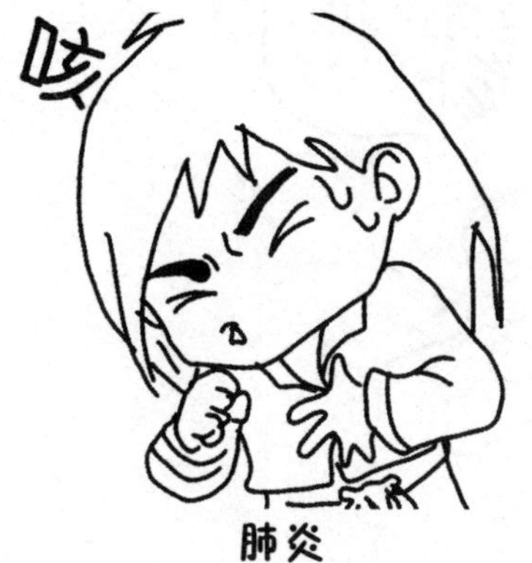

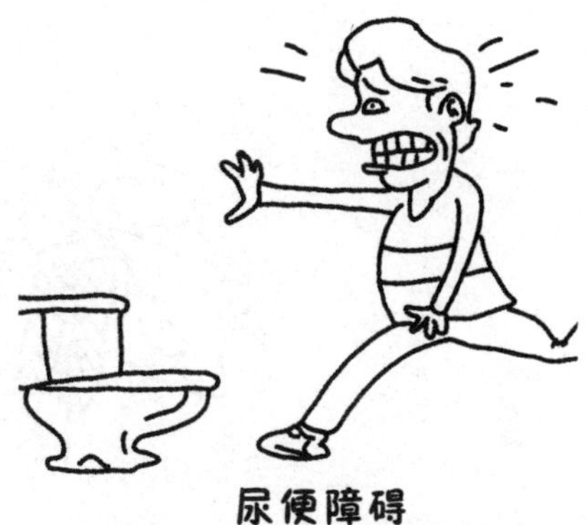

诊断

急性脊髓炎根据病史、临床表现、相关检查即可确诊。

1．发病前 1 ～ 2 周有腹泻、上呼吸道感染或疫苗接种史。

2．急性起病，快速出现脊髓横贯性损害症状。

3．脑脊液检查符合急性脊髓炎的改变。

4．CT、MRI 影像学检查可排除其他脊髓病。

预防治疗

一、内科治疗

急性期可采用大剂量甲泼尼龙短期冲击治疗，可有效控制疾病的进展，用激素期间需注意补钾、补钙、保护胃黏膜，注意激素的副作用。根据病原学检查及药敏试验结果选用抗生素，可及时治疗呼吸道和泌尿系感染，避免加重病情。

二、外科治疗

对于局部有脓肿形成者，可以采取手术进行引流，常用手术方式有钻孔引流术和开窗减压术。

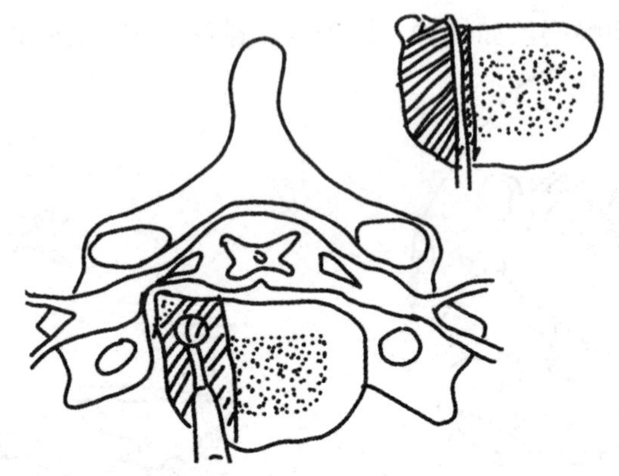

三、日常生活中预防需要注意

1. 预防各类感染。常见急性脊髓炎多由感染引起，所以在日常生活中应注意积极预防病治疗各类感染，如上呼吸道感染、腹泻等。

2. 养成良好的生活习惯，加强体育锻炼。

3. 增强疾病意识，一旦发现症状要及时就诊。

四、急性脊髓炎患者在保养时应注意

1. 急性脊髓炎患者因下肢瘫痪需长期卧床，故室内需阳光充足，空气新鲜。被褥宜轻松，以气垫褥为宜。

2. 应摄入高热量、高蛋白、高维生素食物，以增强机体抗病能力。

3. 采取侧卧位或半坐卧位，定时帮助急性脊髓炎患者翻身、拍背，并鼓励患者咳嗽或做深呼吸运动，借以改善肺泡通气量，预防肺部并发症。

4. 因病变水平以下自主神经功能障碍可出现皮肤干燥、出汗、肢体水肿、足底皲裂等。故每天需用温水泡洗。有的患者病变以下皮肤变薄，出现水泡，应注意防止破溃感染。下肢因感觉减退或消失，不宜直接放热水袋保暖，以免烫伤。

5. 多饮水，保持尿液呈酸性，防止泌尿系感染。尿潴留时应定时按摩下腹部以帮助排尿，无效时行无菌导尿。大便失禁者，要保持会阴部清洁。

日常保养

一、饮食管理

◆多食含B族维生素的食物

含B族维生素的食物包括小麦、高粱、豆腐、鸡蛋、牛奶等，可帮助神经恢复。

◆忌辛辣、油腻食物

辛辣、油腻的食物包括辣火锅、烧烤、炸鸡等，患者长期卧床，胃肠蠕动减弱，易造成胃肠功能紊乱。

◆多食用优质蛋白

含优质蛋白的食物包括鸡肉、鱼肉、鸡蛋、奶类等，增强自身抵抗力。

二、运动管理

对病情稳定的患者，进行康复训练也是非常必要的，这样可使后遗症的程度减轻，有利于患者今后的生活。

预防患者肢体畸形是很重要的，应在足部放硬枕或直角夹板使足背和小腿成90°，防止足下垂，对瘫痪肢体给以按摩，每天2～3次，每次15 min，若较轻的患者可进行自己运动，促进肌力恢复，预防肌肉萎缩和关节挛缩。

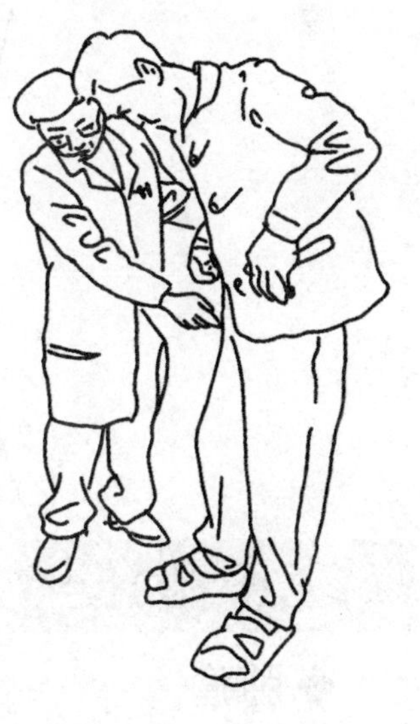

肢体功能恢复训练不能急，要慢慢来，首先可从卧位逐步改为半卧位和坐位，并逐渐在他人扶持下，自己坐起，端坐时间延长。其次，当患者能独立坐稳后，可以在他人协助下下地站立，开始可扶床、桌等站立，以后扶拐靠墙站立、扶双拐站立至最后能独自站立。最后，在能够独自站稳后，进行行走训练，在他人扶助下，先练习迈步，然后逐渐扶拐走。

三、情绪管理

急性脊髓炎患者在配合医生治疗的前提下，保持乐观的心态，有战胜病魔的决心，应对抑郁、焦虑等情绪问题及时进行排解。

17 脊髓压迫症

脊髓压迫症是椎管内占位性病变、脊髓的多种病变引起脊髓压迫，随病情进展脊神经根和脊髓血管不同程度受累，出现脊髓半切或横贯性损害以及椎管阻塞等特征性综合征。

一、脊髓压迫症的发病机制

脊髓受压早期可通过移位、排挤脑脊液以及表面静脉血流得到代偿，外形虽有明显改变，但神经传导路径并没有中断，可不出现神经功能受累的表现。后期代偿可出现骨质吸收，使局部椎管扩大，这时通常有明显的神经系统症状和体征。

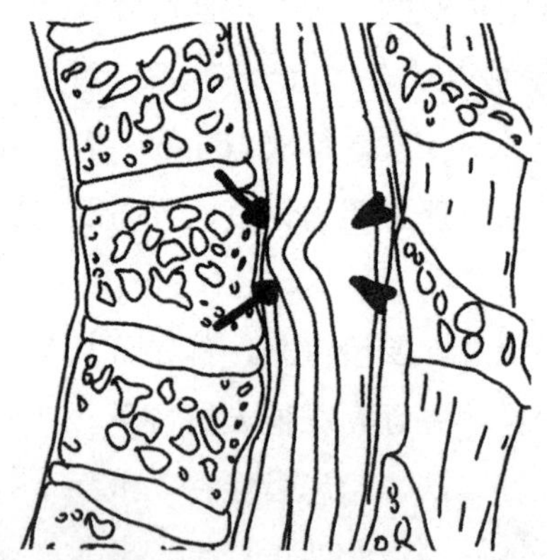

二、脊髓压迫症的病因

◆肿瘤

最常见，约占脊髓压迫症的 1/3 以上。其中绝大多数来源于脊髓组织本身及其附属结构或邻近结构（例如起源于脊柱骨性结构的骨瘤、起源于硬脊膜的脊膜瘤或者起源于硬脊膜外脂肪组织的脂肪瘤）。其次是来源于肺、乳腺、肾脏、胃肠道或血液系统等其他器官和系统的转移瘤，通常为恶性肿瘤。

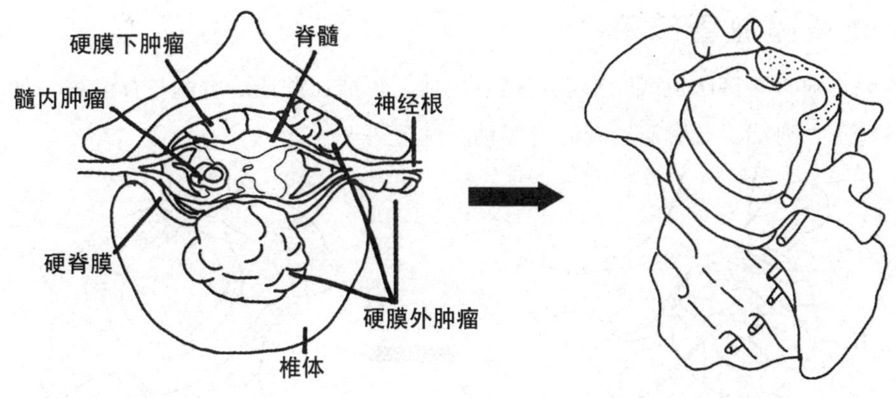

◆炎症

炎症如脊柱结核、炎性肉芽肿、结核瘤以及硬脊膜外脓肿等。

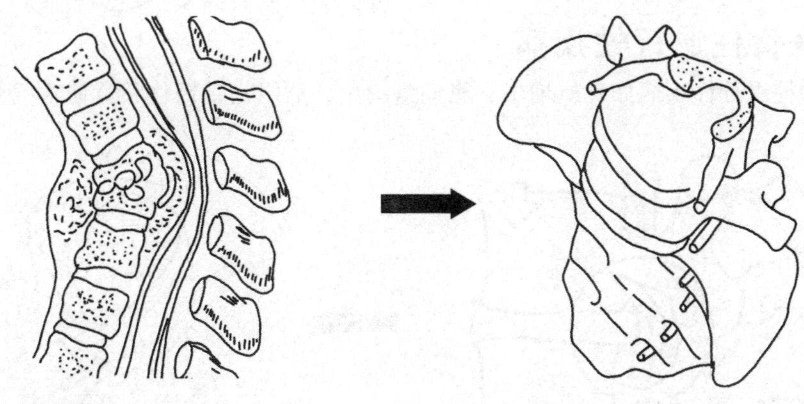

◆创伤

脊柱骨折、关节脱位或错位等骨质结构破坏移位以及创伤后椎管内血肿形成等都能导致脊髓或脊神经受压。

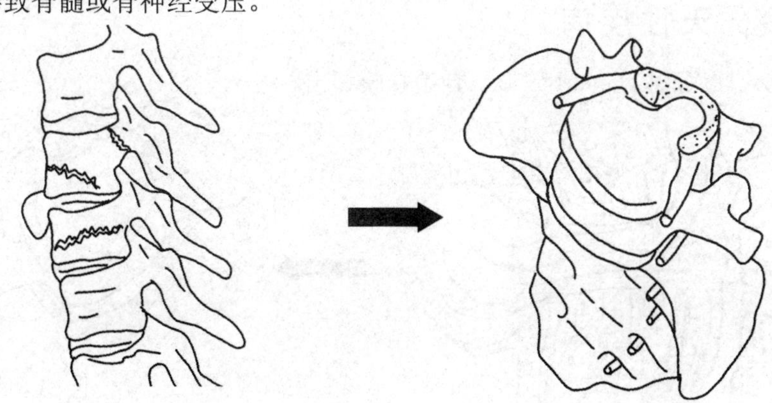

◆脊髓血管畸形

畸形血管直接压迫或畸形血管破裂出血，形成血肿压迫脊髓与神经根，如动静脉畸形、海绵状血管瘤以及硬脊膜动静脉瘘等。

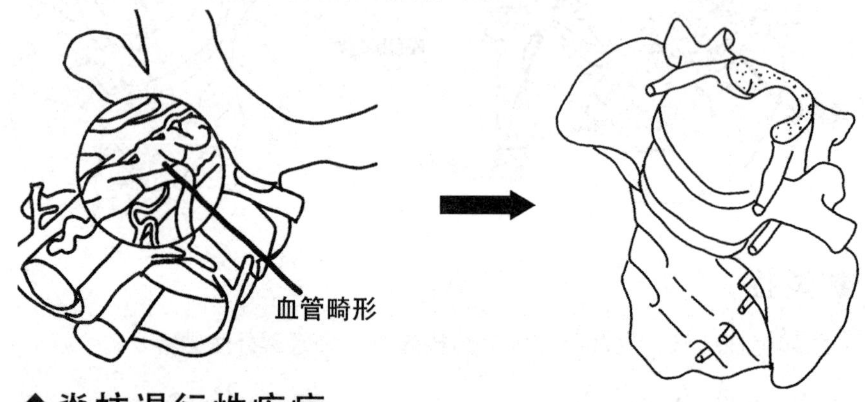

◆脊柱退行性疾病

脊柱退行性疾病如骨质增生、椎间盘突出、后纵韧带钙化和黄韧带肥厚等。

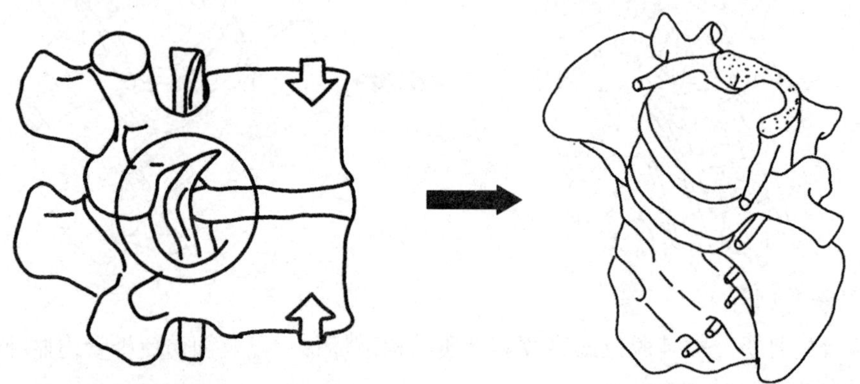

◆先天性疾病

先天性疾病如 Chiari 畸形、脊髓脊膜膨出。

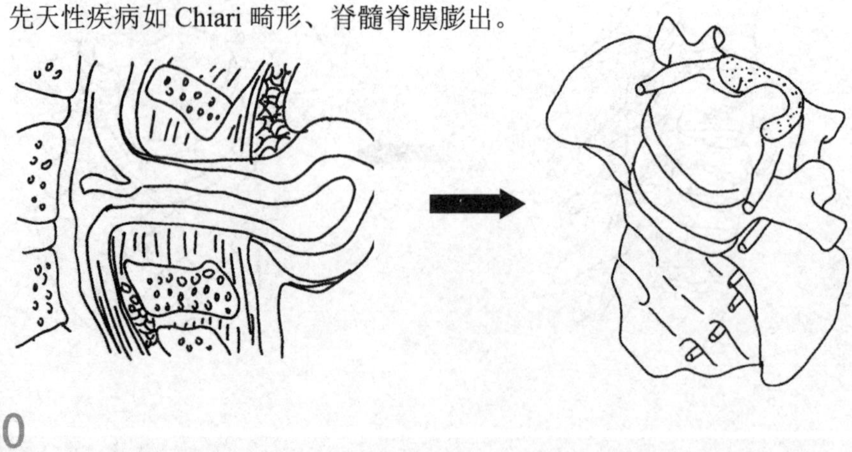

三、脊髓压迫症的症状和体征

◆疼痛

疼痛为常见症状，因为病变性质和部位不同，所以疼痛可表现为首发症状或在病程的中晚期才出现。出现疼痛的主要原因是脊神经后根或脊髓后角细胞受刺激，另外还可能与脊髓感觉传导束受刺激、硬脊膜受压以及体位改变而牵扯脊髓等因素有关。

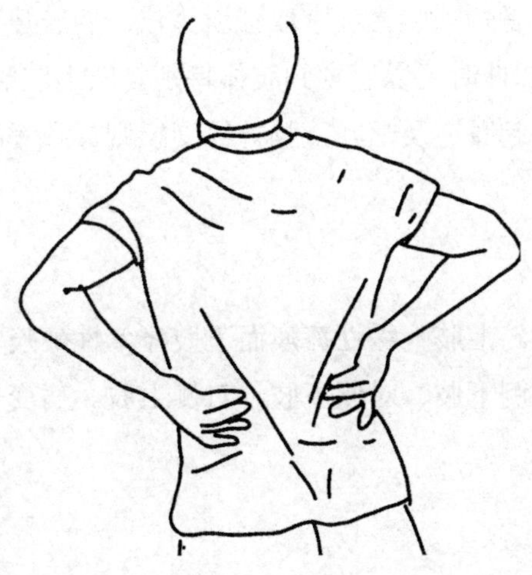

◆感觉障碍

在病程早期，由于病变体积较小，感觉纤维虽然受压但功能还在，因此主要表现为感觉过敏和感觉异常，前者表现为麻木感、束带感或蚁行感等，后者是将冷误为热、抚摩误为刺痛等。随着病变继续进行，感觉纤维或脊髓后角结构遭到破坏则产生感觉功能减退或丧失。

◆运动障碍

在病变所在平面，因为神经前根或脊髓前角受压而表现为支配区肌群的弛缓性瘫痪和反射减弱或消失；在病变平面以下，因为锥体束向下传导受阻而表现为痉挛性瘫痪和反射亢进。圆锥和马尾部病变因只压迫神经根，所以表现为弛缓性瘫痪。在临床病程中，早期患者感到肢体乏力，表现为动作受限，后期运动障碍症状加重，表现为不同程度的瘫痪。

◆自主神经功能障碍

自主神经功能障碍最常见为膀胱与直肠功能障碍。腰段以上病变压迫脊髓时膀胱反射中枢仍然存在，当膀胱充盈时可产生反射性排尿，腰骶节段病变使得膀胱反射中枢受损，排尿反射消失而引起尿潴留，当膀胱过度充盈时可产生尿失禁。腰段以上脊髓受压时发生便秘，腰段以下脊髓受压则产生大便失禁。

四、脊髓压迫症节段性症状和体征

◆上颈段

颈枕部放射痛，患者颈项强直，常取强迫头位。四肢痉挛性瘫痪，躯干及四肢感觉障碍。患者颈部屈曲时可以感觉到肢体特别是双上肢触电样刺痛（Lhermitte征）。膈神经刺激可引起呃逆及呕吐，膈神经受损则导致呼吸肌麻痹而出现呼吸困难和窒息感。

◆颈膨大部

肩部和上肢放射痛。上肢弛缓性瘫痪而下肢痉挛性瘫痪。肢体瘫痪的顺序通常依次为病侧上肢、病侧下肢、对侧下肢、对侧上肢。病变平面以下感觉障碍，常伴发 Horner 综合征。

◆胸段

胸腹部放射痛和束带感。双下肢呈痉挛性瘫痪。感觉障碍平面位于 T2 以下及腹股沟以上。腹壁反射减退或消失。T10 节段病变者早期可发生脐孔上移征（Beever 征）。

◆腰膨大部

下肢放射痛、弛缓性瘫痪、感觉障碍以及腱反射消失。会阴部感觉障碍。膀胱直肠括约肌功能障碍造成大小便失禁或潴留。

◆圆锥部

两臀部、会阴部、肛门区及生殖器周围皮肤出现马鞍状感觉减退或消失，称为鞍区感觉障碍。括约肌功能障碍显著，常有性功能减退或消失。通常下肢运动障碍轻微，如果邻近的马尾神经受压，也可出现根性疼痛和下肢的弛缓性瘫痪以及感觉障碍。

◆马尾部

疼痛是最常见的早期症状，主要表现为腰骶部疼痛和坐骨神经痛。鞍区感觉减退，肛门反射消失。括约肌功能障碍显著，早期因括约肌痉挛而引起排尿不畅，以后可因括约肌松弛而造成大小便失禁。可有下肢的弛缓性瘫痪。

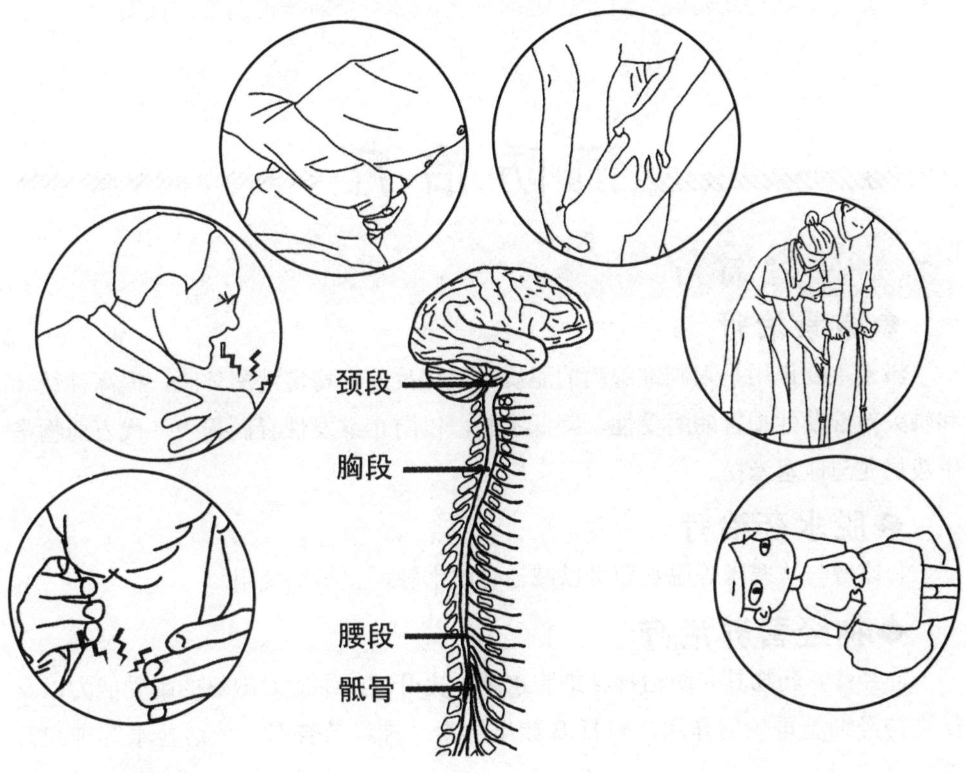

就 医

1. 肿瘤患者新近出现背部疼痛，需及时就医。

2. 虽无肿瘤病史，但新近出现局部疼痛或根性痛（特别是位于胸背部），并伴有脊柱触痛，卧床休息不能缓解者，需及时就医。

诊断

根据病史、症状与体征、辅助检查结果综合分析，才能得到正确的诊断。首先必须辨别脊髓损害的种类，通过必要的检查确定脊髓压迫的部位或平面，继而分析压迫是在髓内还是髓外以及压迫的程度，最后判断压迫病变的性质。

预防治疗

一、内科治疗

◆激素治疗

激素主要作用是限制细胞膜的脂质过氧化反应，稳定溶酶体膜，提高神经元和轴突对继发性损害的耐受性，降低水肿，以防止继发性脊髓损害。代表药物是甲泼尼龙与地塞米松。

◆脱水药治疗

甘露醇与呋塞米等脱水药可以减轻脊髓水肿，宜早期使用。

◆神经营养治疗

神经营养药物具有防治神经细胞水肿、提升神经细胞对缺氧的耐受能力以及促进神经细胞再生的作用，包括B族维生素、神经节苷脂、依达拉奉等神经营养制剂。

◆抗生素治疗

抗生素治疗适用于炎症性病变引起的脊髓压迫症，如硬脊膜外脓肿应紧急手术并应用足量抗生素治疗；也用于防治感染性并发症，包括术区感染、肺部感染以及尿路感染等。

◆抗结核药物治疗

抗结核药治疗适用于结核性病变引起的脊髓压迫症，如脊柱结核应在根治术同时给予抗结核药治疗。

二、外科治疗

手术效果和肿瘤的性质、生长部位、病程、术前一般情况以及神经功能状态、手术操作技巧等有关。

除髓内肿瘤浸润性生长，界限不清很难完全切除外，大多数肿瘤都可手术切除，对晚期患者或肿瘤难以全切除者，施行椎板减压术常可获得近期疗效。先天畸形或脊柱外伤引发的脊髓压迫，前入路行椎间盘切除或后入路行椎板切除。炎症导致的压迫，应在切除前后给予抗生素治疗。

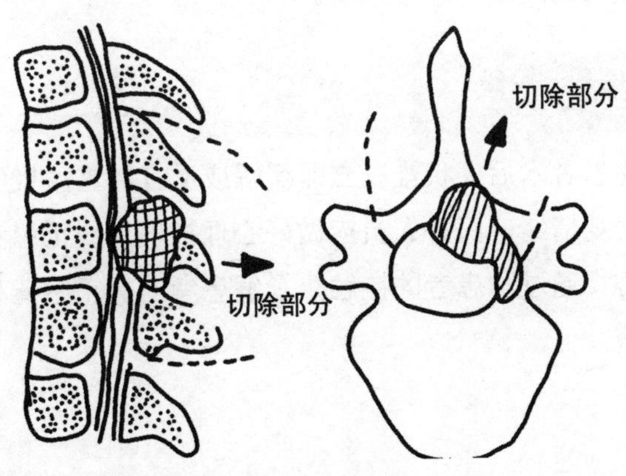

三、日常生活中预防需要注意

◆适当休息及睡眠

适当休息及睡眠能够缓解脊椎的压力，预防脊髓压迫症。

◆不要剧烈运动

小幅度的运动有助于预防酸痛或帮助消除腰酸背痛，是治疗腰酸背痛主要的方法，也是行之有效的方法，目前最好的轻量运动，是太极、气功和游泳。

◆推拿、按摩

推拿、按摩有助释放或降低身心压力以及舒缓紧张的肌肉，因此也是消除脊髓压迫重要的方法之一。

日常保养

一、饮食管理

患者应适当休息，吃含纤维素多的蔬菜，避免出现大便干燥，排便困难。

二、运动管理

平时进行适当的运动，增强体质。

三、情绪管理

脊髓压迫症患者术后症状难以立即缓解或反有加重，神经功能恢复非常缓慢，患者往往产生悲观情绪，医护人员应做好心理护理，纠正患者的自卑心理，树立战胜疾病的信心。通过与患者的接触，了解患者的真正感情和实际需要，采取最适当的护理措施。

18 抑郁症

抑郁症是以情绪或心境低落为主要表现的一组疾病的总称，与普通的悲伤、痛苦或精力不足不同，抑郁症可能导致患者对未来感到无望，甚至产生自杀的意图和行为。

一、抑郁症的病因和发病机制

迄今为止，抑郁症病因和发病机制还不明确，也无明显的体征和实验室指标异常，是生物、心理、社会（文化）因素相互作用的结果。也正由于抑郁症目前病因不明，有关假说很多，比较常见公认的病因假设包括：

◆遗传因素

大样本人群遗传流行病学调查显示，与患病者血缘关系越近，患病概率越高。一级亲属患病的概率远高于其他亲属，这和遗传疾病的一般规律相符。

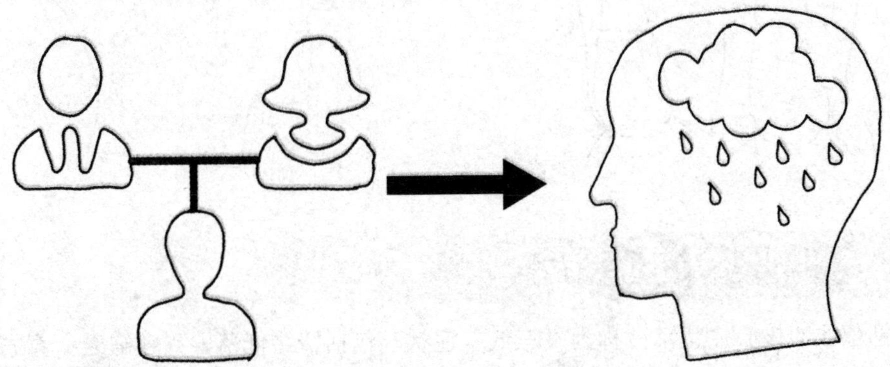

◆生化因素

儿茶酚胺假说：主要指抑郁症的发生可能和大脑突触间隙神经递质 5－羟色胺（5－HT）及去甲肾上腺素（NE）的浓度下降有关；由于许多抗抑郁药，如选择性 5－羟色胺再摄取抑制药（SSRI）或选择性 5-羟色胺和去甲肾上腺素再摄取抑制药（SNRI）等使用后，虽大脑突触间隙这些神经递质的浓度迅速升高，但抗抑郁的效果一般还是需要2周左右才会起效，因此又有了5-HT与NE受体敏感性增高（超敏）的假说。

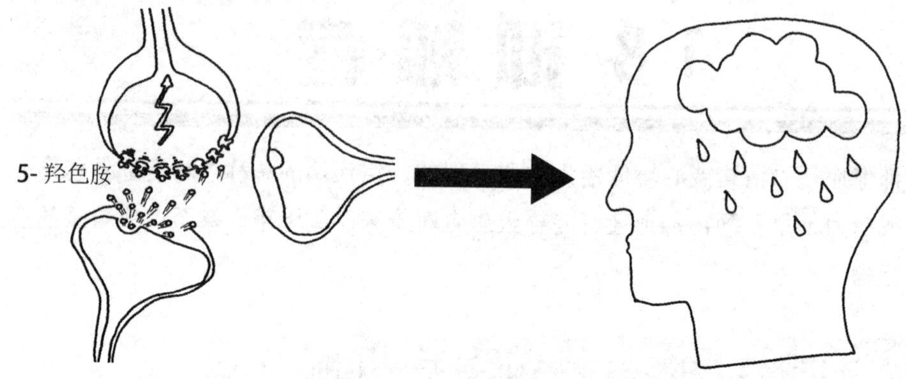

◆心理－社会因素

各种重大生活事件突然发生，或长期持续存在会引起强烈和/或持久的不愉快的情感体验，导致抑郁症的发生。

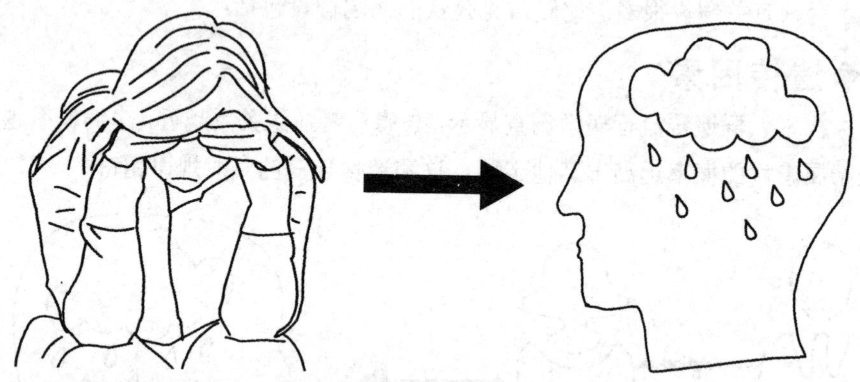

二、抑郁症的症状

抑郁症的核心症状常被称为“三低”症状，包括情绪低落、兴趣缺乏、意志减退。

◆情绪低落

情绪低落主要表现为明显而持久的情感低落，抑郁悲观。轻者闷闷不乐、无愉快感；重者痛不欲生、悲观绝望。

典型患者的抑郁心境可有晨重夜轻的节律变化。

严重者会出现自罪妄想与疑病妄想，部分还可能出现幻觉。

◆兴趣缺乏

兴趣缺乏表现为既往感兴趣的事情现在不再感兴趣，觉得什么都没有意思，没有乐趣可言。

◆意志减退

意志减退表现为行动缓慢，生活被动、疏懒，不想做事，整日卧床，回避社交。严重时无法照顾个人卫生，甚至发展为不语、不动、不食。这种情况又被称为“抑郁性木僵”。

伴有焦虑的患者会产生坐立不安等症状。

严重的患者常伴有消极行为甚至自杀的观念或行为，这是抑郁症最危险的症状，需提高警惕。

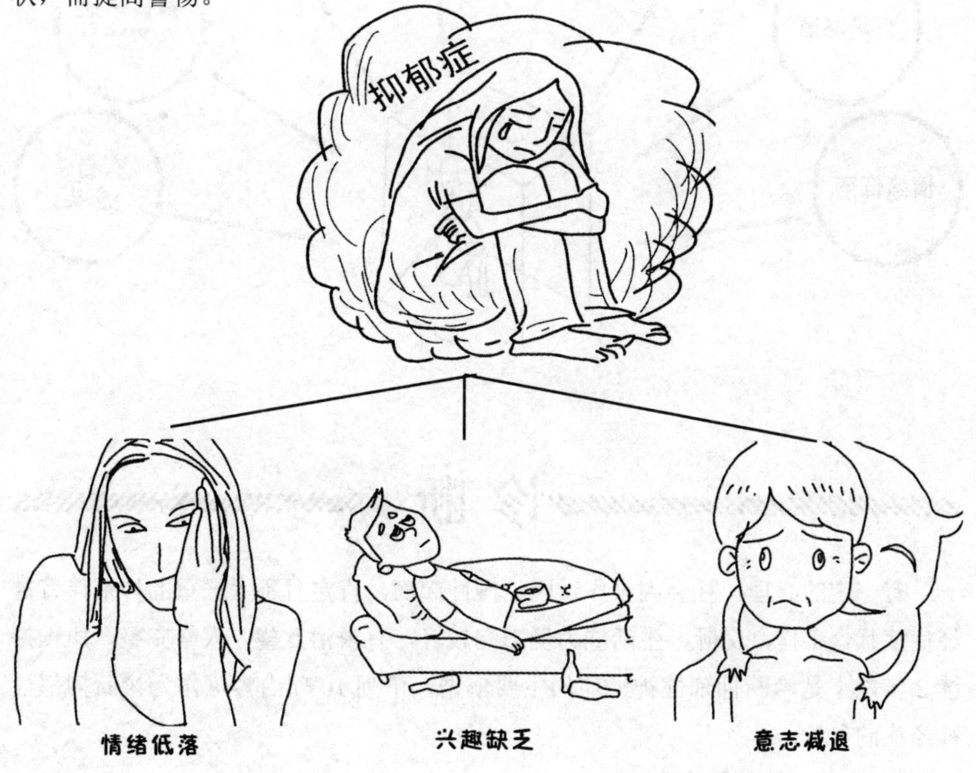

就 医

应及时就医或寻求心理帮助的抑郁情况：

1．若出现长时间的情绪低落、兴趣减退、悲观、思维缓慢、自责自罪观念、饮食和睡眠差，感到身体多处不适或有自杀念头，应及时就诊。

2．若发现有轻度抑郁的症状，应及时寻求专业心理人员的帮助，通过心理咨询进行疏导，以免发展为中重度抑郁。

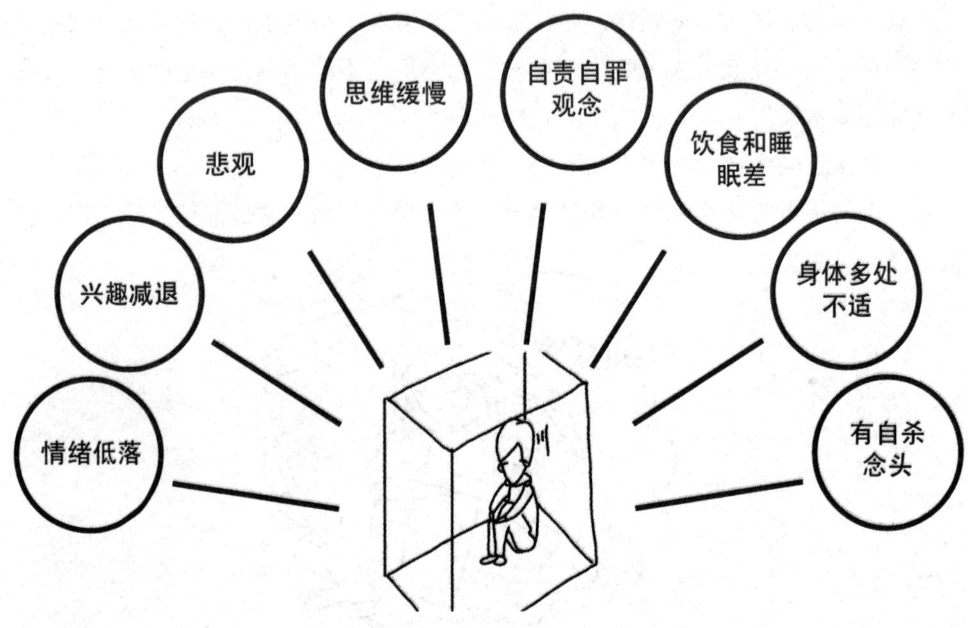

诊 断

有一定的心理－社会因素作诱因，慢性起病，肯定且不太严重的抑郁伴有神经症症状，工作，交际，生活能力受影响较轻，有求治欲望，人格完整，病程持续 2 年以上是诊断抑郁性神经症的主要依据，下列 10 项内容可作为诊断抑郁性神经症的参考：

1．病前有抑郁性格。

2．有精神因素诱发。

3．精神运动性抑制不显著。

4．无体重减轻，厌食等生物学症状。

5．心境抑郁是主要症状。

6. 伴有焦虑症状。

7. 无严重的自责。

8. 无妄想，幻觉等精神病性症状。

9. 有主动治疗要求。

10. 既往没有发作间歇。

预防治疗

一、内科治疗

药物治疗是针对中度以上抑郁发作的主要治疗措施。对有明显社会心理应激因素作用的抑郁发作患者，在药物治疗的同时常要合并心理治疗。目前抑郁症的治疗药物包括新型抗抑郁药、传统抗抑郁药、中（草）药等。

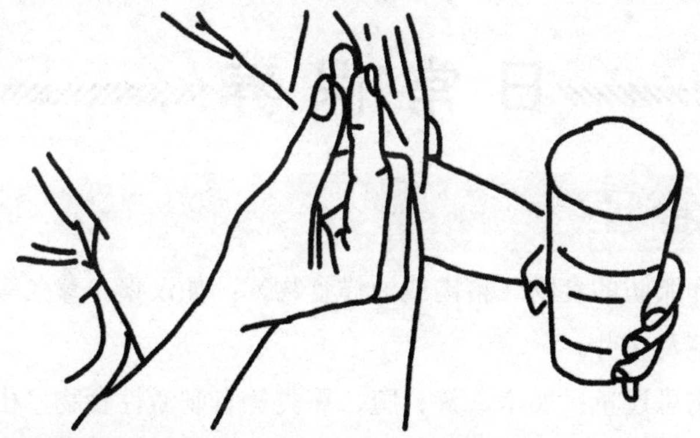

二、物理治疗

有严重消极自杀企图的患者及应用抗抑郁药治疗无效的患者可采用改良电抽搐（MECT）治疗。电抽搐治疗后仍需用药物维持治疗。近年来又出现了一种新的物理治疗手段——重复经颅磁刺激（rTMS）治疗，主要适用于轻中度的抑郁发作。

三、日常生活中预防需要注意

预防工作可从“优生优育，改善素质；敏锐发展，及早治疗；巩固康复，防止复发”这三个方面着手。

◆加强人际交往

预防抑郁症，首先应保持好基本的交际和社会关系，经常跟家人和朋友来往、交流。

◆调整饮食

良好的饮食习惯是调节个人身体功能的有效方法。

◆运动和锻炼

人能够通过锻炼来提高自身的情绪，非常有效的改善自身的抑郁状态。

◆不要自责

抑郁症是一种疾病，人没有能力创造或选择它。所以，不要自责为什么得了这种病，而应明白自己需要哪些帮助，积极踏上寻求康复的治疗之路。

日常保养

一、饮食管理

避免富含饱和脂肪的食物（猪肉或油炸食物）：如汉堡、薯条等，会导致行动缓慢、思考迟钝及疲劳。

辛辣腌熏食物忌过量：如辛、辣、腌、熏类等有刺激性食物，由于引发失眠的病因较多，故而患者应按自己的体质有选择地选用适合自己的食物。

二、运动管理

适当做一些运动可以帮助减轻抑郁情绪，如跑步、跳绳、游泳等有氧运动，会促使人体生成引发愉快情绪的神经递质。

三、情绪管理

1. 保持心情开朗：多参与一些集体娱乐活动，如跳舞，唱歌等。多增加些爱好，尽可能参加一些力所能及的工作，让自己充实起来。多和家人交谈，倾诉心中的烦恼。多和年轻人交往，可以得到年轻人活力的感染。

2. 做最感兴趣的事：若事业上没有获得成功，想办法增进自己的技能，从最感兴趣的事入手；或再寻找其他成功的机会。有计划地做些可以获得快乐和自信的活动，尤其在周末，譬如打扫房间、骑赛车、写信、听音乐、逛街等。此外，加强身体锻炼对预防抑郁症也有很好的效果。

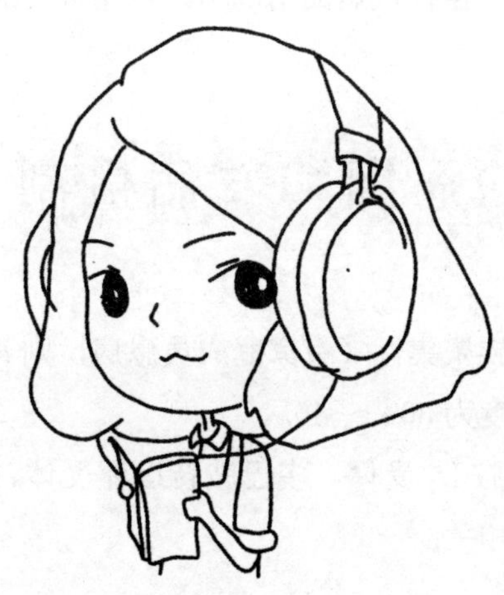

3. 保持友善的心态：快乐的心态能够使人体神经系统的兴奋水平处于最佳状态，促进体内分泌出一些有益的激素、酶类和酰胆碱，将血液的流量、神经细胞的兴奋调节到最佳状态，提高机体的控病能力。

在春天这个容易发病的季节，除了要调整和保持良好的生活习惯外，可以给自己开一张“快乐处方”。早上起床可在出门前对着镜子大声说：“我很美，我是最棒的！”出门时也要在温暖而充足的阳光里面带微笑。

4. 享受音乐：辛苦工作后，利用短暂的休息时间，欣赏自己喜欢的音乐，好好地奖赏自己一番，陶醉在优美的音乐旋律中，即使是只有短短的十分钟，也能帮你减轻疲劳，带给你不可思议的美妙感受。

5. 买鲜亮的衣服，不要让自己变成“月光族”：可以在明亮的春天用鲜亮的色彩装扮自己，特别是在不开心的时候，要挑选鲜艳的颜色，让衣服改变自己的心情。

19 焦虑症

焦虑症，又称焦虑障碍、焦虑性神经症，指在没有脑器质性疾病、精神活性物质所致精神障碍或其他精神疾病的情况下，以精神与躯体的焦虑症状为主要表现的一组精神障碍。

一、焦虑症的病因和发病机制

◆遗传因素

焦虑症有显著的家族聚集性（有家庭成员患病，则其他家庭成员患病率相对普通人群更高），遗传度为 30% ～ 40%。

焦虑症可能和多巴胺 D_2 受体、多巴胺转运体受体、5- 羟色胺（5 - HT）转运体受体等基因多态性相关。

◆神经生物学因素

研究发现，焦虑症青少年患者的部分脑区存在结构异常或功能异常：杏仁核、前额叶背内侧体积增大，杏仁核、前扣带回和前额叶背内侧活动增加，且和焦虑的严重程度正相关。

γ-氨基丁酸（GABA）系统、5-羟色胺系统、去甲肾上腺素（NE）系统功能异常，均可能与焦虑症的发作相关。

特定药物或物质也可能引发焦虑症状：

1. 广泛使用激素类药物可能引起焦虑症状。

2. 可卡因、大麻、海洛因的使用或戒断，均可引起焦虑状态及自主神经功能紊乱，甚至出现典型的类惊恐发作。

3. 抗精神病药也可引起焦虑。

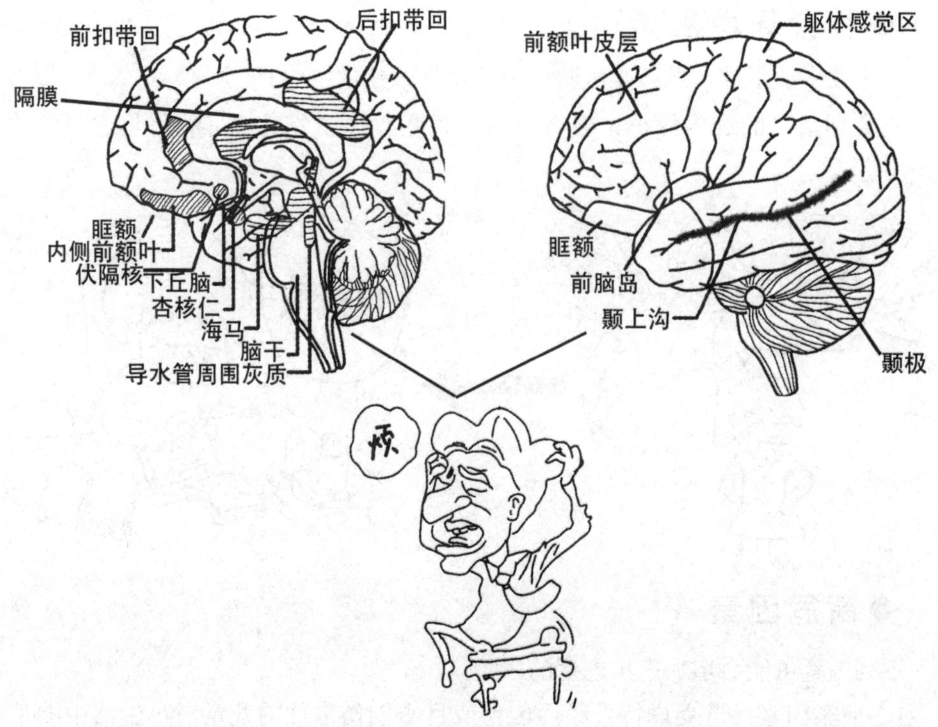

◆心理因素

从心理学的角度看，不同的理论流派对焦虑症的病因解释不同。

行为主义认为，焦虑是因为对某些环境刺激的恐惧而形成的一种条件反射。

心理动力学认为，焦虑源于内在的心理冲突，既往被压抑在潜意识中的冲突被激活，形成焦虑。

依恋理论认为，童年时期不安全的依恋关系、照料者的矛盾情感，均会增加个体患焦虑症的风险。

人格理论认为，具有某些人格特质（如内向、神经质等）的人往往比其他人更容易出现焦虑症。

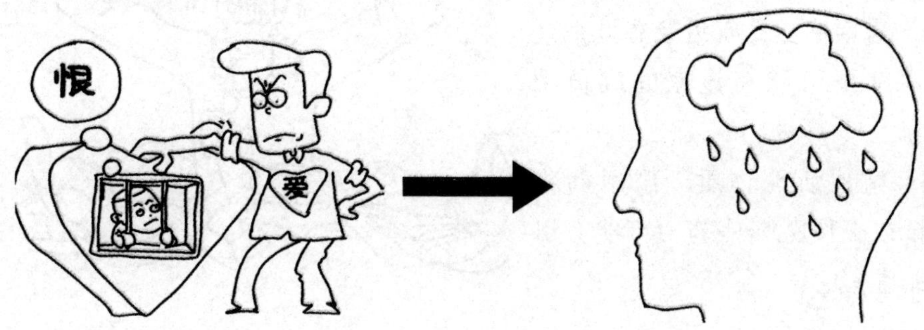

◆社会环境因素

应激性生活事件，尤其是威胁性事件易导致焦虑发作。

儿童期父母的过度保护、被虐待、与养育者过多分离都可能是焦虑产生的原因。

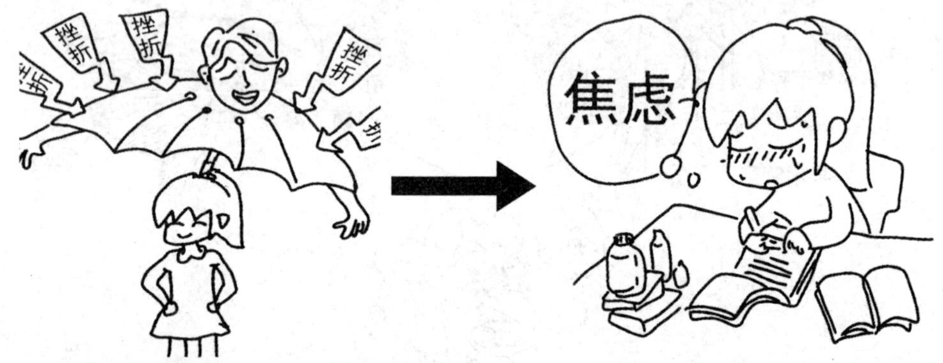

◆高危因素

下列因素可能会增加患焦虑症的风险：

1. 应激因素：遭受虐待、经历创伤或目击创伤事件的儿童，在生活中的某个阶段患焦虑症的风险较高。经历创伤或应激事件（如重要亲友死亡）的成年人，也可能发展出焦虑症。

2. 躯体疾病：健康状况不佳或患严重疾病可能会让人产生严重困扰，对治疗及自身未来的极度担忧可能会引发焦虑症。

3. 压力累积：生活压力过大可能会导致过度焦虑，如过大的工作压力，或对财务状况的持续担忧。

4. 其他精神疾病：患有其他精神心理疾病（如抑郁症）的人，也经常共患焦虑症。

5. 家族病史：有近亲患此病，则焦虑症更可能在该家庭成员中发生。

6. 精神活性物质：滥用药物与酒精或未按医嘱停药，可能会引起或加重焦虑。

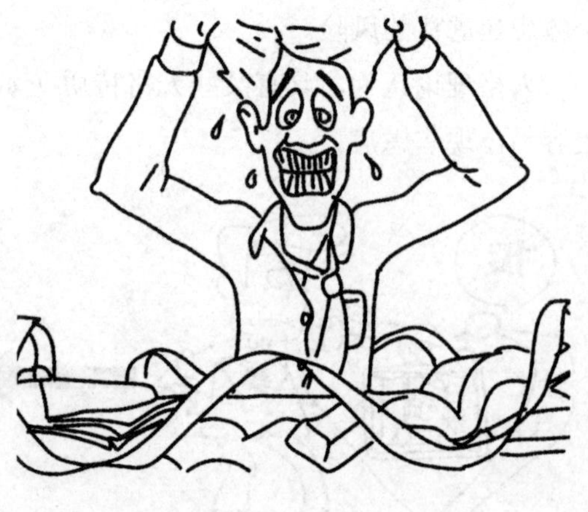

二、焦虑症的先兆症状

◆自我怀疑

有些人会围绕某一个问题反复质疑自己，例如“我爱我的丈夫吗”“我是有能力的人吗”等。这些质疑通常不是一句两句话能回答的，也不是绝对的，但他们非要得出一个确切答案，弄得自己非常疲惫。

◆过度担心

广泛性焦虑症的特点就是思虑过多。如果一周担忧超过 4 天，持续半年，并且恶劣情绪让人痛苦，并影响生活和工作，就可能是焦虑症了。

◆睡眠问题

若经常难以入睡或睡得不安稳就可能和焦虑症有关。因为很多的焦虑症患者在睡觉之前都会胡思乱想，大脑就不停地运作，睡着之后醒过来也无法平静下来

◆非理性的恐惧

恐惧症是焦虑症的一种。有些人长期心怀恐惧，却没有具体的害怕对象，也可能是焦虑症。

◆肌肉紧张

双手握拳、背部僵硬、紧捏下巴……焦虑的人通常整个身体肌肉都是僵硬的。可通过定期运动来减压。

◆慢性消化不良

胃肠道对心理压力非常敏感，所以，焦虑常会通过躯体症状表现出来。为常见的是肠易激综合征，表现为胃部绞痛、腹胀、便秘或腹泻。

◆怯场

现在很多人害怕社交，对这些活动感到非常的恐惧，还会浪费很多的时间在想即将到来的社交活动，而且，在社交场合里面经常会感到不舒服，也不知道应如何进行调节，这样的症状对他们的人际关系和工作等都会有影响的。

◆惊恐发作

惊恐发作表现为突如其来的恐惧感和无助感，常持续几分钟，伴有呼吸困难、手脚麻木、大汗淋漓、头晕乏力等。

◆重温伤害

一项研究表明，社交焦虑症患者往往存在与创伤后应激障碍患者相似的重温伤害现象，比如脑海中反复重现以往被人嘲笑的画面。

◆反复倾诉

有些人遭遇一点小事就向身边每个人反复倾诉，就如“祥林嫂”一样，可能是焦虑的迹象。

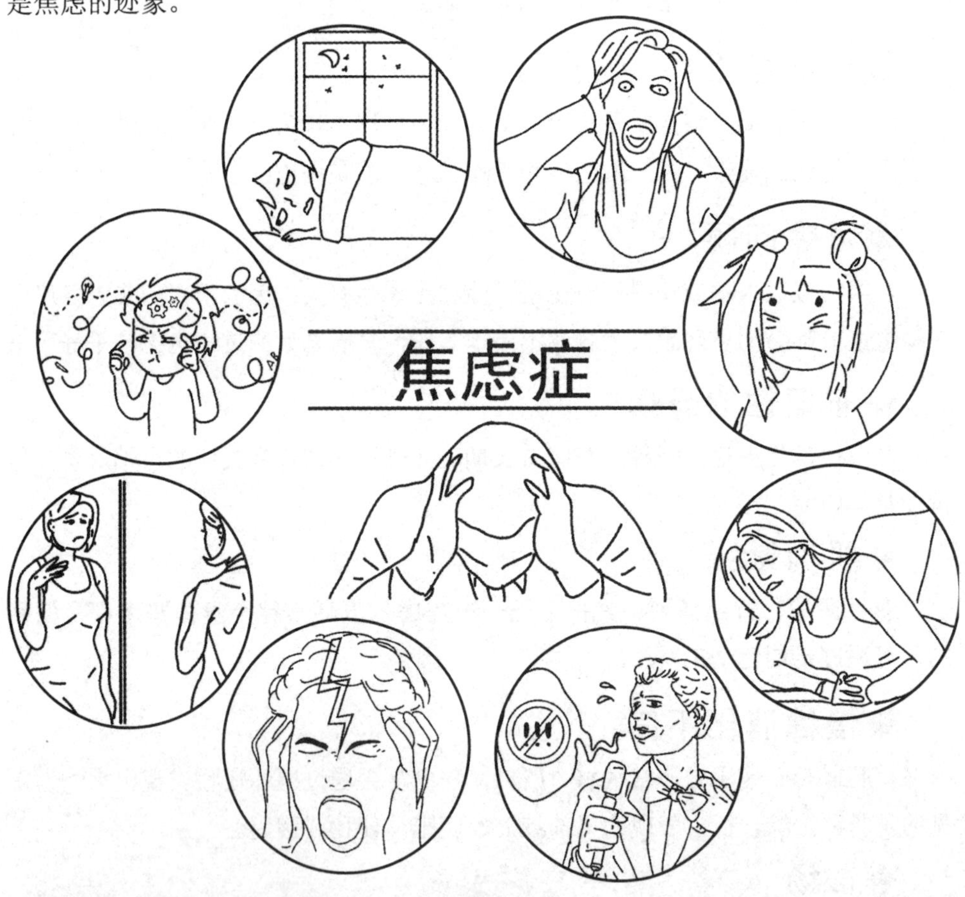

三、焦虑症的典型症状

（一）急性焦虑（惊恐发作）

◆情绪症状

患者在日常生活中的表现与健康人群无明显差别，一旦发作（有的有特定触发情境，如封闭空间等），则会突然出现极度恐惧的情绪，体验到濒死感或失控感。

一般持续 5 ～ 20 min，发作开始突然，发作时意识清楚。

◆自主神经功能紊乱症状

如胸闷、心慌、呼吸困难、出汗、全身发抖等。

◆其他症状

发作后仍极度恐惧，体现为“后怕”，且不断担心自身病情。

（二）慢性焦虑（广泛性焦虑）

◆情绪症状

在没有明显诱因的情况下，经常出现与现实情境不符的过分担心和紧张害怕，这种紧张害怕常常没有明确的对象和内容。

自身一直处于一种紧张不安、提心吊胆、恐惧、害怕、忧虑的内心体验中。

◆自主神经功能紊乱症状

出现头晕、胸闷、心慌、呼吸急促、口干、尿频、尿急、出汗、震颤等躯体方面的症状。

◆其他症状

出现运动性不安，即坐卧不宁，小动作增多，烦躁，无法集中注意力，很难静下心来。

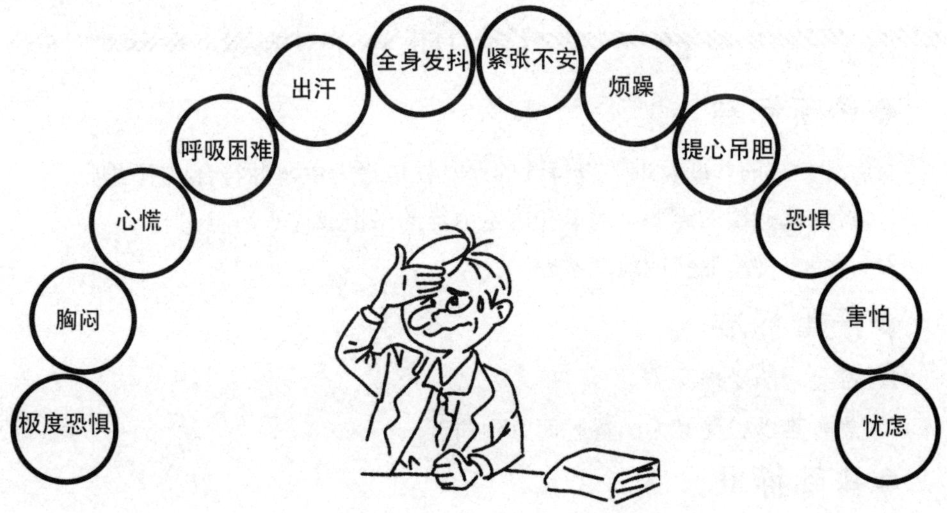

就医

若出现以下症状，建议及时就医：

1．觉得自己持续处于担忧状态，且这种状态已经干扰到工作、人际关系或生活的其他部分。

2．感到被恐惧、担忧或焦虑情绪困扰，且很难控制。

3．感到沮丧，存在酗酒、吸毒或其他精神健康问题，并产生显著焦虑。

4．认为焦虑可能和身体健康问题有关。

如出现自残行为、自杀念头或行为，应立即寻求紧急帮助。

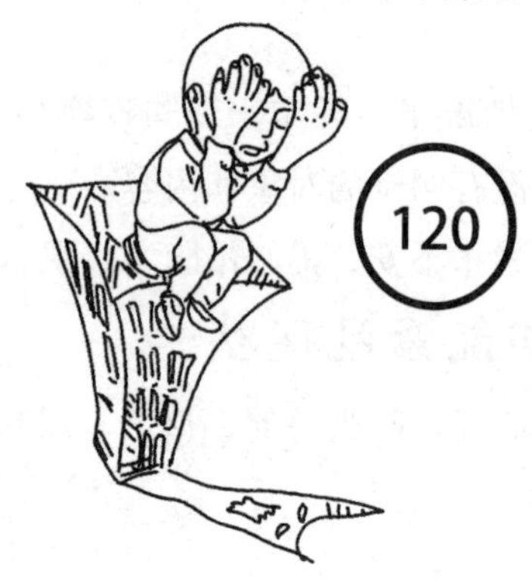

诊断

◆诊断标准

符合神经症的诊断标准，以持续的原发性焦虑为主，并符合以下两项：

1．经常或持续的无明确对象和固定内容的恐惧或提心吊胆。

2．伴自主神经症状或运动不安。

◆严重标准

1．社会功能受损。

2．患者难以忍受又无法解脱而感到痛苦。

◆排除标准

1．排除甲状腺功能亢进症、高血压、冠心病等躯体疾病继发性焦虑。

2. 排除兴奋药过量，催眠镇静药或抗焦虑药的戒断反应。

预防治疗

一、内科治疗

焦虑会导致机体神经 - 内分泌系统紊乱，神经递质失衡，而抗抑郁药可使得失衡的神经递质趋向正常，从而使焦虑症状消失，情绪恢复正常。

可选用选择性 5 - 羟色胺再摄取抑制药（SSRI）类药物，包括帕罗西汀、西酞普兰、舍曲林、氟伏沙明、氟西汀。也可应用 5 - 羟色胺、去甲肾上腺素再摄取抑制药（SNRI）以及三环类药物。三环类药物对心脏具有毒副作用，需由医生根据情况选用。

二、日常生活中预防需要注意

1. 日常可以进行一些放松训练，如瑜伽或冥想等。

2. 尽可能避免对焦虑的事情穷思竭虑，适当转移注意力。

3. 学习处理具体生活问题的技巧，减少引起焦虑的现实因素。

4. 按医嘱服药，注意监测病情发展，若出现症状加重的情况，及时前往医院复诊。

日常保养

一、饮食管理

1. 注意饮食卫生，注重营养均衡。

2. 尽可能少吃辛辣刺激的食物及生鱼片、冷饮等生冷食物，以免肠胃不适。

3. 多食用一些钾含量丰富的食物，包括香蕉、瘦肉、坚果、绿色蔬菜等，可以有效稳定血压、舒缓心情。

二、运动管理

平时丰富业余生活，比如适当外出旅游，与朋友聊天、散步，参加一些体育锻炼等。

三、情绪管理

放松自己，舒缓压力，多培养爱好、兴趣。

日常应注意情绪的变化，采取措施控制压力，增强心理弹性。

遇到压力事件时可向家人朋友寻求支持，也可寻求心理咨询师的帮助。

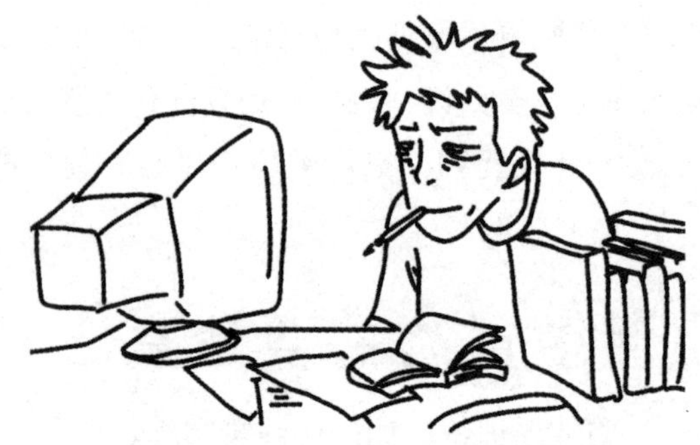

20 偏头痛

偏头痛是原发性头痛的常见类型，反复发作，搏动性的剧烈头痛，常累及一侧头部，也可双侧受累；头痛可突然发生或在视觉、神经或胃肠等先兆症状后发生。其可由多种病因引起，其患病率在欧美国家为（1500 ～ 2000）/10 万，在中国为 732.1/10 万。

任何年龄均可发病，以 10 ～ 30 岁最为多见，50 岁以后发作可自发缓解。女性比男性更常见。患者的亲属发生率也较高，提示偏头痛有遗传倾向。偏头痛较紧张性头痛严重。

一、偏头痛的发病机制

◆三叉神经血管学说

脑膜血管上有三叉神经纤维分布。

当三叉神经节及其纤维受刺激后，可释放神经肽。

这些神经肽会引起血管扩张出现搏动性头痛，还可引发炎症。

炎症刺激痛觉纤维，刺激通过三叉神经传向大脑，形成恶性循环，引发头痛。

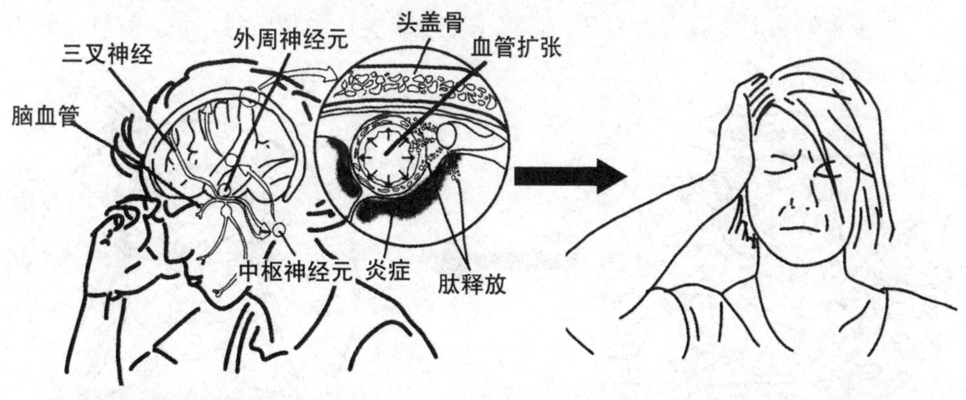

◆血管学说

该学说认为偏头痛是原发性血管疾病，是由血管舒缩功能障碍引起的。

颅内血管收缩引起偏头痛先兆症状，随后颅外、颅内血管扩张导致搏动性的头痛产生。

二、偏头痛的易患因素

◆年龄

多在青春期发病，以 15 ～ 25 岁发病率为最高，30 ～ 40 岁后随年龄增加而减少。

◆性别

男女两性发病比例为 1 ： 4，说明女性发病率较高。

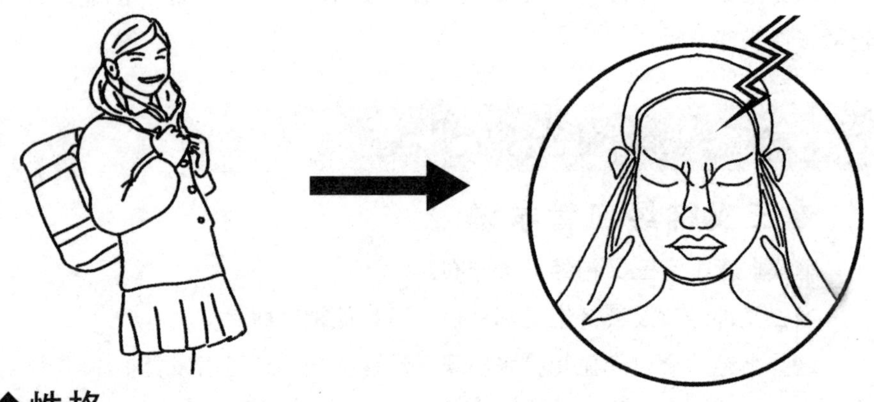

◆性格

大多数偏头痛患者有做事严谨，追求十全十美，聪慧敏感，争强好胜，好为人师的性格特点。

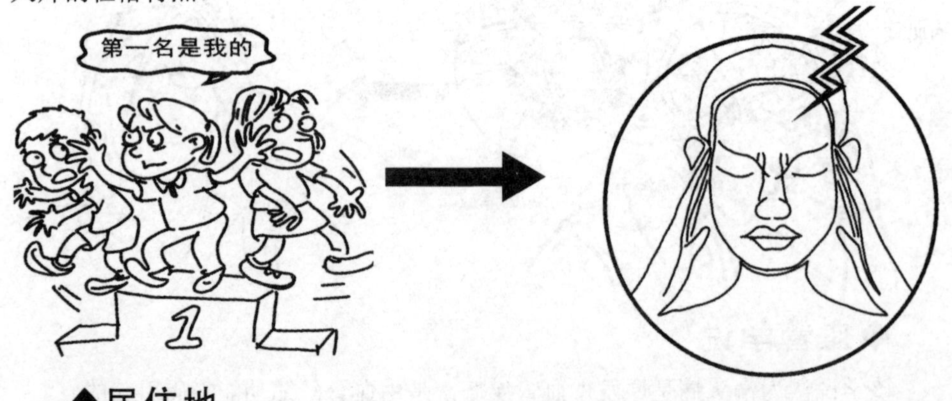

◆居住地

生活在内陆高原地区的居民较沿海省市居民发病率高。

三、偏头痛的诱发因素

◆精神因素

抑郁、紧张、焦虑、惊恐、香烟异味等。

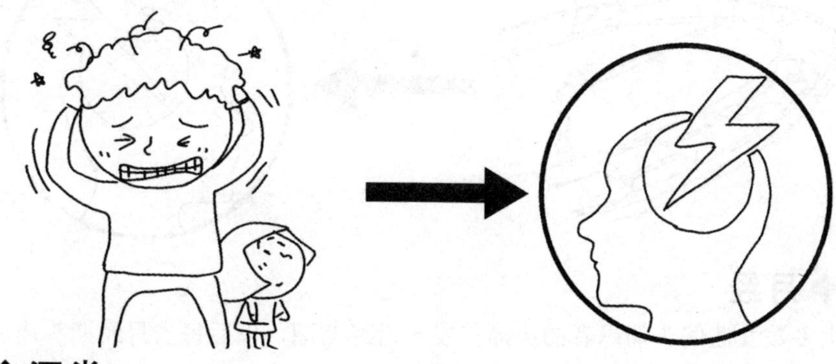

◆酒类

不论白酒、黄酒、葡萄酒或啤酒均可诱发。

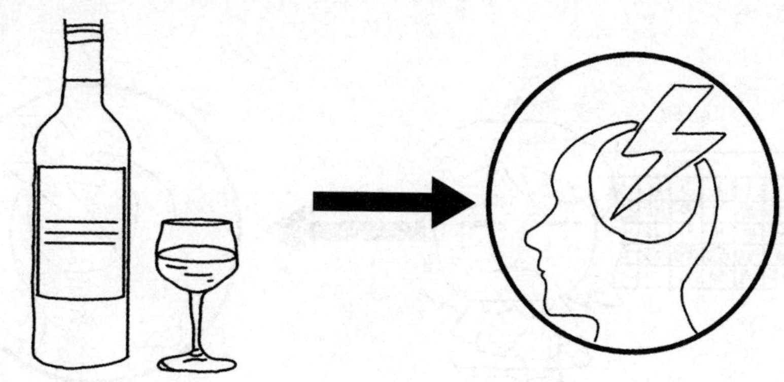

◆食物类

多吃甜食或咸菜易诱发偏头痛，可能与糖代谢紊乱或咸菜内亚硝酸盐含量高有关，奶酪食品（如奶制品、巧克力等）亦为促发因素。

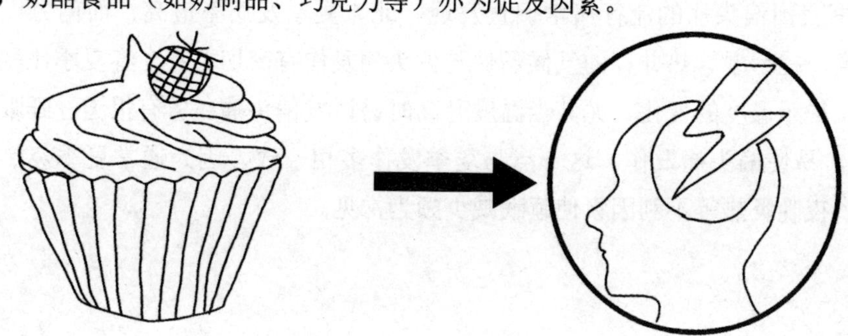

◆睡眠不足、过度劳累

睡眠不足、过度劳累均易诱发偏头痛发作。

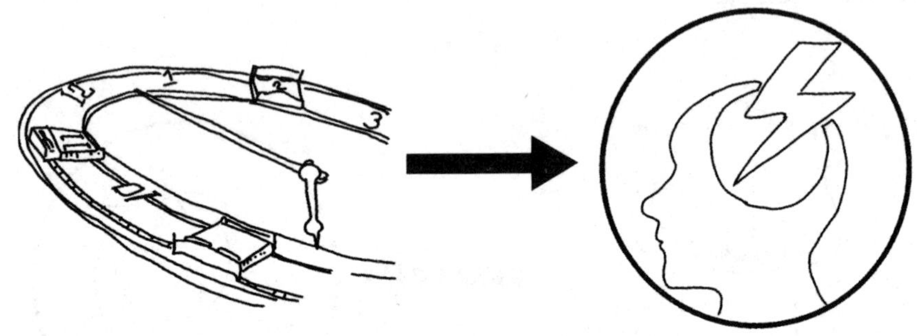

◆月经

大多数女性偏头痛患者的头痛首发于月经初潮，以后每当月经期头痛加重或必发，非经期如遇不利因素也可发作，直到经绝后头痛显著减少甚至停止发作，此即“偏头痛与患者共衰老”。如若经绝后头痛反而加重，则应探查头痛加重的原因。

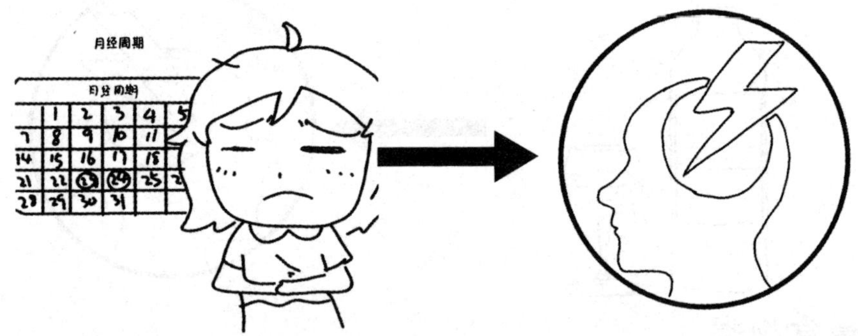

◆季节变化

据我国偏头痛的流行病学调查发现，北方夏季发病率最高，而南方以春季为最高，提示湿、热并存的气候条件与偏头痛发作有密切关系。春夏季比秋冬季多发，提示温度的变化，尤其当温度升高时易诱发偏头痛。曾有报道，睡眠少于6 h者，易使偏头痛发作。这一点与夏季发作多相一致，因为通常夏季炎热，白天长，夜晚炎热等不利因素使睡眠减少颇为常见。

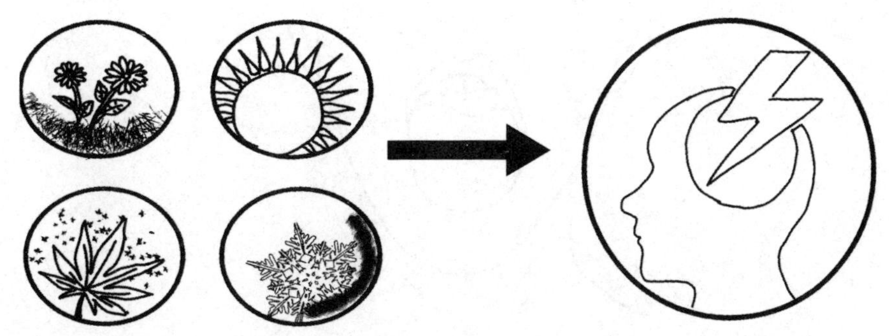

四、偏头痛的先兆症状

在头痛发作前，或头痛发生时，出现可逆的局灶性神经系统症状，称为先兆症状，包括视觉、感觉、言语和运动的缺损或刺激症状。

最常见为视觉先兆，其次为感觉先兆，言语和运动先兆较少见。

先兆症状通常在 5 ～ 20 min 逐渐出现，持续不超过 60 min。不同先兆可以接连出现。

◆视觉先兆

眼前可出现闪光、暗点。

常见的是“之”字形、波浪线状的闪光，并逐渐向周边扩展。

视物模糊（看不清东西）。

单眼看不见东西，单眼或双眼的一边看不见东西。

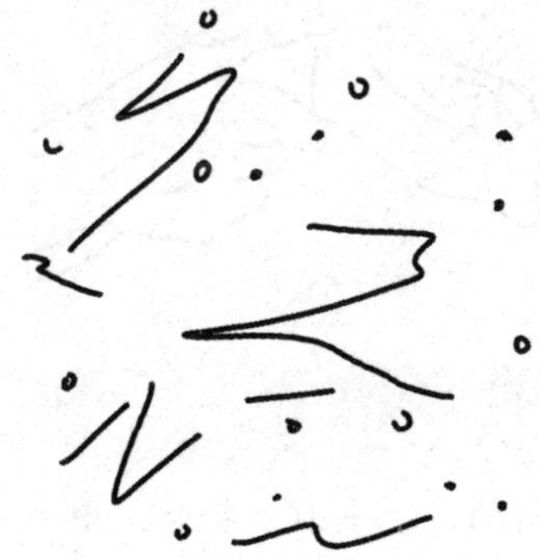

◆感觉先兆

身体一侧、面部或舌头麻木，出现缓慢移动的局部针刺样感觉，慢慢变大或变小。

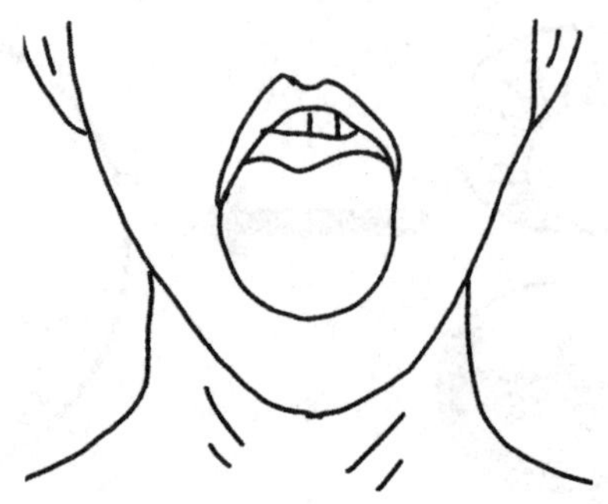

◆言语先兆

言语先兆如咬字不清、说话费力。

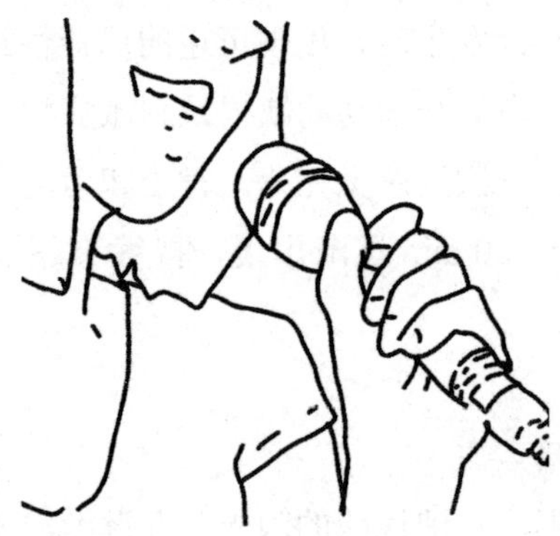

◆运动先兆

运动先兆如一侧手脚、面部肌肉无力。

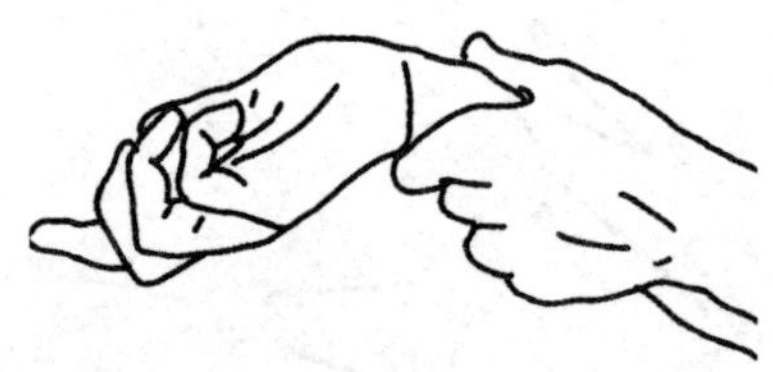

五、偏头痛的症状

1. 先兆出现几分钟后，面部、一手或一腿感到麻木、刺痛或无力，并且连带有精神错乱和头晕，局部症状可由身体的一部分蔓延到另一部分。

2. 发作前有先兆，是一种视觉障碍，比如眼前出现光点、之字形线影，两眼都可看见此种现象。

3. 之后就是头部剧烈抽痛。而且抽痛往往波及整个头部。此外，患者多怕亮光。

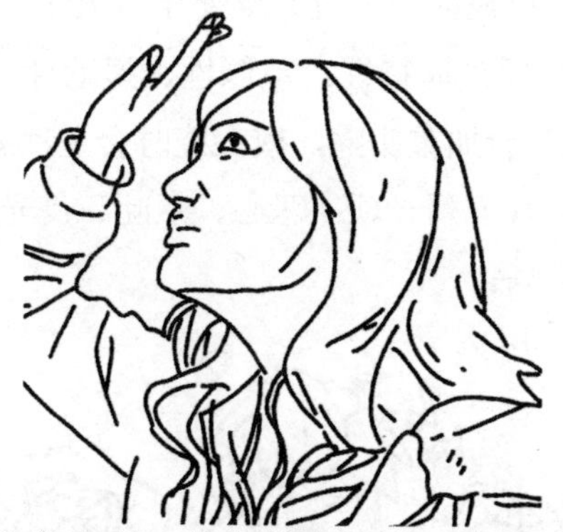

4．比较特殊的是儿童患者，他们的症状表现为呕吐及腹痛，而头痛症状则或有或无，这种情况称为腹型偏头痛。

就 医

1．出现剧烈头痛，伴有恶心、呕吐的表现，家属应立即拨打“120”，或立即送急诊科就医。

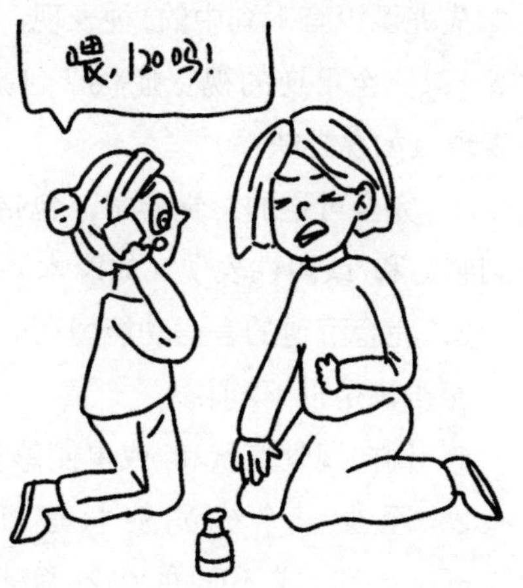

2．若头痛频繁出现，或伴有恶心、呕吐、畏光、畏声等表现，一定要及时到医院就诊。

3．若曾经因头痛接受过治疗，但头痛没有得到有效缓解，或出现新的症状，甚至加剧，也要及时就医。

诊 断

偏头痛诊断应结合偏头痛发作特点、家族史、临床表现及神经系统检查进行综合判断。国际头痛协会对不同类型偏头痛诊断做出下列规定：

◆无先兆偏头痛诊断标准

1. 头痛发作（未经治疗或治疗无效）持续 4 ～ 72 h。

2. 至少有下列中的 2 项头痛特征：单侧性、搏动性、中度或重度头痛，日常活动（如步行或上楼梯）会加重头痛，或头痛时会主动避免这类活动。

3. 头痛过程中至少伴有下列一项：恶心、呕吐、畏光及畏声。

4. 不能归因于其他疾病。

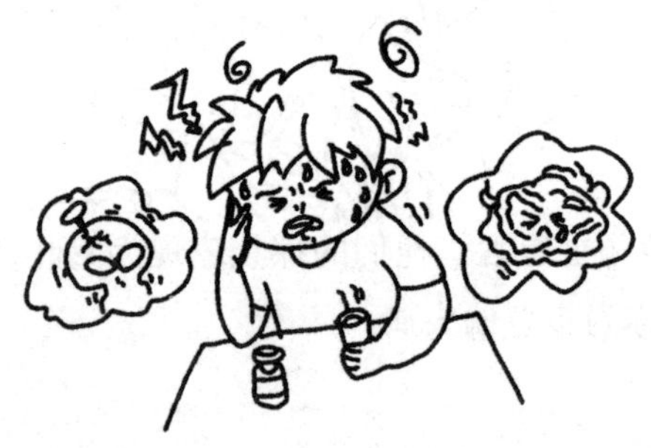

◆伴典型先兆的偏头痛性头痛诊断标准

先兆至少有下列中的1种表现，但没有运动无力症状：

1. 完全可逆的视觉症状，包括阳性表现（如闪光、亮点或亮线）和/或阴性表现（如视野缺损）。

2. 完全可逆的感觉异常，包括阳性表现（如针刺感）和/或阴性表现（如麻木）。

3. 完全可逆的言语功能障碍。

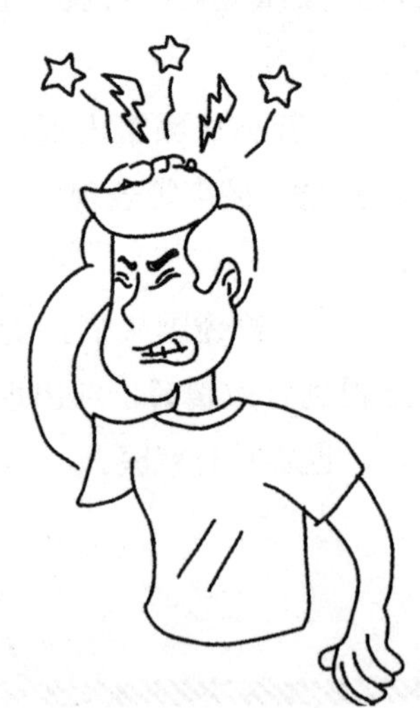

至少满足以下2项：

1. 同向视觉症状和/或单侧感觉症状。

2. 至少一个先兆症状逐渐发展的过程≥5 min，和/或不同的先兆症状接连发生，过程≥5 min。

3. 每个先兆症状持续 5～60 min。

预防治疗

一、内科治疗

偏头痛对症治疗可应用非特异性药物治疗，包括简单的止痛药，非甾体消炎药和麻醉药。对于轻、中度头痛，简单的镇痛药及非甾体消炎药常可缓解头痛的发作。常用的药物包括布酚宁（脑清片），对乙酰氨基酚（扑热息痛），阿司匹林、萘普生、吲哚美辛（消炎痛）、布洛芬、罗通定（颅痛定）等。

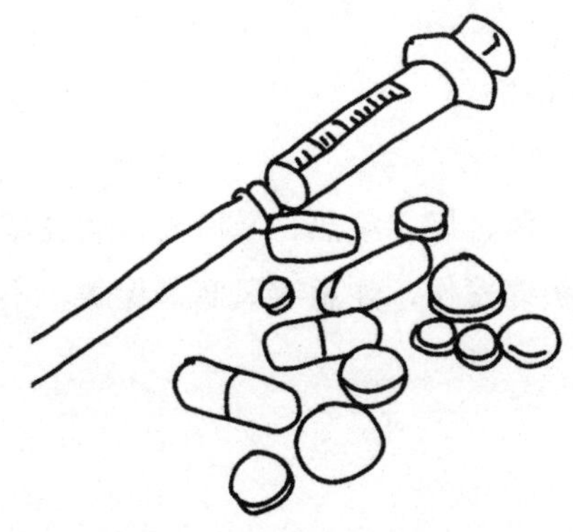

二、日常生活中预防需要注意

偏头痛的预防第一步就是要消除或减少发作的诱发因素，随着气候变化、异味及某些食物和药物有可能诱发偏头痛的发作，并且要避免情绪紧张，避免服用血管扩张药等药物。发作期宜在光线较暗的房间内静卧休息，一般患者若能入睡，醒后头痛可自行缓解。

1. 健康饮食。少吃三高食物，香肠、热狗和代糖食品，少喝酒，咖啡。
2. 谨慎使用止痛药、感冒糖浆。
3. 补充维生素B_2、镁。
4. 营造安静的环境。
5. 学会减压，规律运动，勤做肩颈运动，睡眠规律，拒绝晨昏颠倒。
6. 善用热敷和冰袋。

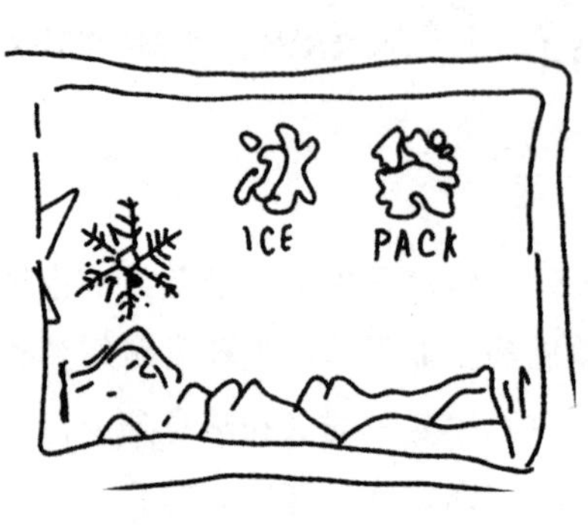

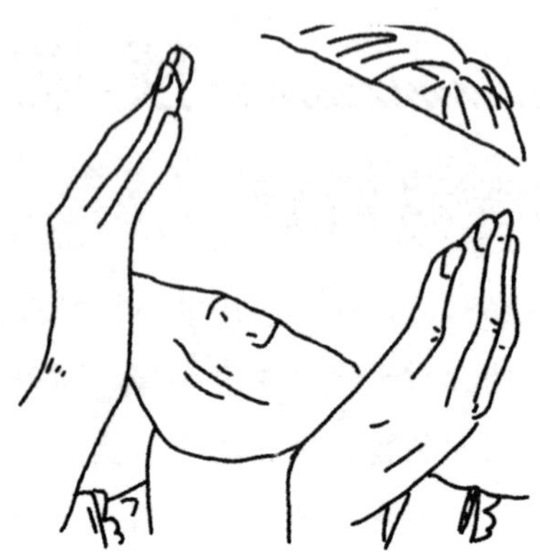

7. 月经期多喝水。

8. 小心香水和众多清洁剂。

9. 小心使用避孕药。

10. 注意气候的影响，风、燥、湿热、暴风雨，明亮耀眼的阳光，寒冷、雷声等气候变化均可诱发偏头痛发作，注意避风寒，保暖，不要暴晒淋雨，防止诱发致病。

日常保养

一、饮食管理

如果发现任何食物可能导致你的头痛，赶快停止食用它。巧克力、醋、冻肉及其他很多食物都含有酪胺和硝酸盐等物质，这些化学物质可导致容易过敏的人士感到头痛，因此，如果出现头痛的毛病，应留意一下吃了什么东西。同样也要注意定时进食，误餐可以使某些人的头痛发作。吃正餐与小食之间相隔的时间不应超过 5 小时，在每次进食之间，一个人的血糖会下降，导致血管扩张。

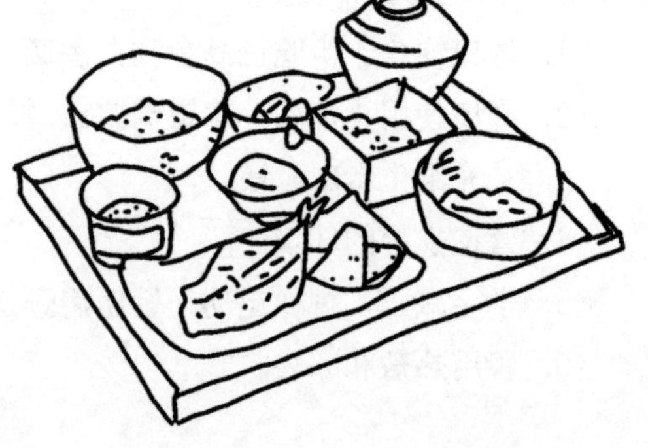

保持正常的饮水，减少饮酒和咖啡。

二、运动管理

坚持锻炼会让我们身心愉悦、远离病魔，当然对于祛除头痛也有较好的效果。虽然医生建议坚持运动有助于保持健康，但运动也有可能会导致头痛。因此把握好运动的量非常重要。

三、情绪管理

情绪波动和应激事件也可能会导致头痛。保持一个乐观开朗的人生态度可以较好地预防头痛发生。

21 紧张性头痛

紧张性头痛指轻度到中度、头后部两侧或全头部压迫性或紧箍样的头痛，是原发性头痛最常见类型，占头痛患者的 70% ～ 80%。

一、紧张性头痛的发病机制

确切的发病机制尚不明确，但多数学者认为与下列 3 种机制有关：

1. 头部周围的肌肉或肌筋膜收缩、缺血，使得炎症介质释放增多，头颈部肌肉持续紧张，引起疼痛。

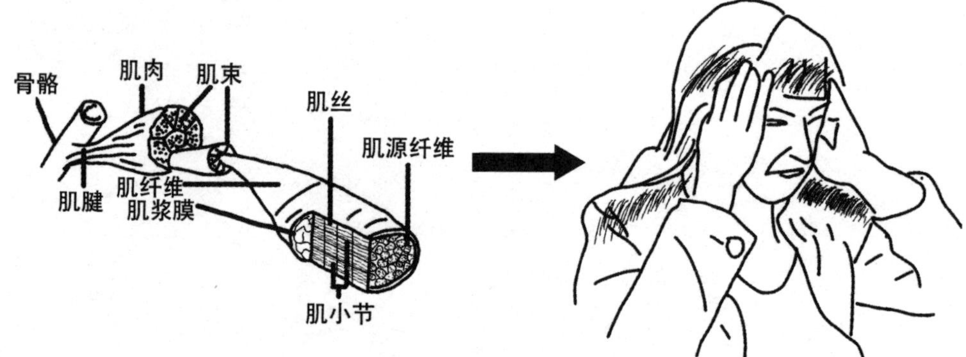

2. 中枢神经系统调节功能异常，使得大脑指挥不灵，对疼痛的敏感度提高。

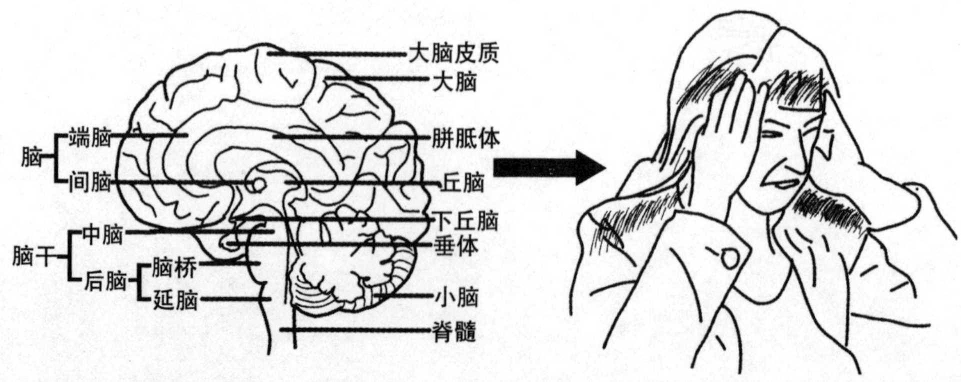

3．一氧化氮合酶（NOS）水平升高，与头痛有关，因为一氧化氮合酶可以使人对疼痛更加敏感。

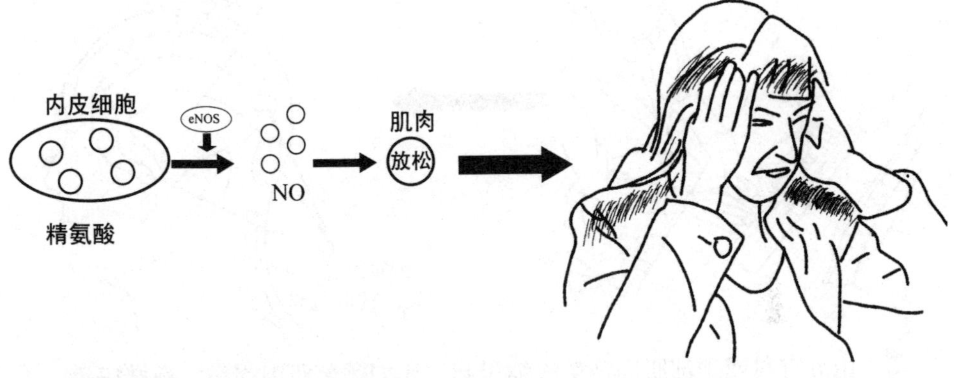

二、紧张性头痛的病因

头颈部的肌肉持续收缩可引起紧张性头痛。肌内收缩通常有以几种原因：

1．由于各种各样的原因导致心情过分焦虑或忧郁、精神紧张容易发生头痛，紧张的工作、学习压力、家庭矛盾，长时间的脑力劳动得不到放松等。门诊患者中大部分患者是由于这方面的原因所引起。

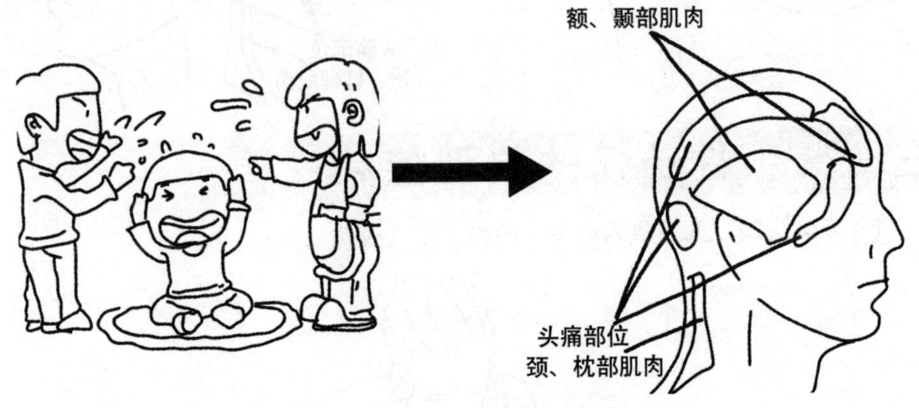

2．由坐或立位时头、颈、肩、胛部的姿势不良引起，例如长期从事电脑工作，打字员更容易出现。肌肉收缩又可引起该部位血流减少，血肿乳酸含量增多，局部缺血引起头痛。原因不去除出现恶性循环，后期导致失眠，进一步加重头痛。

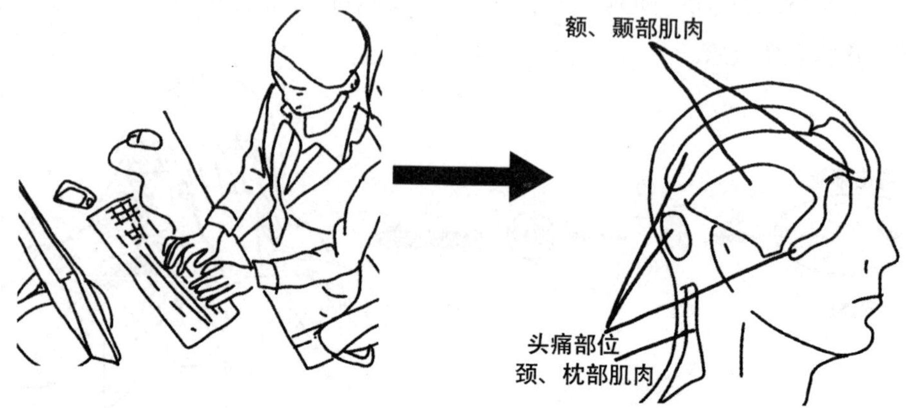

3．由五官科或颈部肌肉痉挛收缩引起，比如颈部肌肉损伤、颈椎病等。

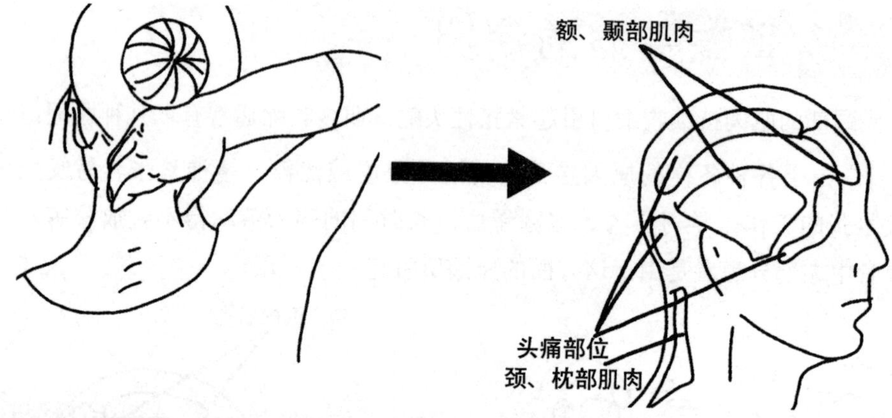

三、紧张性头痛的典型症状

1．双侧头痛，大多数为额头、两侧太阳穴及头后部。

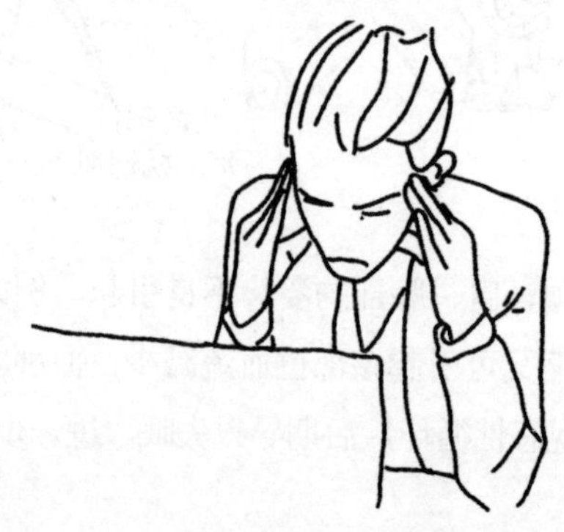

2．压迫样或紧箍样头痛，感觉头上如同戴了“紧箍咒”。

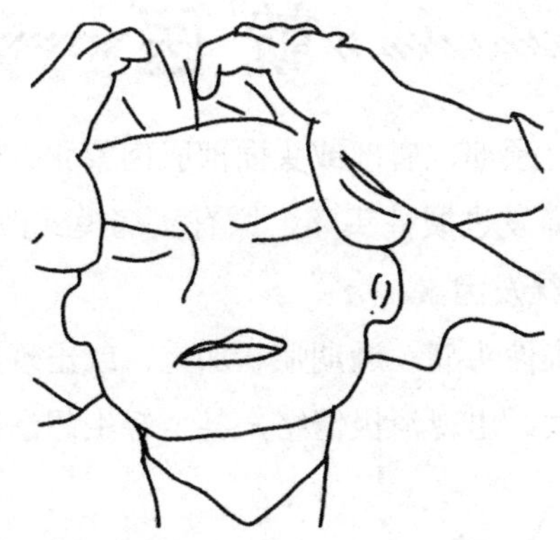

3. 轻到中度疼痛。

4. 头痛性质为钝痛，不伴搏动感。

5. 头痛持续时间不定，可持续 30 min 至 7 天。

6. 感觉后脑勺和脖子发紧、僵硬，转动脖子时更加显著。

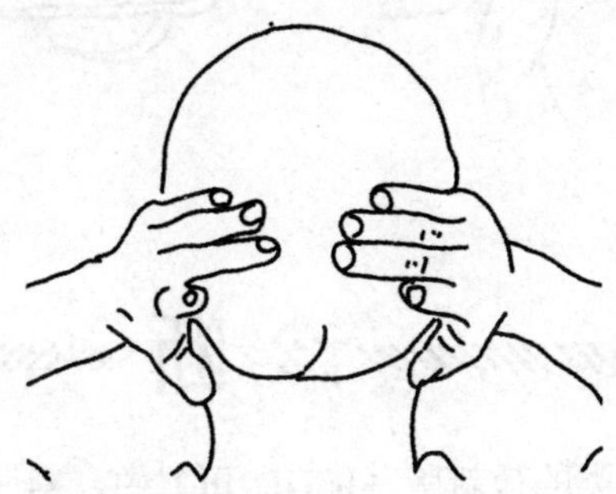

7. 焦虑、情绪紧张可诱发头痛。

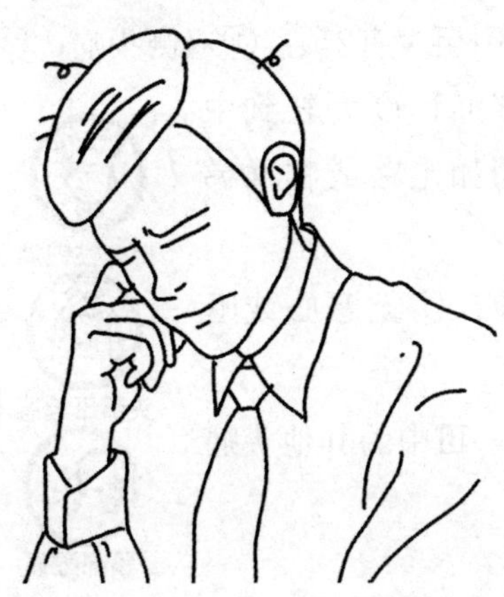

就 医

1．头痛，并伴有颈部、肩部或头面部肌肉紧张、僵硬时建议及时就医。

2．出现新发、突发进展性头痛，原有头痛模式改变，查体发现异常神经体征者，建议就诊排除继发因素。

3．已诊断为紧张性头痛，近期症状加重，或出现新的症状时应立即就医。

4．心理压力过大，出现消极情绪，甚至轻生想法时应立即就医。

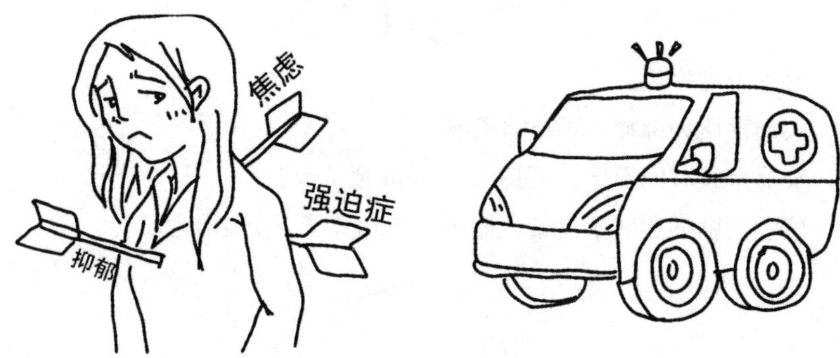

诊 断

国际头痛疾病分类的最新版（ICHD-Ⅲ）中，紧张性头痛的诊断标准为：

1．持续时间 30 min至 7天。

2．以下4项特征中至少有2项：①双侧头痛；②头痛性质为压迫性或紧箍性（非搏动性）；③疼痛程度为轻到中度；④一般躯体活动如走路或爬楼梯等，不会加重头痛。

3．符合如下2项：①无恶心或呕吐；②畏光或畏声。

4．不属于ICHD－Ⅲ中的其他头痛疾病。

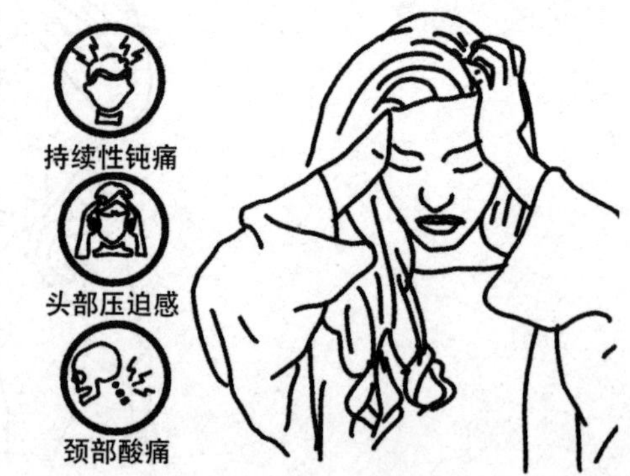

预防治疗

一、内科治疗

由于紧张性头痛的发病机制不明，因此在药物选择上多采用非麻醉性止痛药，以减轻症状。其中主要包括非甾体抗炎药（NSAIDs）、抗抑郁药及中枢性肌肉松弛药等。一般多以口服方式给药，并且短期应用，以免引起药物的毒副作用。

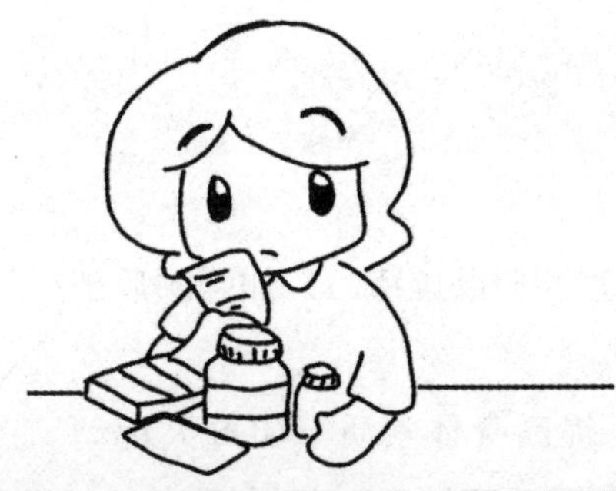

二、日常生活中预防需要注意

1．学会释放压力，积极参加社交活动。

2．保证作息规律，避免熬夜，确保每天 8 h 的睡眠。

3．戒烟忌酒，养成良好的生活习惯，适当进行体育锻炼。

4．避免长期处于不良工作姿势，使头、颈肩部肌肉持续收缩可引起头痛，缩短每次持续工作时间或做工间操放松。

5．日常饮食方面，注意均衡营养，保障蛋白质、维生素等营养素的摄入。

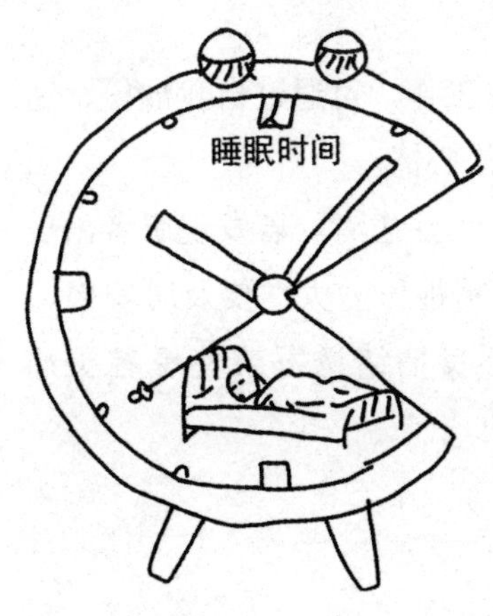

日常保养

一、饮食管理

饮食上无特殊禁忌，健康、均衡饮食即可，需注意如下事项：

1．尽可能少喝酒，不喝或少喝咖啡、茶等含有咖啡因的饮料。

2．多喝温白开水，成人保证每天 1500 ～ 1700 ml 的饮水量（7 ～ 8 杯）。

3．三餐规律，营养均衡。

二、运动管理

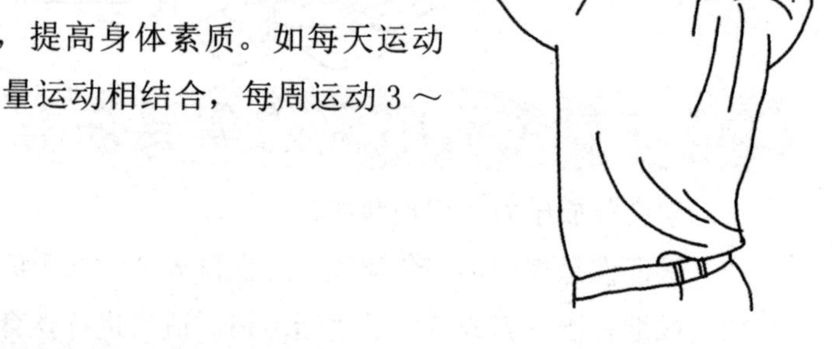

1．练习改善头部位置和俯卧位练习，加强颈后部肌肉的动作。

2．适当进行运动，提高身体素质。如每天运动 30 min，有氧运动与力量运动相结合，每周运动 3 ～ 5 次。

三、情绪管理

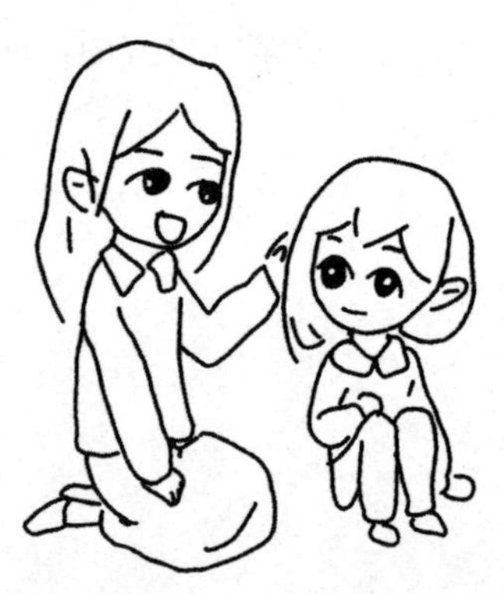

1．当遇到不开心的事情时注意调整自己的压力及情绪等，学会减压。

2．避免长时间紧张工作，可通过自我放松、适当运动、按摩等方式放松心情。

3．家属应多关心、关注患者。若发现患者出现焦虑等情绪，或者近期精神压力大，要及时安慰、疏导患者，避免这些不良情绪诱发或使患者头痛加重。

22 神经性头痛

神经性头痛主要是指紧张性头痛、功能性头痛及血管神经性头痛，多由精神紧张、生气引起，主要症状为持续性的头部闷痛、压迫感、沉重感，有的患者自诉为头部有“紧箍”感。

一、神经性头痛的病因和发病机制

神经性头痛源于头部肌肉紧张收缩，头部呈紧束或压迫样，有沉重感，常为跳扯痛，吸烟饮酒过度时会加重。这多是因生活不规律、烟酒无度、睡眠不足引起。

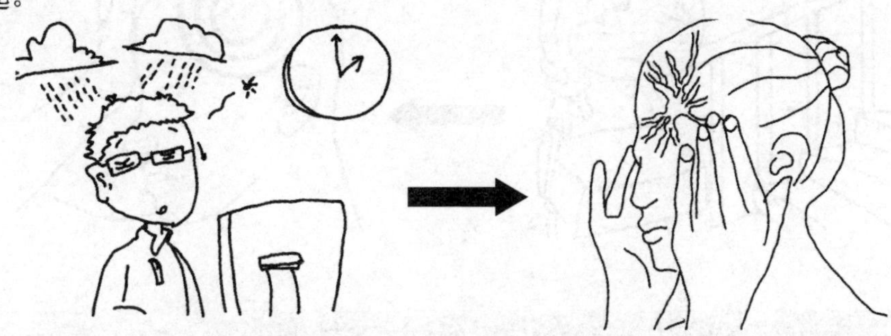

二、神经性头痛的诱发因素

◆吸烟、饮酒

香烟燃烧后会产生一氧化氮和一氧化碳等有害气体，其中一氧化氮是诱发头痛的因素之一；饮酒过度也会引发头痛，所以嗜好烟酒者容易出现神经性头痛。

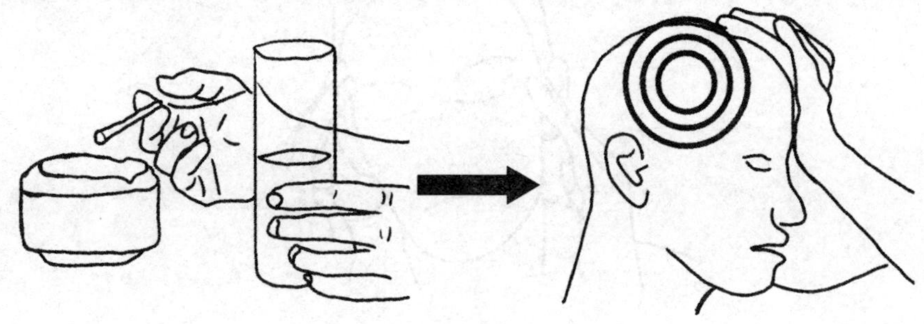

◆过多饮用咖啡、浓茶

过量摄入含咖啡因的咖啡、浓茶和巧克力等食物，容易诱发头痛。

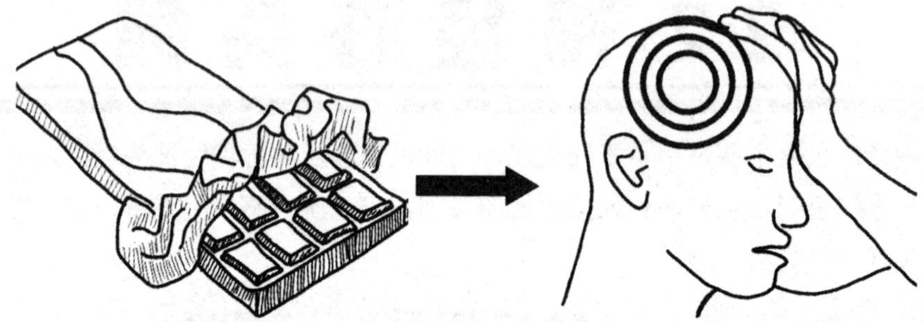

◆失眠、劳累

失眠、劳累、紧张等因素也可诱发神经性头痛。

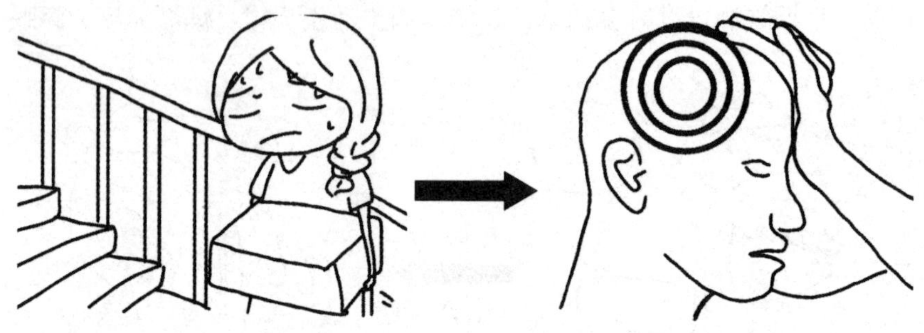

三、神经性头痛的部位与症状

1．神经性头痛的主要症状为持续性的头部闷痛、压迫感、沉重感，有的患者自诉为头部有“紧箍”感。大部分患者为两侧头痛，多为两颞侧、后枕部及头顶部或全头部。

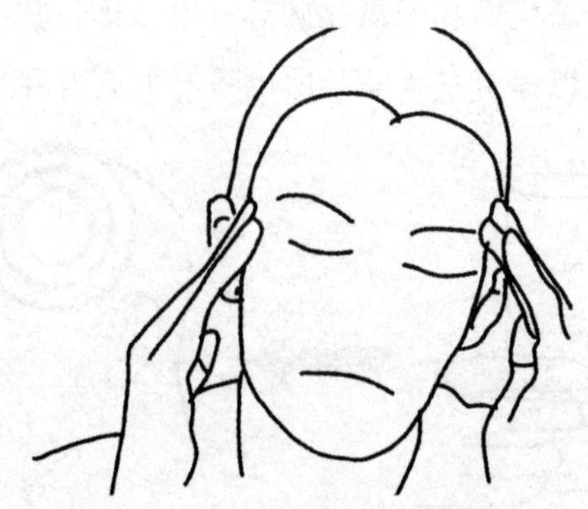

2．头痛性质为钝痛、胀痛、压迫感、麻木感及束带样紧箍感。

3．头痛的强度为轻度至中度，少数因头痛而卧床不起或影响日常生活。

4．有的患者可有长年累月的持续性头痛，有的患者症状甚至可回溯10～20年。患者可以整天头痛，头痛的时间要多于不痛的时间。

5．因为激动、生气、失眠、焦虑或忧郁等因素常使头痛加剧。还有一部分患者，不仅具有肌紧张性头痛的特点，而且还有血管性头痛的临床表现，主诉双颞侧搏动性头痛。

既有紧张性头痛，又有血管性头痛的临床表现，称为混合型头痛。

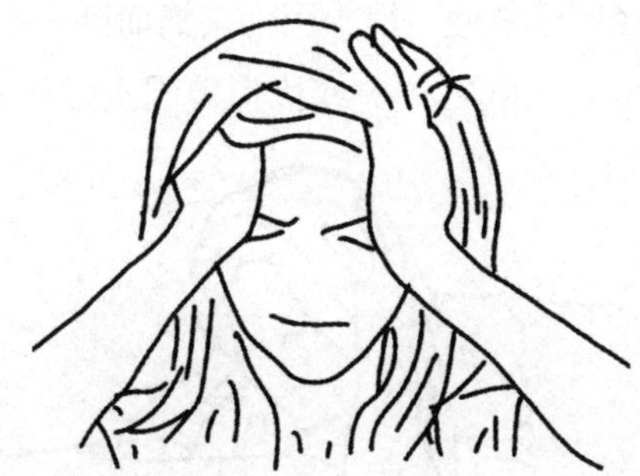

6．患者多伴有头晕、烦躁易怒、焦虑不安、心慌、气短、恐惧、耳鸣、失眠多梦、腰酸背痛、颈部僵硬等症状，部分患者在颈枕两侧或两颞侧有明显的压痛。

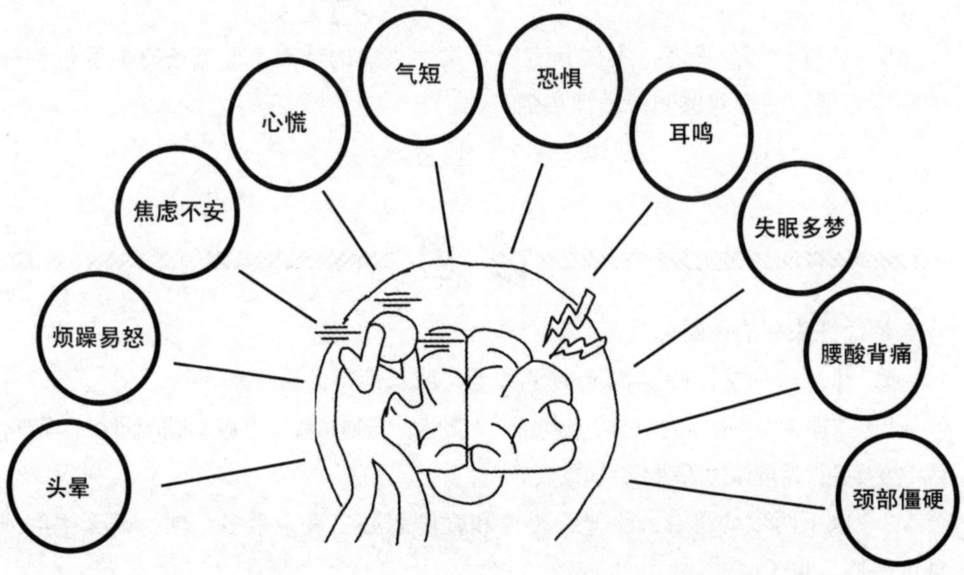

就 医

患者出现下列症状应尽快就医：

1．当患者出现持续性的头部闷痛、压迫感、沉重感，有的患者自诉为头部有“紧箍”感。大部分患者为两侧头痛，多为两颞侧、后枕部及头顶部或全头部。

2．头痛性质为钝痛、胀痛、压迫感、麻木感及束带样紧箍感，可一阵阵地加重，无持续搏动感，无恶心及呕吐，不会同时伴有畏光和畏声。

3．头痛的强度为轻度至中度，很少因为头痛而卧床不起或影响日常生活。

4．由于激动、生气、失眠、焦虑或忧郁等因素常使头痛加剧。

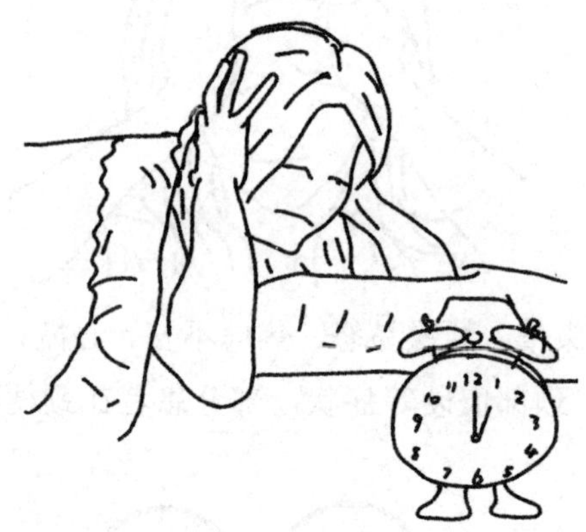

5．还有一部分患者，不仅具有肌紧张性头痛的特点，而且还有血管性头痛的临床表现，主诉双颞侧搏动性头痛。

诊 断

神经性头痛的诊断标准：

1．每次头痛发作持续 30 min 至数天，或长期持续无缓解。

2．头痛至少具有下列中的 2 项特征：双侧性；压迫感或紧束感（非搏动性）；轻度或中度疼痛；常规体力活动不会加重头痛。

3．以下两项均符合：畏光、畏声和轻度恶心三者中最多一项；既无中度或重度恶心，也无呕吐。

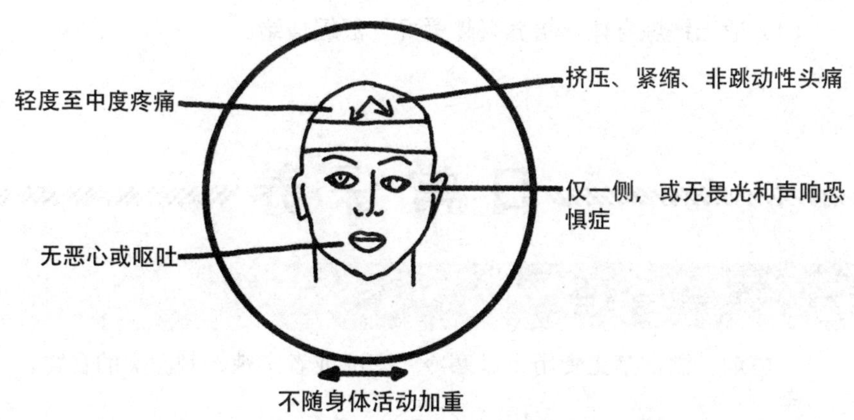

预防治疗

一、内科治疗

目前神经性头痛主要的治疗方式为药物治疗，药物治疗可以消除神经性头痛的症状，维持正常的生活质量。止痛药物包括非甾体抗炎药、中枢性止痛药及麻醉性止痛药。对于服用药物控制头痛的患者，在可能的情况下应尽可能避免长期服用某些药物以免产生依赖性。

二、日常生活中预防需要注意

1．养成规律的作息时间，健康饮食，不要吸烟、酗酒。

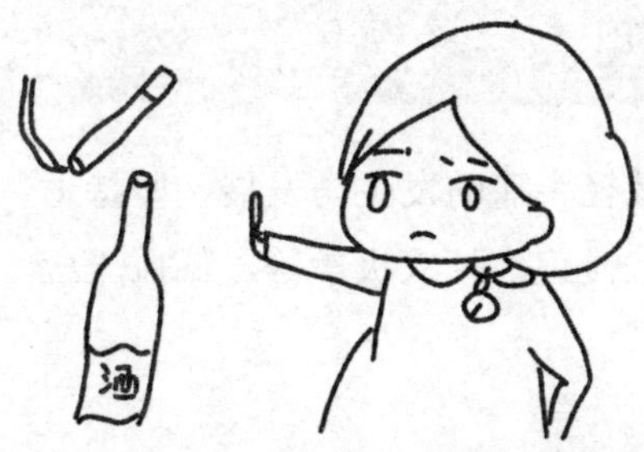

2．生活中避免生气、着急、上火等不良情绪刺激诱发偏头痛发作。

3．注意个人卫生，防止感染，女性如果服用避孕药时头痛发作频繁，并逐渐加重，可改用其他避孕方式。

（4）适当锻炼身体，培养兴趣爱好，舒缓情绪。

日 常 保 养

一、饮食管理

1．忌烟、酒，禁止食用太过寒冷、寒凉或者辛辣、刺激类的食物。

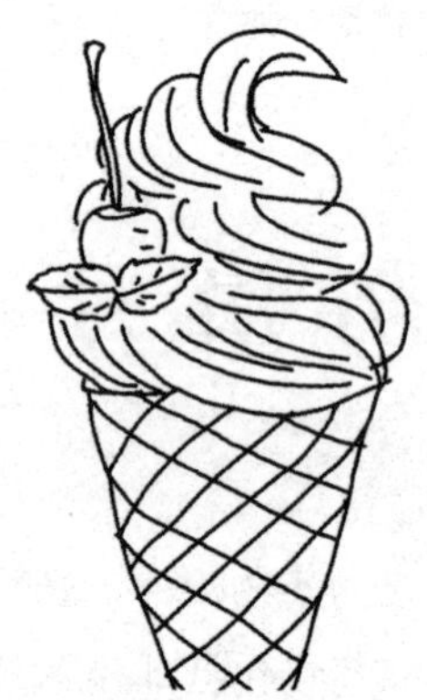

2．尽可能少食或忌食肥甘厚腻的食物，忌进食过油或过咸的食物等，建议以清淡饮食为主。

3．多食用新鲜蔬菜，无糖尿病的患者可多进食水果或高纤维类的食物等。

4．平时建议摄入足够的蛋白质，建议食用易吸收、营养较丰富的食物。

5．三餐时间要规律，避免饥饿等刺激。

二、运动管理

促进增强体质，减轻头痛的发生与发展，坚持适度体育锻炼，如步行、慢跑、打太极拳等，低血压应避免劳累。

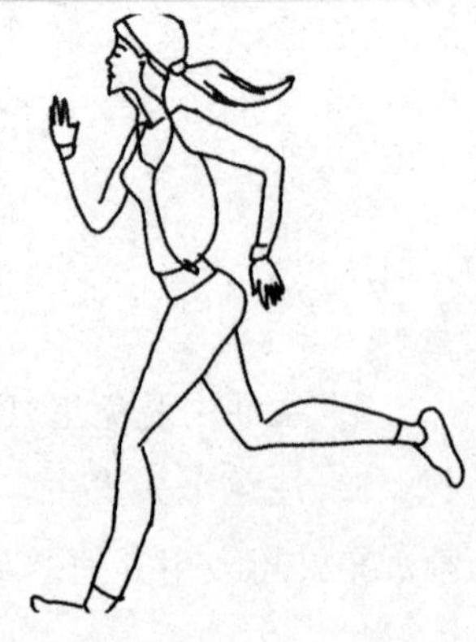

三、情绪管理

保持心情舒畅，消除焦虑的心理，避免情绪波动，注意劳逸结合，避免长时间处于紧张状态，多听轻音乐、相声或观看一些娱乐片、喜剧片，以缓解压力，放松自我，愉悦情绪，避免烦躁忧虑情绪。

23 头晕

头晕，是一种常见的脑部功能性障碍，也是临床常见的症状之一。为头昏、头胀、头重脚轻、脑内摇晃、眼花等的感觉。

一、头晕的病因和发病机制

头晕的原因不一，主要包括下列几种。

◆中耳及内耳疾病

不同的耳部问题都能引起眩晕，如中耳炎、梅尼埃病等，感冒病毒也会累及内耳而引起头晕，甚至引起呕吐等。

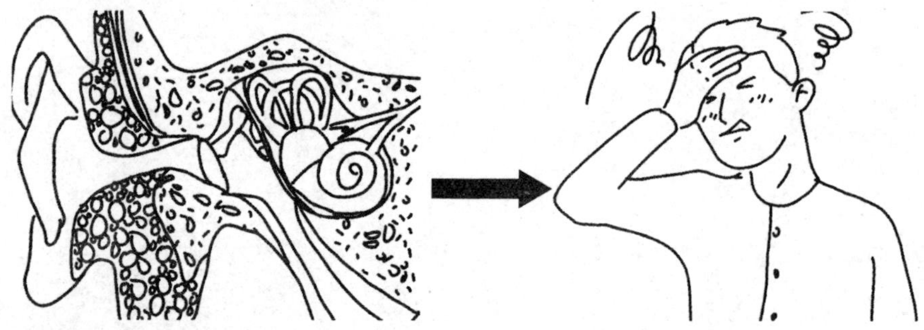

◆药物影响

服用一些抗高血压药、心脏病和糖尿病药，甚至感冒敏感药等都可能出现头晕等副作用。

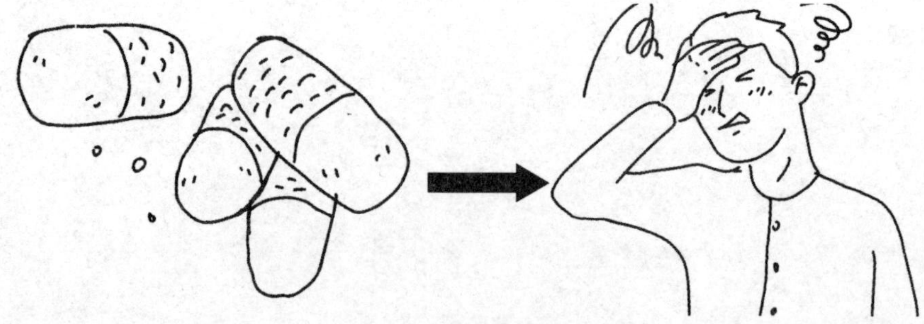

◆心律失常

心脏疾病常常令脑部供氧失常而引起头晕，其中心跳过慢影响最大。

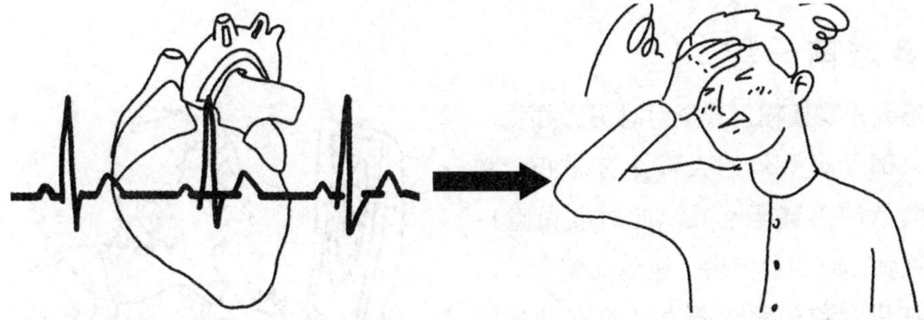

◆慢性疾病

糖尿病、气管病、肾病等如果控制不好，也会出现头晕情况（如血糖过低）。

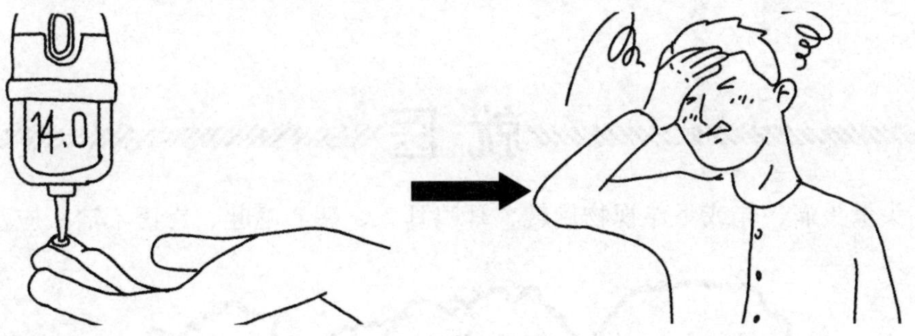

◆贫血

妊娠期间或妇女月经量大，均会令血液含氧量减低，造成眩晕。

◆血压过高或过低

血压过高或过低，都可对大脑造成影响而引致头晕。

二、头晕的症状

◆天旋地转

患者会感觉到周围的景物在旋转，自身也可能在转。

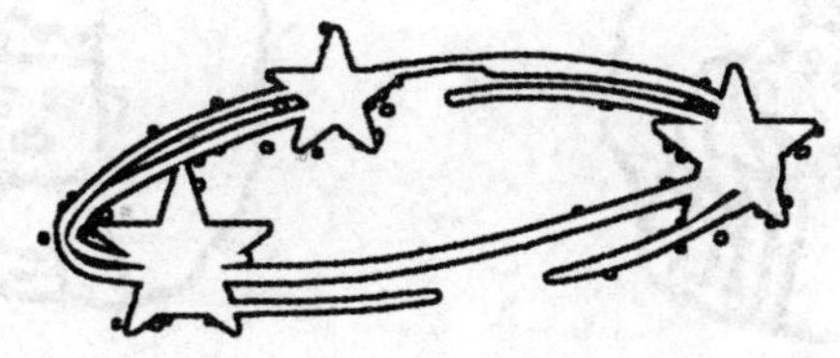

◆头重脚轻

没有天旋地转的感觉，但总觉得“头重重，脚浮浮”，提不起精神来。

◆眼前一黑

感到视物模糊，甚至暂时失去知觉。

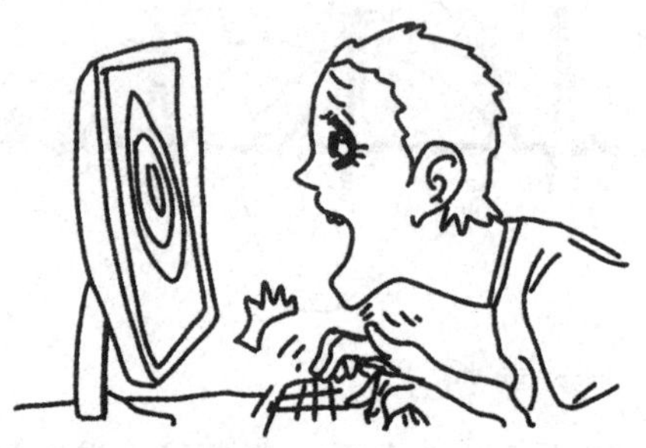

大部分患头晕的人可伴有恶心、胸闷、食欲缺乏甚至呕吐，此时要留意自己的饮食，应少食多餐，避免油腻食品，也可在进食前先服食药丸，都有助减轻症状。

就 医

头晕头痛、伴或不伴视物旋转、耳鸣耳聋、恶心呕吐、言语不清，应及时就医。

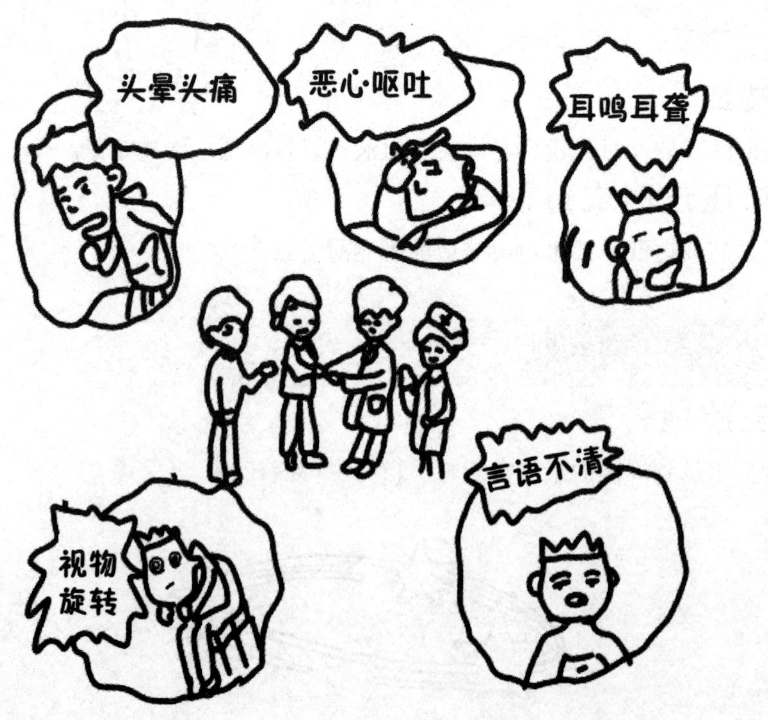

诊 断

头晕的诊断要点：

1. 头晕目眩，视物旋转，轻者闭目即止，重者如坐车船，可发生仆倒。

2. 可伴有恶心呕吐，眼球震颤，耳鸣耳聋，汗出，面色苍白等。

3. 多慢性起病，反复发作，逐渐加重。也可见急性起病者。

4. 检查血红蛋白、红细胞计数、测血压、做心电图、颈椎 X 线片、头部 CT、MRI 等项目，有助于明确诊断。

5. 应注意排除颅内肿瘤、血液病等。

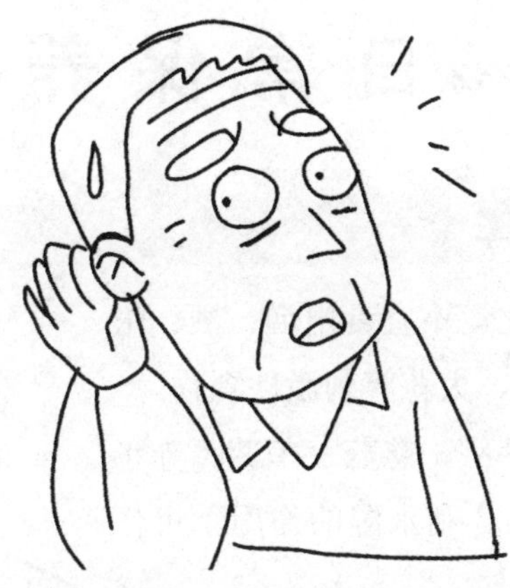

预 防 治 疗

一、内科治疗

确定好病因后应对因治疗。对症治疗可以采用药物，比如稳定前庭功能的药物，如甲磺酸倍他司汀（敏使朗）、盐酸氟桂利嗪等。

二、日常生活中预防需要注意

1. 发作期宜卧床休息，防止起立跌倒受伤。减少头部转动。

2. 卧室光线宜昏暗，环境要安静。

3. 消除患者的紧张情绪和顾虑，对药物中毒引头晕者应立即停药。

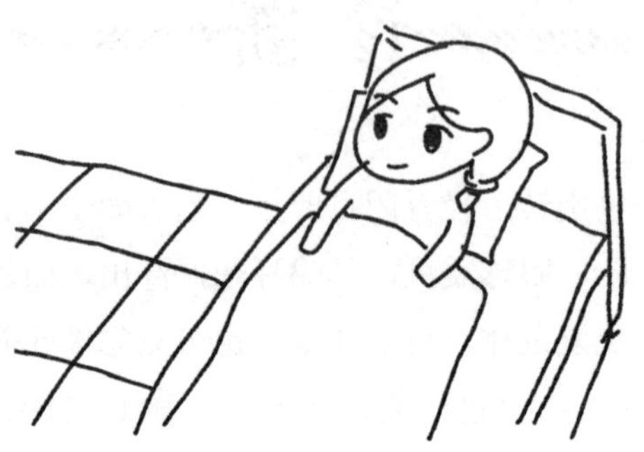

日常保养

一、饮食管理

1．饮食宜容易消化。不宜食用烟、酒、浓茶、咖啡、韭菜、辣椒、大蒜等刺激性食物。

2．冬瓜、萝卜、芋头、慈菇、荸荠、赤小豆、薏苡仁具有化痰结、利水湿的作用，可作为辅助治疗。

3．不宜过多饮水，注意异体蛋白的摄入，如鱼、虾、蛋、蟹、乳等。

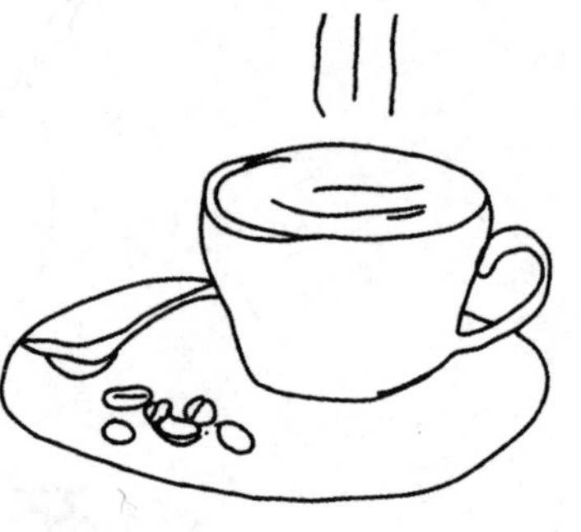

二、运动管理

积极参加体育锻炼。体质差者可提高身体素质，体胖者可增强气血运行，加速排泄水湿痰饮。

三、情绪管理

保持心情舒畅，防止七情（喜、怒、忧、思、悲、恐、惊）过度。

24 眩晕

眩晕是目眩和头晕的总称，以眼花、视物不清和昏暗发黑为眩；以视物旋转，或如天旋地转不能站立为晕，因两者常同时并见，因此称眩晕。

一、眩晕的病因和发病机制

引起眩晕的疾病种类非常多，不同的疾病的原因也是不一样的。按照病变部位的不同，大致可分为周围性眩晕和中枢性眩晕两大类。

◆中枢性眩晕

中枢性眩晕是由脑组织、脑神经疾病引起，比如听神经瘤、脑血管病变等，约占眩晕患者总数的 30%。

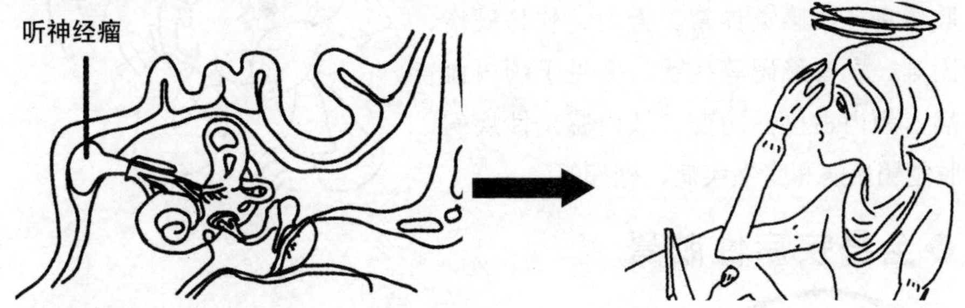

◆周围性眩晕

周围性眩晕约占 70%，多数周围性眩晕与耳部疾病有关。周围性眩晕发作时多伴有耳蜗症状（听力的改变、耳鸣）及恶心、呕吐、出冷汗等自主神经系统症状。部分疾病可反复发作性眩晕，自行缓解。

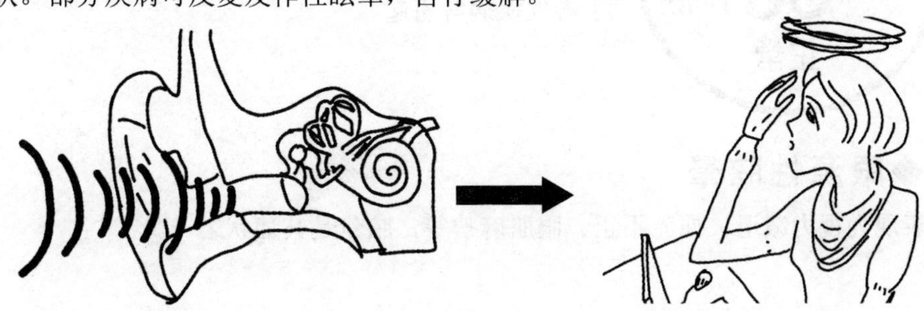

二、眩晕的典型症状

根据病因的不同，患者的眩晕表现也不同，具体参考以下几点：

◆周围性眩晕

多表现为发作性眩晕伴耳鸣、听力减退、眼球震颤、恶心、呕吐、面色苍白、出汗、口周和四肢发麻、发热、头部处在一定位置时出现眩晕及眼球震颤等症状，多见于梅尼埃病、迷路炎、内耳药物中毒、前庭神经炎、位置性眩晕、晕动病等。

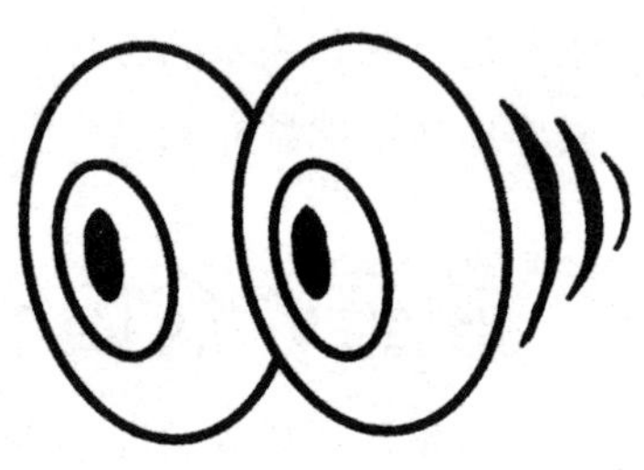

◆中枢性眩晕

除表现眩晕外，还可表现头痛、耳鸣、听力下降、恶心、呕吐、昏迷、复视、构音不清、肢体疼痛、感觉异常、无力、软腭瘫痪、吞咽困难、发音障碍等症状。多见于颅内血管性疾病、颅内占位性病变、颅内感染性疾病、颅内脱髓鞘疾病和变性疾病、癫痫等。

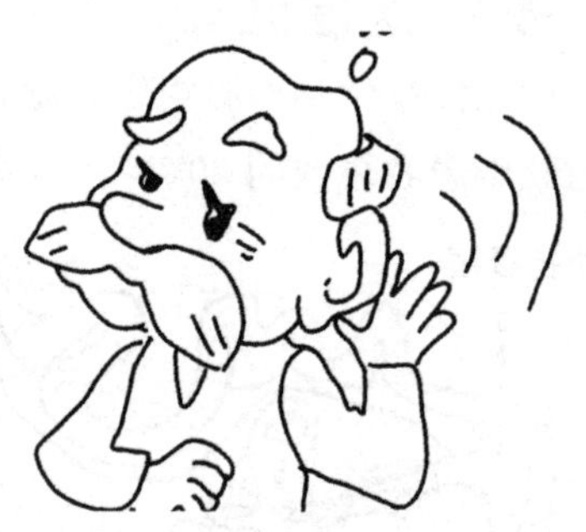

◆全身疾病性眩晕

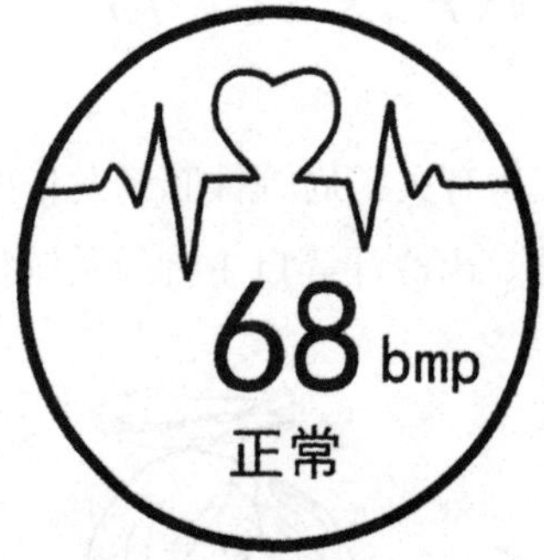

除了眩晕外，还会有血压的变化心率和心律的变化、贫血、出血等。多为心血管疾病、血液病、中毒性疾病等引起。

◆眼源性眩晕

表现为视力减退、屈光不正、眼肌麻痹等，眩晕是其症状之一。

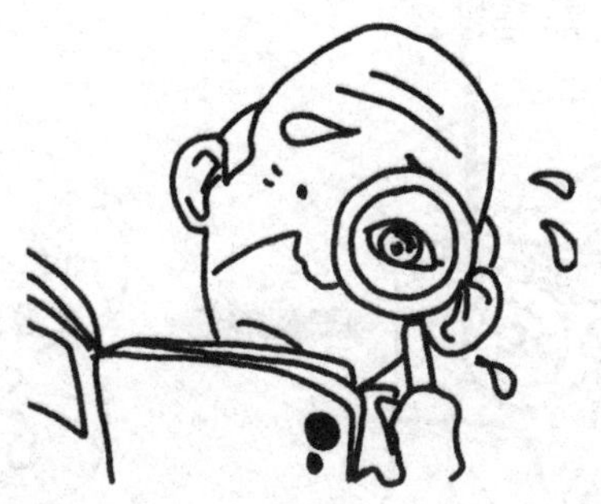

◆神经精神性眩晕

可表现出头晕、头痛、失眠多梦、胸闷、心悸、气短、食欲不振、乏力、情绪低落、自卑、无自信心、思维缓慢等症状。

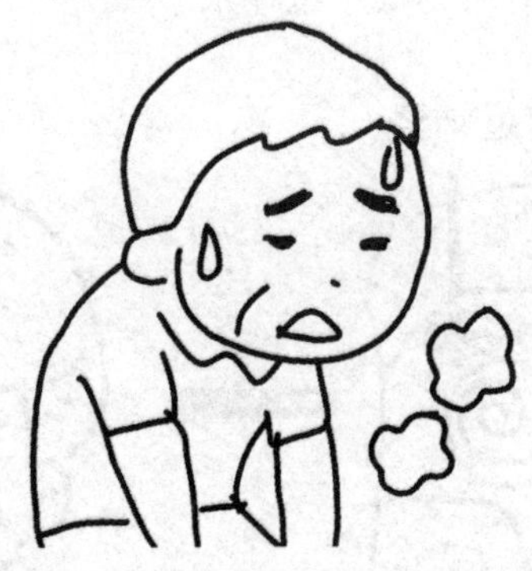

三、眩晕的伴随症状

◆当患者患有前庭器官疾病、第八脑神经病及肿瘤等疾病时

临床会同时表现眩晕、耳鸣及听力下降的症状。

1. 耳鸣：每个人都有生理性耳鸣的感受，超过生理限度者成为症状，作为耳鸣症状需排除幻听和头鸣。传导性耳聋患者的耳鸣多为低音调如机器轰鸣，感音神经性聋患者的耳鸣多为高音调如蝉鸣。一些耳部相邻组织病变或全身病变都可引起耳鸣。尚有一些耳鸣目前查不出实质性病变的依据，常与休息、情绪有关。

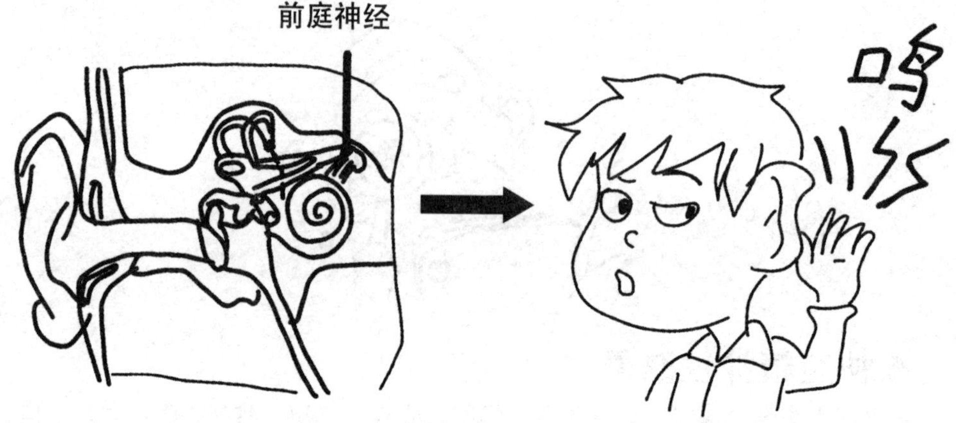

2．听力下降：指患者听力低于以往水平。

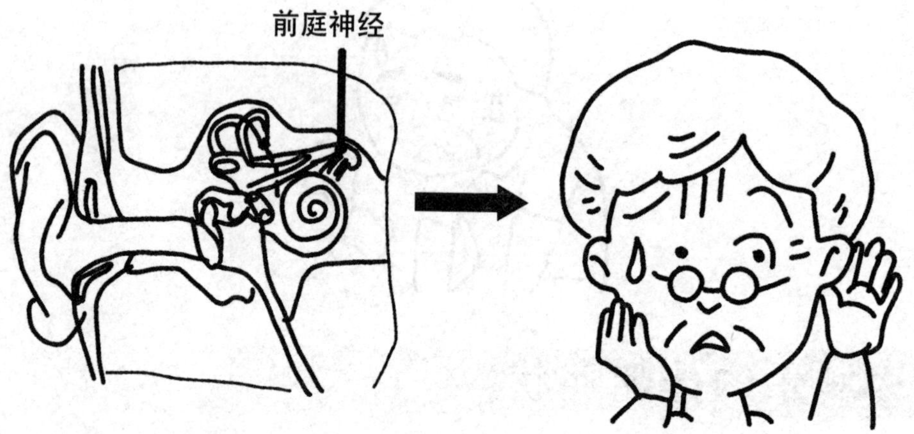

◆当患者患有梅尼埃病、晕动病等疾病时

发病时会同时出现眩晕和恶心呕吐的症状。

1．恶心：是一种主观感觉，是指想将胃内容物经口吐出。轻度的恶心表现为上腹部不适感，胀满感以及对食物的厌恶感；严重的恶心多伴有头晕、出汗、心率和血压的改变等自主神经功能紊乱现象。恶心伴有呕吐的动作，但并无胃内容物吐出，称为干呕。恶心常为呕吐的先驱症状，但也可仅有恶心而无呕吐，或只有呕吐而并无明显的恶心。

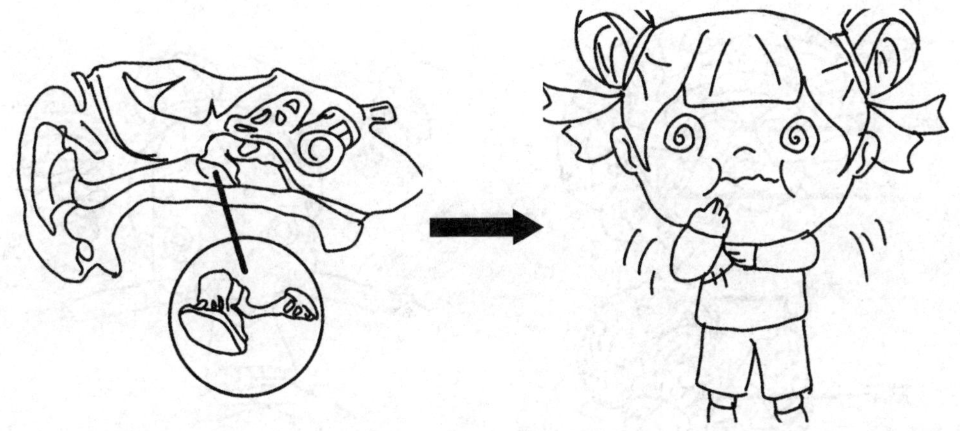

2．呕吐：是一种人体的保护性机制，可将食入胃内的有害物质排到体外，但频繁而剧烈的呕吐，则可造成多方面的不利后果，如营养不良、失水、电解质紊乱、酸碱失衡等，甚至引起食管及胃损伤。

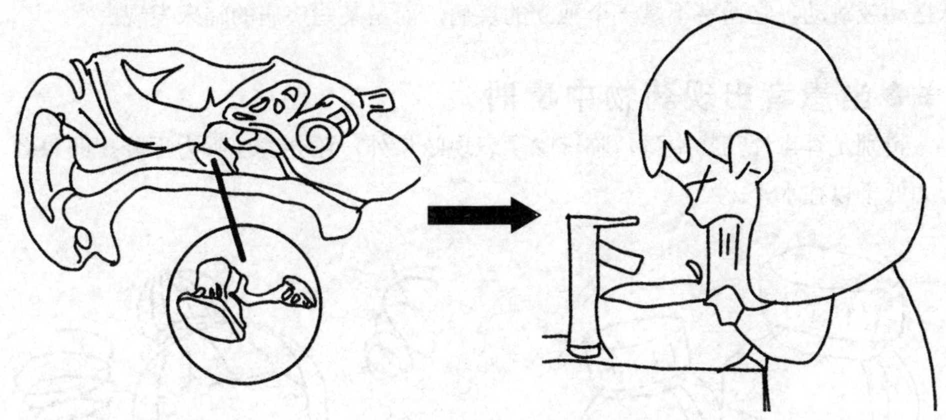

◆当患者小脑、颅后凹或脑干等出现病变时

会同时出现眩晕与共济失调的症状。即任何动作的准确完成需要在动作的不同阶段担任主动、协同、拮抗及固定作用的肌肉密切协同参与，协调运动障碍导致运动不准确、不流畅以至不能顺利完成。

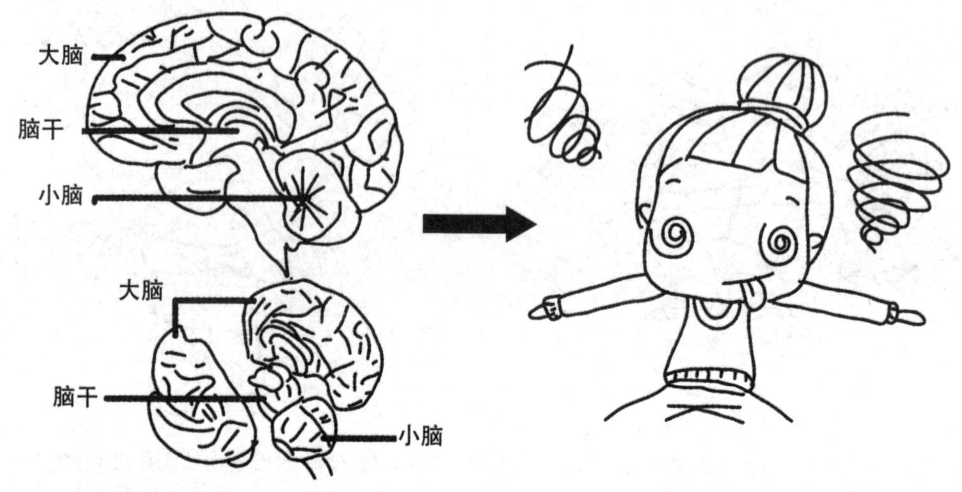

◆当患者患有脑干病变、梅尼埃病等疾病时

发病时除患有眩晕外，还可伴有眼球震颤的症状。即非自主性、节律性的眼球摆动或跳动。它通常不是一个独立的疾病，而是某些疾病的临床表现。

◆当患者出现药物中毒时

特别是耳毒性药物中毒，临床除了表现眩晕外，还会表现听力下降。即患者听力低于以往水平。

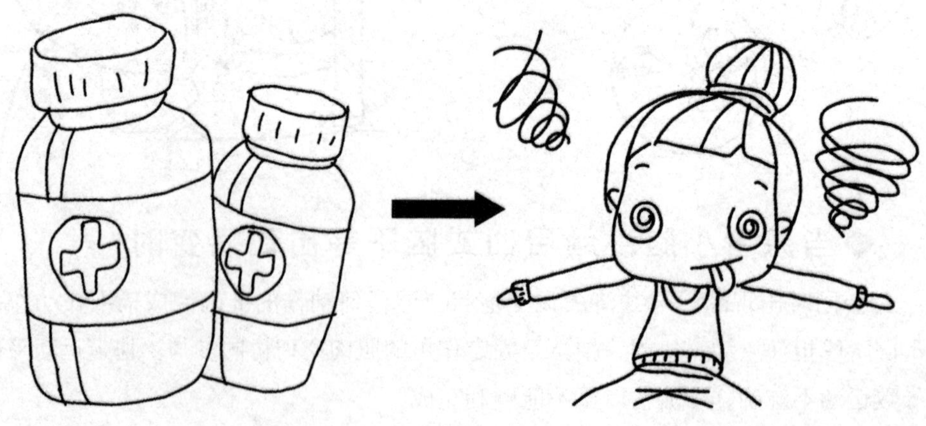

就 医

1. 若患者出现眩晕，伴有耳鸣、听力下降、恶心、呕吐、共济失调、眼球震颤等症状时，请患者及时就医。

2. 若患者出现眩晕，伴有呼吸困难、瘫软、剧烈的头疼胸痛、意识混乱，甚至产生晕厥时，请患者立即就医，或立即拨打“120”。

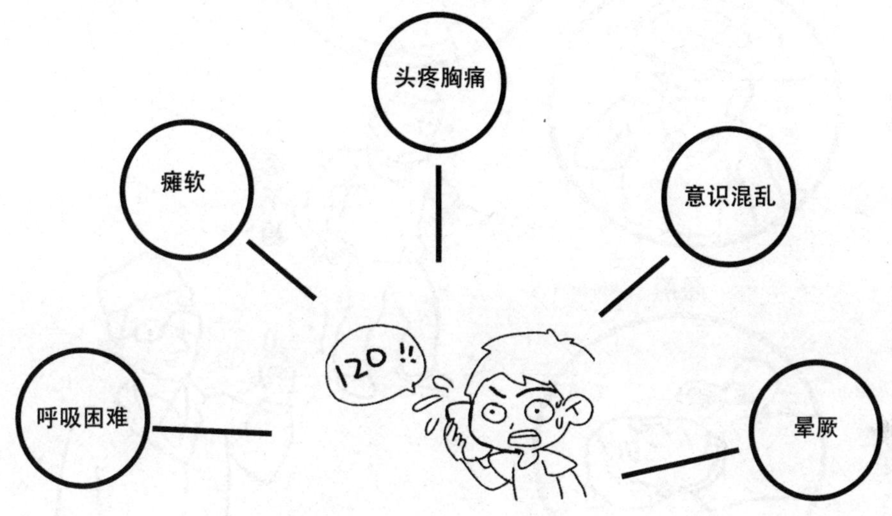

诊 断

如患者自述或医生发现患者具有下列症状即可确诊：

1. 睁眼时周围物体旋转，闭眼时自身旋转。
2. 有摇晃和浮动感，较少景物旋转感，眼黑、眼冒花、步态不稳。
3. 漂浮感、麻木感、倾斜感以及直线幻动。
4. 扭颈后出现眼黑晕厥。

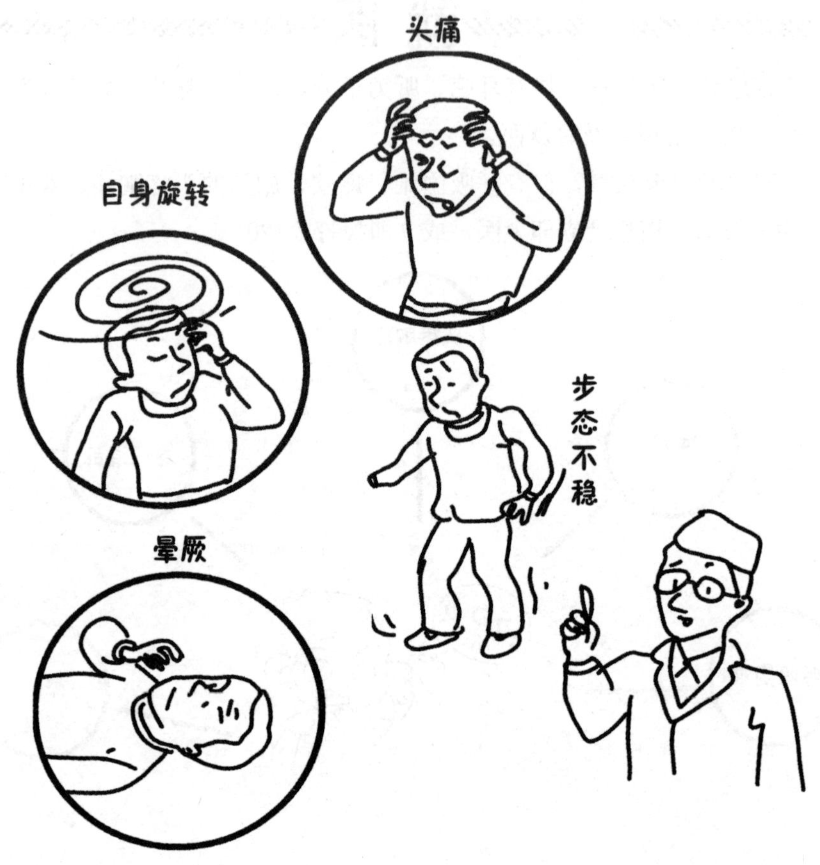

预防治疗

一、内科治疗

治疗眩晕的药物包括两大类。

1. 首先是减轻眩晕发作的对症治疗药物。常用的包括抗组胺药，如苯海拉明、异丙嗪、倍他司汀；也可用钙拮抗药，如氟桂利嗪；抗胆碱药，如东莨菪碱；拟交感神经药，如麻黄碱；抗多巴胺能药，如吩噻嗪衍生物等；其他还包括地西泮类药物、乙酰亮氨酸和银杏制剂等。

2. 另一大类是针对引起眩晕的不同原因进行治疗。例如对前庭神经元炎可加用类固醇激素治疗；对椎 - 基底动脉供血不足，可用钙拮抗药尼莫地平或氟桂利嗪治疗；颈性眩晕可予以颈部牵引、理疗和按摩治疗等。

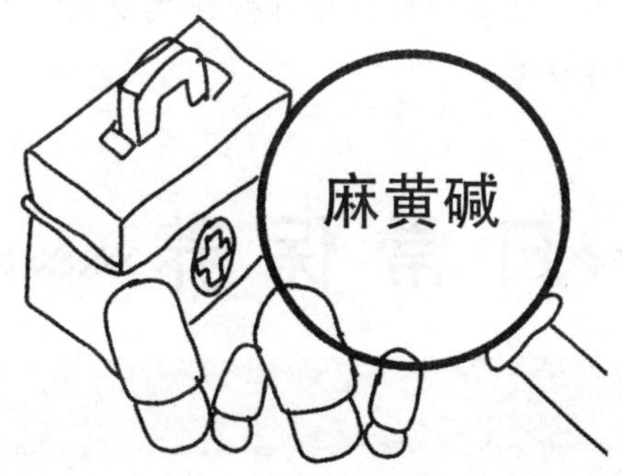

二、外科治疗

手术原则是既要消除眩晕，又应保持听力和尽可能减少并发症发生。经颅中窝或迷路后径路，前庭神经切断术，可使眩晕消失且保存听力，但手术难度大；还应防止面瘫、脑脊液漏和脑膜炎等并发症。

三、日常生活中预防需要注意

1．指导患者用药，使患者了解药物的用法、用量及药物作用和副作用。

2．多加休息，减轻工作压力及负荷，必要时应停止工作。

3．平时积极锻炼身体，尽可能避免处于亚健康状态，减轻其原发疾病的患病率。

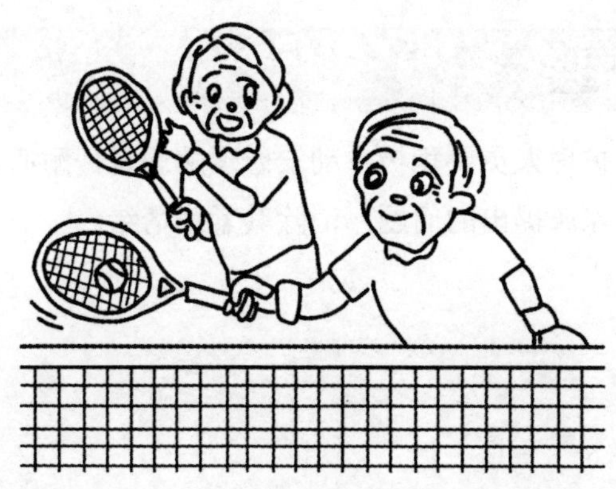

4．如果患者患有可诱发眩晕的原发疾病，应积极进行治疗。

5．如果患者经常突发眩晕，应做好自我防护，避免突然晕倒造成的严重伤害。

6．如果眩晕经常发作，切勿自行驾车或操作具有危险性的器械，以免发生事故，必要时应遵医嘱卧床休息。

日常保养

一、饮食管理

1．忌辛辣食品，辛辣食品多食易生燥热，否则可能会导致本病症状加重。

2．忌烟酒，吸烟喝酒对身体毫无益处，因此应戒烟戒酒。

3．宜多食用含维生素丰富的食物，如小麦、高粱、蜂蜜及水果和新鲜蔬菜等，对疾病治疗和身体健康都有帮助。

4．宜多食豆腐、鸡肉、牛奶、鱼肉等营养丰富食品。

5．多饮水，保持肠道通畅。

二、运动管理

1．指导患者由床上坐起，床上活动等动作宜缓慢，适当限制活动量，步行时注意避开脚下积水，防跌倒。

2．增加即保持适量有氧运动，学会一种适宜自己的有氧运动方法，比如散步、慢跑、跳绳等。

三、情绪管理

避免情绪激动，护理人员要积极主动安慰理解患者，耐心做好解释。

耐心解答患者及家属提出的问题，消除其紧张情绪。

25 运动神经元病

运动神经元病（MND）是一组进行性中枢神经系统变性疾病。

一、运动神经元病的病因和发病机制

◆遗传因素

运动神经元病多为散发，少数有家族史，遗传方式主要是常染色体显性遗传。最常见的致病基因为21号染色体上的铜（锌）超氧化物歧化酶（SOD－1）基因。

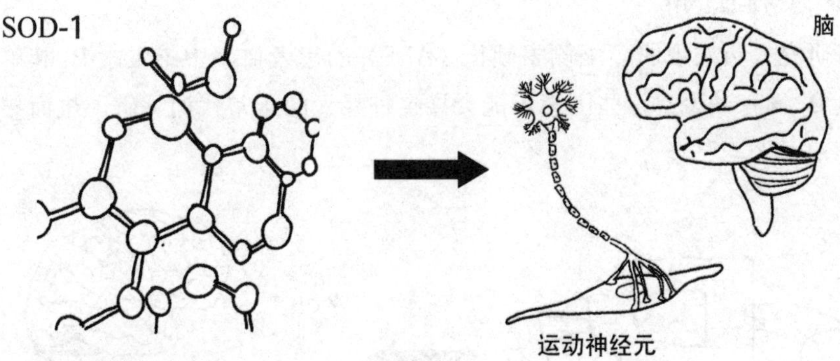

◆感染和免疫

有研究人员认为该病的发病可能和脊髓灰质炎病毒、肠道病毒、人类免疫缺陷病毒（HIV）有关，当感染侵犯神经元，患者会出现相应的临床表现。

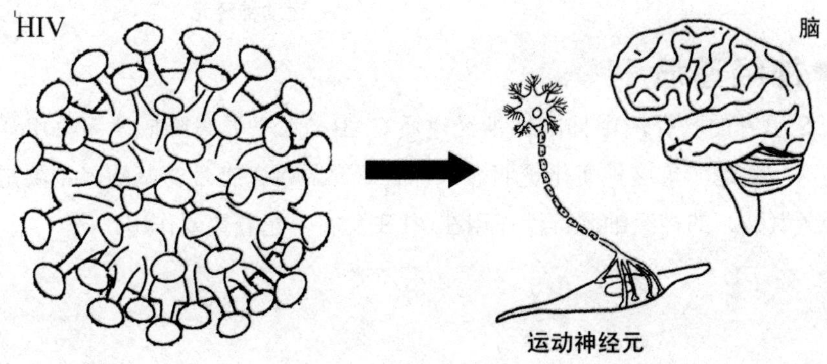

◆金属元素

运动神经元病发病可能与某些金属如铅、汞、铝等有关，环境中金属元素含量的差异也可能是某些地区地理性高发病率的原因。

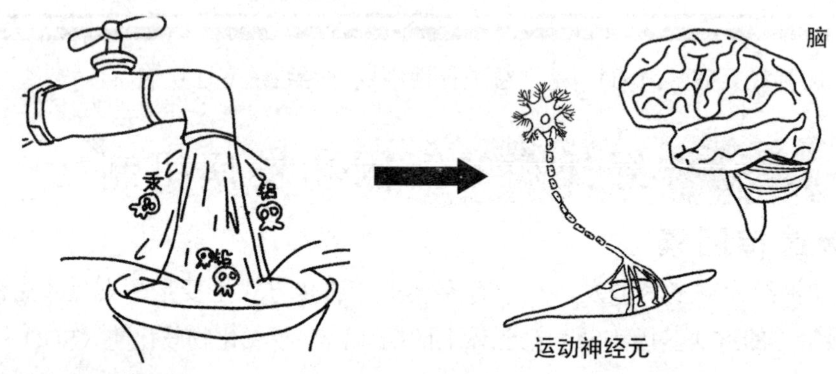

◆营养障碍

有研究人员发现肌萎缩侧索硬化（ALS）的患者血浆中维生素 B_1 和单磷酸维生素 B_1 均有减少，这些因素可能会导致神经元的正常代谢障碍，进而导致肌萎缩侧索硬化。

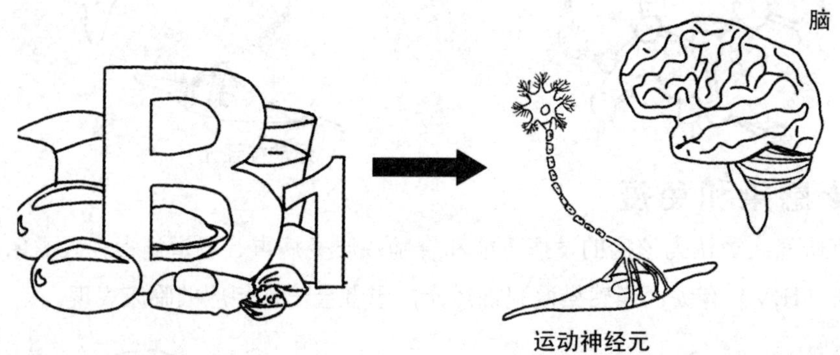

◆神经递质

ALS 患者的脑脊液中抑制性神经递质 GABA 水平显著降低，而去甲肾上腺素升高，病情越严重这种变化越明显，也有研究显示兴奋性氨基酸（主要是谷氨酸和天冬氨酸）的神经细胞毒性作用在 ALS 发病中起着重要作用。

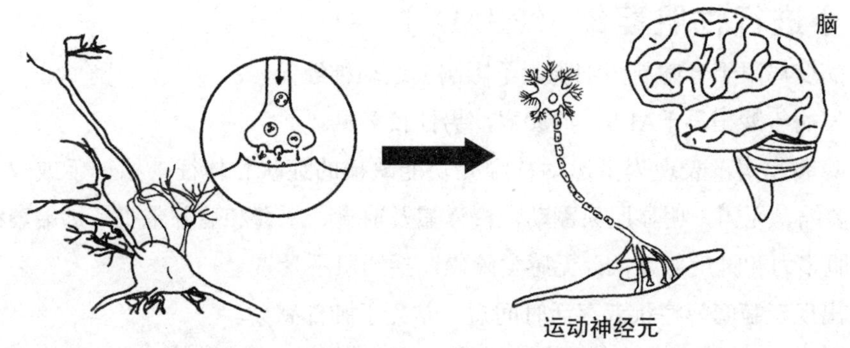

二、运动神经元病的部位与症状

◆肌萎缩侧索硬化（ALS）

此型为运动神经元病典型代表，病变侵及上下运动神经元，家族性ALS占5%～10%，其余大多为散发性。

发病年龄：多在40岁以后，男性多于女性，呈隐袭起病，逐渐进展。

临床症状：常首发于一侧手部小肌肉萎缩无力，精细动作差，并向前臂、上臂、肩胛带发展，逐渐累及另一侧肢体，严重者双上肢瘫痪；下肢常呈现上运动神经元瘫痪，表现为肌肉萎缩不显著，肌张力增高，腱反射亢进伴阵挛，巴宾斯基征阳性。感觉系统不受影响。

晚期：出现延髓症状，如舌肌萎缩，舌面凹凸不平，伴有纤颤，构音不清，吞咽困难，饮食呛咳。晚期影响颈部肌肉和呼吸肌，可见垂头，呼吸无力，咳痰不出。

起病后：平均存活时间为3～5年，常因为肺部感染、窒息、呼吸衰竭而死亡。

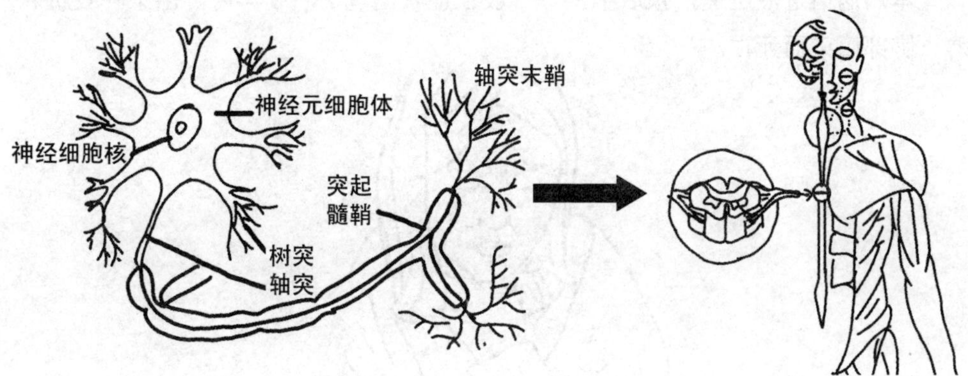

◆进行性肌萎缩（PSMA）

病变局限于脊髓前角细胞，不影响上运动神经元。

发病年龄稍早于ALS，约30岁，男性较多见。

隐袭起病，表现为下运动神经元功能缺损的症状和体征，如一手或双手小肌肉萎缩、无力，明显肌束颤动，慢慢累及前臂、上臂和肩胛带肌，远端萎缩明显，肌张力和腱反射减低，无感觉障碍，括约肌不受累。

出现延髓麻痹症状者存活时间短，常死于肺部感染。

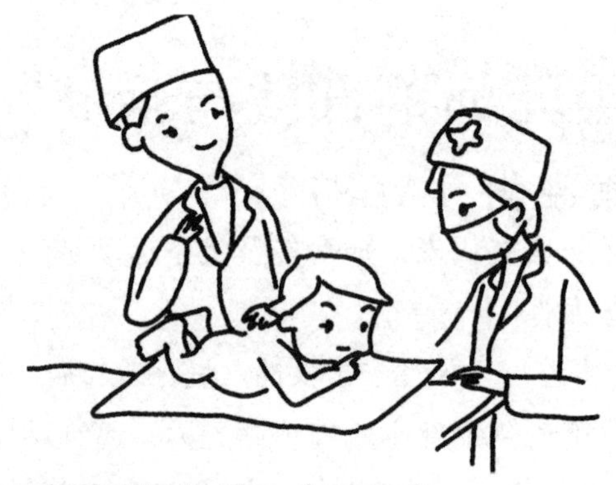

◆进行性延髓性麻痹（PBP）

病变主要累及延髓和脑桥运动神经核。

多在中年后发病，女性比男性更易出现。

表现为构音障碍，饮水呛咳，吞咽困难，咀嚼无力，流涎。

检查可见软腭无法上提，咽反射减弱或消失，舌肌萎缩，舌面凹凸不平，并有舌肌颤动；皮质延髓束受累出现下颌反射亢进，后期伴有强哭强笑，表现真性与假性延髓麻痹并存。

本病病情进展迅速，预后不良，一般在症状出现 2 ～ 3 年内，由于呼吸肌麻痹、肺部感染而死亡。

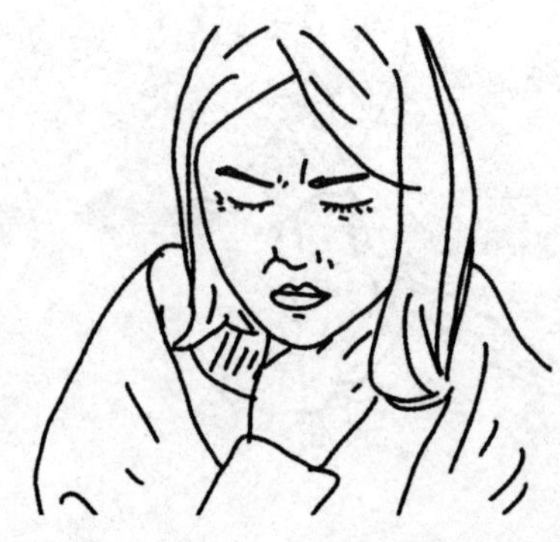

◆原发性侧索硬化（PLS）

极罕见，选择性损害皮质脊髓束，使得上运动神经元功能缺损。

中年或更晚起病，病情进展缓慢。

首发症状为双下肢对称性痉挛性无力，无肌萎缩，不伴束颤，逐渐累及双上肢，情绪不稳，强哭强笑。

四肢肌张力增高，腱反射亢进，病理征阳性。

多为缓慢进行性病程，有长期生存报道。

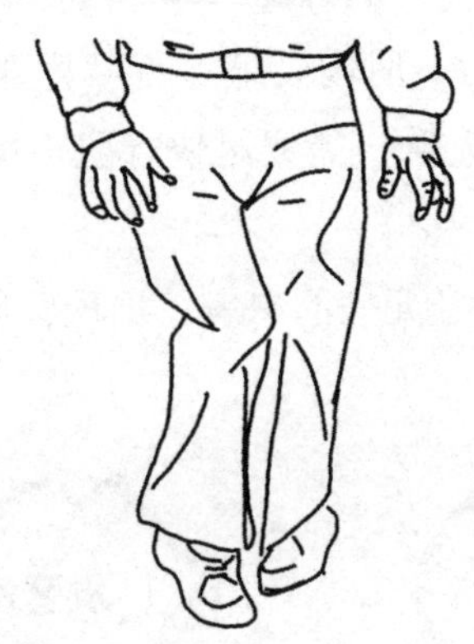

◆脊髓性肌萎缩（SMA）

选择性累及下运动神经元的常染色体隐性遗传病，致病基因定位于5号染色体长臂远端运动神经元存活基因（SMN1）。根据发病年龄与病变发展可分为：

婴儿型（SMA－Ⅰ型）：在母体内或新生儿起病，表现为妊娠期间胎动减少，出生后婴儿肌张力降低、肌肉萎缩、无力，髋关节外展外翻及屈膝姿态，上肢垂于身旁。胸廓肌肉萎缩无力，呈现典型的吸气时胸廓塌陷。本病患者约1年内死亡。

幼年型（SMA－Ⅱ型）：通常出生后6个月起出现，病程进展较缓慢，可以存活到少年期。四肢肌无力，近端比远端严重，不能行走、站立以及上肢上举，长期端坐出现脊柱或胸廓畸形。

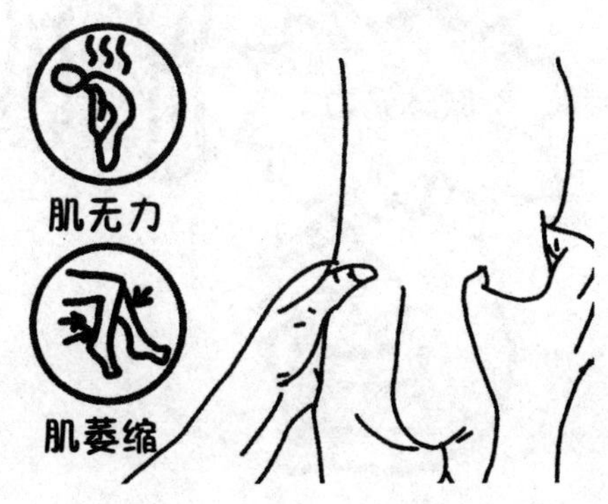

少年型（SMA－Ⅲ型）：儿童期才出现症状，发现上楼逐渐困难，下蹲后无力站起，双上肢抬举无力，翼状肩，可有高

尔（Gower）征，与肌营养不良症相似。常有手部震颤，腱反射正常或减弱。

成人型（SMA－Ⅳ型）：多在18岁后起病，逐渐出现四肢肢近端肌肉无力，运动障碍进展缓慢，不影响预期寿命。

就 医

1．若逐渐出现肢体无力、肌肉萎缩、吞咽困难、发音不清等症状，尤其是有运动神经元病家族史的人群，需要尽快行肌电图检查排查运动神经元病的可能。

2．若是已经确诊运动神经元病的患者，出现营养障碍、呼吸不畅、感染等症状时，应立即就医。

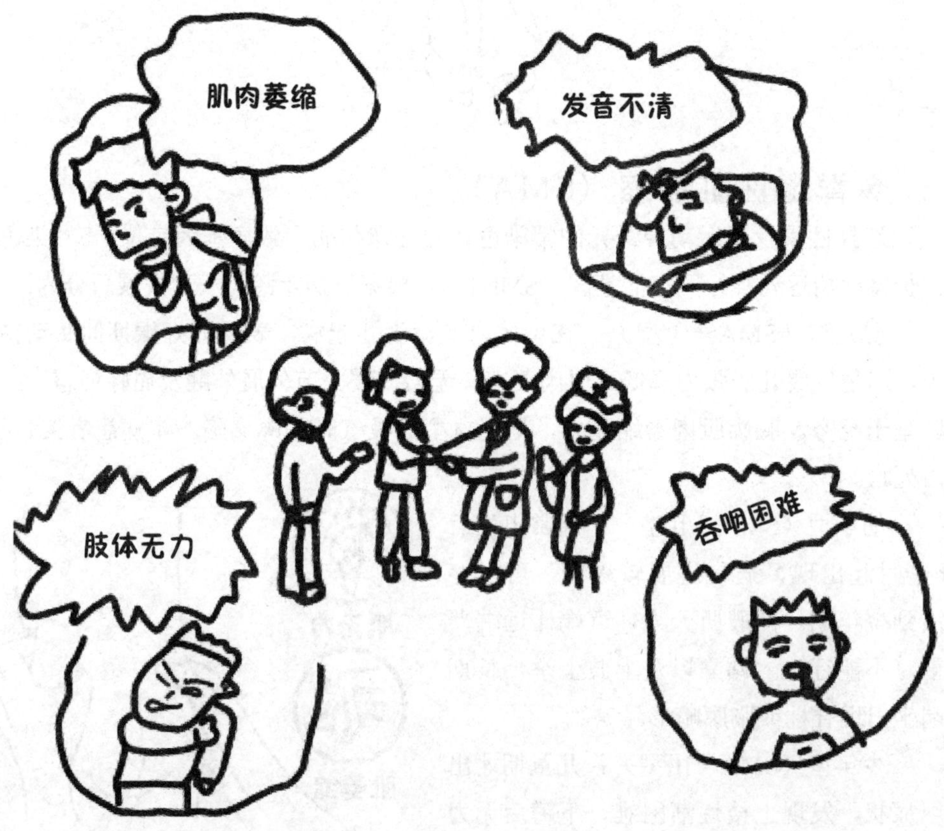

诊断

根据中年以后隐袭起病，慢性进行性病程，表现肌无力、肌萎缩及肌束震颤，伴腱反射亢进、病理征等上下运动神经元受累征象，无感觉障碍，典型神经原性改变肌电图，通常可临床诊断。

预防治疗

一、内科治疗

本病目前尚无有效的治疗方法和药物，无法治愈或阻止病情发展。治疗原则是多种药物联合应用保护正常运动神经元，延缓病情发展，对症处理并发症，提高生存质量。

二、日常生活中预防需要注意

1．按照医嘱用药，熟悉药物可能发生的不良反应，服药期间定期复查血常规及肝肾功能。

2．根据自身的病情，患者在医生指导下进行一些恰当的运动。

3．对于长期卧床的患者需保持周围环境的干净、整洁，家属或护理人员应每天按时帮助患者翻身、拍背、按摩、擦洗，减少感染、压疮等并发症的出现。

4．对存在吞咽困难的患者应放缓进食速度，尽可能避免误吸的出现。

日常保养

一、饮食管理

宜吃高蛋白、高维生素、高热量食物。

少食寒凉，避免油腻、油炸以及高盐食物。

二、运动管理

休息并不意味着卧床不动，适当的体育锻炼也能够达到预防神经元病的效果，可以做一些医疗体操，太极拳或保健气功等一系列的有氧运动，增强体质，提高免疫功能。

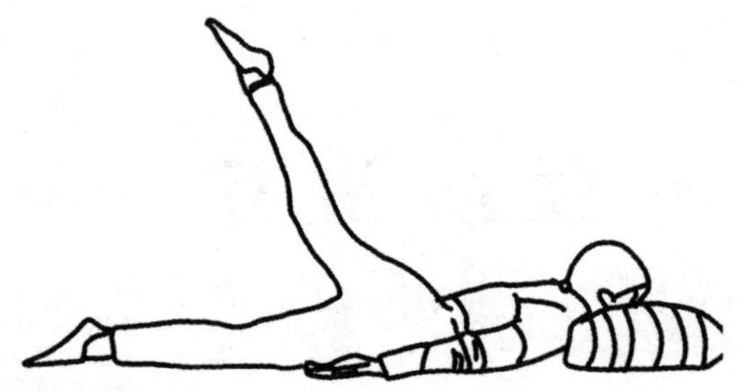

三、情绪管理

神经元病的特点是持续时间较长，一旦感冒或劳累后加重，即有可能引起神经元病的复发。在第一次治疗运动神经元病应有战胜疾病的信心，并积极配合医生治疗，定期检讨，并采取有效的预防措施。随时保持乐观的生活态度，思想静态的休闲和少贪婪。

参考文献

[1] 刘建丰，李静，刘文娟. 神经系统常见症状鉴别诊断 [M]. 北京：化学工业出版社，2021.

[2] 蒋小玲. 神经内科疾病诊疗与处方手册 [M]. 北京：化学工业出版社，2020.

[3] 治疗指南有限公司. 治疗指南·神经病分册 [M]. 张星虎，赵志刚，杨莉，等译. 北京：化学工业出版社，2020.

[4] 汪永忠，李颖. 药你用对了吗·神经系统疾病用药 [M]. 北京：科学出版社，2020.

[5] 闫剑群. 中枢神经系统与感觉器官 [M]. 北京：人民卫生出版社，2020.

[6] 匡培根. 神经系统疾病药物治疗学 [M]. 北京：人民卫生出版社，2020.

[7] 何塞·比勒. 神经系统检查 [M]. 7 版. 李晓光，译. 北京：科学出版社，2020.

[8] 艾迪娜·米歇尔-泰特斯，帕特里夏. 神经系统 —— 基础与临床 [M]. 2 版. 王韵，译. 北京：北京大学医学出版社，2019.

[9] 侯枭. 神经系统疾病与精神疾病 [M]，北京：中国医药科技出版社，2019.